# 主动脉介入治疗实战病例解析

主　编　郑月宏

中国协和医科大学出版社

北　京

图书在版编目（CIP）数据

主动脉介入治疗实战病例解析 / 郑月宏主编. —北京：中国协和医科大学出版社，2021.6
ISBN 978-7-5679-1758-3

Ⅰ.①主… Ⅱ.①郑… Ⅲ.①主动脉疾病—介入性治疗—病案—分析 Ⅳ.①R543.105

中国版本图书馆CIP数据核字（2021）第105137号

**主动脉介入治疗实战病例解析**

主　　编：郑月宏
责任编辑：戴小欢
封面设计：许晓晨
责任校对：张　麓
责任印制：张　岱

出版发行：中国协和医科大学出版社
　　　　　（北京市东城区东单三条9号　邮编100730　电话010-65260431）
网　　址：www.pumcp.com
经　　销：新华书店总店北京发行所
印　　刷：北京联兴盛业印刷股份有限公司

开　　本：787mm×1092mm　　1/16
印　　张：19.25
字　　数：432千字
版　　次：2021年6月第1版
印　　次：2021年6月第1次印刷
定　　价：258.00元

ISBN 978-7-5679-1758-3

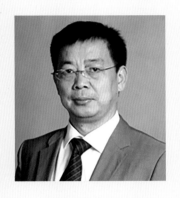

　　郑月宏，主任医师，教授，博士生导师，北京协和医院血管外科主任。北京协和医学院临床科研博士后导师，药学博士生导师，北京协和医院临床博士后导师。兼任中国微循环学会常务理事、副秘书长，中国微循环学会周围血管疾病专业委员会主任委员，亚太血管学术联盟（APA）会员大会主席，白求恩公益基金会血管分会主任委员，欧美同学会血管医师分会主任委员，澳门医学专科学院培训教授等。北京医学会血栓与止血分会候任主委，中国医师协会内脏动脉学组副组长等。任核心期刊《血管与腔内血管外科杂志》《Translational Surgery》主编。

　　从医多年来，始终工作在临床一线。师从我国著名学者管珩教授，曾于美国克利夫兰医学中心、澳大利亚爱普沃思医疗中心等研修。擅长周围血管外科疾病的开放手术和介入治疗，对血管疑难杂症治疗有独到见解和创新。对颈部、胸部大血管病变和腹主动脉瘤腔内介入和手术诊治有较多研究。创立巴德-基亚里综合征根治术、胸腹主动脉瘤多种血管手术新入路和手术改进，成果在行业顶级杂志发表。致力于面向基层的微循环血管基层推展活动，提倡"碎步快跑，扶助中青年"。主持包括国家自然科学基金、北京自然科学基金、中国医学科学院重大专项课题在内等多项科研基金课题。在中文核心期刊发表论著100余篇，发表SCI文章50余篇。主编《腔静脉外科学》等书籍10余部。获得科技进步奖4项，多次获得北京协和医院医疗成果奖。已培养和在读博士后、博士生30余人。获得北京协和医院优秀教师、外科最佳主任医师、第六届北京优秀医师奖等称号。

    本书以实战病例的形式，讲述大动脉动脉瘤、动脉夹层等的诊疗过程。全书选取了30个具有代表性的病例，涵盖腹主动脉瘤、主动脉夹层、髂动脉动脉瘤等主要大动脉疾病。本书病例主要采用腔内修复方式进行治疗，特殊病例采用杂交手术、开放手术的方式进行处理。

    在病例选择方面，本书的每个病例都有各自的特点，力求涵盖临床实际诊疗过程中可能涉及的各种情况。例如对于腹主动脉瘤，选取的病例包括常规腹主动脉瘤、破裂腹主动脉瘤、困难入路腹主动脉瘤、不良瘤颈腹主动脉瘤等。同时，本书还纳入了存在肾功能不全、造影剂过敏、颈动脉狭窄等特殊合并症的病例，讲解相应合并症的处理。

    在病例内涵方面，本书力求完整地呈现患者的真实诊治过程，全面纳入患者病史资料、术前检查分析、合并症会诊处理、术前规划与讨论、手术过程与细节、术后处理和远期随访结果等各个环节的信息。书中纳入大量术前、术中、术后影像资料，以便于读者更为形象地理解病例细节。文末对病例特点进行点评，同时结合文献、指南进行讨论，探讨背后的理论支持，在实践经验的基础上进一步升华理论。

    总之，本书以实战病例为载体，实践与理论相结合，全方位地展现了大动脉疾病的诊治思路，希望对读者朋友们能有一定的帮助。

近年来，血管外科在国内外的发展，远超出了人们的想象。血管外科微创化新技术如雨后春笋般涌现，新生力量不断地投入到血管外科事业中来。血管外科作为一门相对新兴的"朝阳"学科，需要更多的医学基础知识和临床实践技能的支持。

北京协和医院血管外科历经几代人努力，在常见病及疑难重症诊疗方面积累了丰富的经验，并形成了一套成熟的诊疗体系。血管外科团队在大动脉腔内治疗方面的病例和经验值得总结和分享。本书对近期收治的30例大动脉腔内治疗的患者加以总结，以病例解析的方式呈现在读者面前。通过本书，我们希望总结北京协和医院在大动脉疾病诊疗经验，为血管医学从业者提供借鉴。

主动脉瘤、主动脉夹层、髂动脉瘤等是血管外科常见疾病，其诊治复杂、治疗花费高，且有致死、致残等的严重后果，故规范该类疾病的诊疗具有重要的临床乃至社会意义。本书的一大特点是对病例以实战形式层层展开、讲解，详细阐述疾病的诊疗经过，全面呈现检查检验、疾病诊断、合并症处理、术前规划、手术过程、术后处理及随访等各个方面的细节，同时提供重要影像资料，结合近期文献与指南解读，理论联系实际，图文并茂地向读者呈现疾病的诊治思路。

由于时间紧迫和项目限定，本书在一定程度上存有个人观点和机构经验烙印，或有不周之处，请各位读者阅读后批评指正！本书的成果凝结了北京协和医院血管外科全体医、护、技、助、研五大团队七十余人的心血和汗水，在此感谢大家的辛勤付出！

2021年5月18日于帅府园

| 略语 | 英文全称 | 中文全称 |
|---|---|---|
| AAA | abdominal aortic aneurysm | 腹主动脉瘤 |
| AAO | abdominal aortic occlusion | 腹主动脉闭塞 |
| AD | aortic dissection | 主动脉夹层 |
| AKI | acute kidney injury | 急性肾损伤 |
| Alb | albumin | 白蛋白 |
| ALT | alanine aminotransferase | 丙氨酸转氨酶 |
| APTT | activated partial thromboplastin time | 活化部分凝血活酶时间 |
| ARA | accessory renal artery | 副肾动脉 |
| ASA | American Society of Anesthesiologists | 美国麻醉医师协会 |
| AST | aspartate aminotransferase | 天冬氨酸转氨酶 |
| BBT | bell-bottom technique | "喇叭腿"技术 |
| BLD | blood in urine | 尿隐血 |
| BP | blood pressure | 血压 |
| Ca | calcium | 钙 |
| CDFI | color Doppler flow imaging | 彩色多普勒血流成像 |
| CG | chimney grafts | "烟囱"技术 |
| CI | confidence interval | 置信区间 |
| CK | creatine kinase | 肌酸激酶 |
| CKD | chronic kidney disease | 慢性肾病 |
| CK-MB | MB isoenzyme of creatine kinase | 心肌型肌酸激酶同工酶 |
| Cr | creatinine | 肌酐 |
| CT | computed tomography | 计算机体层成像 |
| CTA | computed tomography angiography | CT血管成像 |
| cTnI | cardiac troponin | 心肌肌钙蛋白 |
| DBil | direct bilirubin | 直接胆红素 |
| D-dimer | D-dimer | D-二聚体 |
| DIC | disseminated intravascular coagulation | 弥散性血管内凝血 |
| ESC | European Society of Cardiology | 欧洲心脏病学会 |
| ESR | erythrocyte sedimentation rate | 红细胞沉降率 |
| EVAR | endovascular abdominal aortic aneurysm repair | 腹主动脉瘤腔内修复术 |
| Fbg | fibrinogen | 纤维蛋白原 |
| FDG | fluorodeoxyglucose | 氟代脱氧葡萄糖 |
| FEU | fibrinogen equivalent units | 纤维蛋白原当量 |
| GFR | glomerular filtration rate | 肾小球滤过率 |
| HBcAb | hepatitis B core antibody | 乙型肝炎核心抗体 |
| HBeAb | hepatitis B e antibody | 乙型肝炎e抗体 |
| HBsAg | hepatitis B surface antigen | 乙型肝炎表面抗原 |
| HCV-Ab | hepatitis C uirus antibody | 丙型肝炎病毒抗体 |

| 略语 | 英文全称 | 中文全称 |
|---|---|---|
| HCT | hematocrit | 红细胞比容 |
| HDL-C | high density lipoprotein-cholesterol | 高密度脂蛋白－胆固醇 |
| HGB | hemoglobin | 血红蛋白 |
| HIV | human immunodeficiency virus | 人类免疫缺陷病毒 |
| HIV Ag/Ab | HIV antigen/antibody | HIV抗原抗体联合检测 |
| HPN | hostile proximal neck | 不良瘤颈 |
| hs-CRP | hypersensitive C reactive protein | 超敏C反应蛋白 |
| IBD | iliac branch devices | 髂动脉分支装置（支架系统） |
| ICU | intensive care unit | 重症监护病房 |
| IFU | instructions for use | 使用说明书 |
| INR | international normalized ratio | 国际标准化比值 |
| K | potassium | 钾 |
| Lac | lactic acid | 乳酸 |
| LCCA | left common carotid artery | 左侧颈总动脉 |
| LDL-C | low density lipoprotein-cholesterol | 低密度脂蛋白－胆固醇 |
| LSA | left subclavian artery | 左侧锁骨下动脉 |
| LVEF | left ventricular ejection fractions | 左室射血分数 |
| MAE | major adverse event | 重大不良事件 |
| Na | natrium | 钠 |
| NEG | negative | 阴性 |
| NEUT | neutrophilic granulocyte | 中性粒细胞 |
| NT-proBNP | N-terminal pro-B type natriuretic peptide | 氨基末端脑钠肽前体 |
| OB | occult blood | 隐血试验 |
| OR | odds ratio | 优势比 |
| PCA | patient control analgesia | 患者自控镇痛 |
| $PCO_2$ | partial pressure of carbon dioxide | 二氧化碳分压 |
| PET-CT | positron emission tomography- computed tomography | 正电子发射计算机断层成像 |
| pH | hydrogen ion concentration | 氢离子浓度指数 |
| PLT | platelet | 血小板 |
| $PO_2$ | partial pressure of oxygen | 氧分压 |
| PSA | prostate specific antigen | 前列腺特异性抗原 |
| PT | prothrombin time | 凝血酶原时间 |
| PTFE | poly tetra fluoroe thylene | 聚四氟乙烯 |
| PUIA | penetrating ulcers of the iliac arteries | 髂动脉的穿透性溃疡 |
| RFD | renal function deterioration | 肾功能下降 |
| SCI | spinal cord ischemia | 脊髓缺血 |
| $SO_2$ | saturation of blood oxygen | 血氧饱和度 |
| SUV | standard uptake value | 标准摄取值 |
| SVS | Society for Vascular Surgery | 血管外科学会 |
| TAAA | thoraco-abdominal aortic aneurysm | 胸腹主动脉瘤 |
| TBil | total bilirubin | 总胆红素 |
| TC | total cholesterol | 总胆固醇 |
| TEVAR | thoracic endovascular aortic repair | 胸主动脉腔内修复术 |
| TG | triglyceride | 三酰甘油 |
| TP-Ab | treponema pallidum antibody | 梅毒螺旋体抗体 |
| WBC | white blood cell | 白细胞 |

# 目 录

病例一　普通腹主动脉瘤腔内修复……………………………………………………1

病例二　破裂腹主动脉瘤腔内治疗……………………………………………………11

病例三　复杂巨大腹主动脉瘤腔内修复………………………………………………20

病例四　短瘤颈腹主动脉瘤腔内修复…………………………………………………29

病例五　短瘤颈腹主动脉瘤腔内修复术＋"烟囱"技术重建肾动脉…………………38

病例六　梯形瘤颈腹主动脉瘤腔内修复………………………………………………46

病例七　梯形瘤颈腹主动脉瘤腔内修复术中Ⅰ型内漏处理…………………………54

病例八　扭曲瘤颈腹主动脉瘤腔内修复………………………………………………64

病例九　髂动脉迂曲腹主动脉瘤腔内修复……………………………………………74

病例十　髂动脉闭塞腹主动脉瘤腔内修复……………………………………………84

病例十一　腹主动脉瘤合并髂总动脉瘤腔内修复……………………………………93

病例十二　腹主动脉瘤腔内修复＋"三明治"技术重建髂内动脉……………………104

病例十三　腹主动脉瘤腔内修复＋IBD技术重建髂内动脉…………………………113

病例十四　腹主动脉瘤腔内修复＋副肾动脉重建……………………………………123

病例十五　合并肾动脉狭窄腹主动脉瘤腔内修复……………………………………133

病例十六　合并颈动脉狭窄腹主动脉瘤腔内修复……………………………………143

病例十七　合并肾功能不全腹主动脉瘤腔内修复……………………………………155

病例十八　合并造影剂过敏腹主动脉瘤腔内修复……………………………………165

病例十九　髂总动脉瘤腔内修复术……………………………………………………174

病例二十　复杂巨大髂总动脉瘤腔内修复……………………………………………182

病例二十一　自制髂动脉分支支架技术治疗髂总动脉瘤……………………………191

病例二十二　灵活使用髂支覆膜支架腔内修复头臂干动脉瘤………………………199

病例二十三　慢性Debakey Ⅲ型主动脉夹层腔内修复术……………………………209

病例二十四　急性Debakey Ⅲ型主动脉夹层腔内修复术……………………………218

病例二十五　慢性Debakey Ⅲ型主动脉夹层腔内修复＋远端破口封堵 …………………… 228

病例二十六　杂交手术治疗Debakey Ⅲ型主动脉夹层 …………………………………… 236

病例二十七　胸主动脉瘤腔内修复术并"开窗"技术左侧锁骨下动脉重建 …………… 249

病例二十八　主动脉弓部病变去分支技术腔内修复治疗 ………………………………… 259

病例二十九　胸腹主动脉瘤杂交手术治疗 ……………………………………………… 270

病例三十　胸腹主动脉瘤开放手术治疗 ………………………………………………… 283

# 病例一

# 普通腹主动脉瘤腔内修复

## 一、病例摘要

患者，男性，79岁。主因"体检发现腹主动脉瘤2年，检查示直径增大"入院。

现病史：患者于2年前于外院体检时发现腹主动脉瘤，直径3.2cm，否认其他症状与体征，当地医院嘱控制血压及观察，未予治疗。6个多月前于外院再次复查计算机体层成像（computed tomography，CT），提示腹主动脉瘤直径4.5cm，遂前往我院门诊，嘱可继续随诊、观察。1周前于我院门诊复查，CT血管成像（CT tomography angiography，CTA）提示腹主动脉下段动脉瘤形成，直径约5cm。患者无腹痛、腰痛等不适。

既往史：既往高血压25年，收缩压最高约160mmHg，口服氨氯地平5mg每天1次、美托洛尔12.5mg每天2次，血压控制满意。高脂血症10年，长期口服他汀类药物。否认冠心病、糖尿病等慢性病史，2年前因"左肾结石"行"左肾经皮肾镜结石取出术"。否认药物、食物过敏史。

查体：腹平，未见明显局部隆起，脐周约5cm范围可见搏动，频率同心率，双侧肱动脉、桡动脉搏动良好，双侧股动脉、腘动脉、足背动脉、胫后动脉搏动均可触及。

辅助检查：CTA示腹主动脉及其分支管壁钙化，约第4腰椎（$L_4$）水平腹主动脉局限性扩张，直径约5cm，扩张管腔壁略增厚。腹主动脉散在钙化及非钙化斑块。双侧髂内动脉多发非钙化斑块形成，管腔轻度狭窄。右肾萎缩，肾盂扩张积水。$L_4$椎体水平–左肾下盏内见结节状高密度影，左侧输尿管近端见点状高密度影，输尿管起始段扩张，左侧输尿管盆段管壁毛糙（图1-1，图1-2）。

入院诊断：腹主动脉瘤，右肾萎缩，肾盂扩张积水，左肾、左输尿管结石，左肾经皮肾镜结石取出术后，高血压病（2级，极高危），高脂血症。

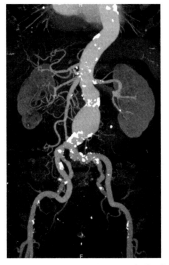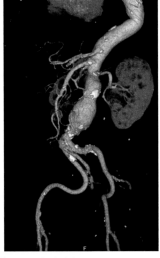

图1-1 腹主动脉CTA（重建）

1

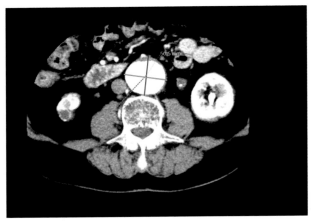

图 1-2　腹主动脉 CTA（轴位）

12 导联心电图、超声心动图等。

（4）周围血管评估：颈动脉、椎动脉、锁骨下动脉、下肢动脉超声等，了解外周血管情况，评估手术风险以及入路等相关情况。

2．异常检查结果提示　未见明显异常。

## 三、术前准备

1．术前基础治疗

（1）严格监测、控制血压。

（2）避免剧烈活动、咳嗽、便秘，警惕动脉瘤破裂风险。

2．术前一般准备　入院后完善术前检查，严格监测、控制血压，术前麻醉科会诊。术前禁食、禁水 12 小时，双侧腹股沟区、会阴备皮，备异体红细胞 2U、血浆 400ml，术前适当补液、水化，术前 0.5 小时给予预防性抗生素。

3．手术专项准备——测量、规划　术前精确测量动脉瘤及入路各项解剖参数，包括腹主动脉瘤局部解剖情况，以及瘤颈、髂外动脉、髂内动脉等部位解剖参数。评估入路与近远端锚定区情况，预估所需支架直径、长度等信息，精确制订手术计划。术前备齐可能所需支架型号及其他器械。测量结果如图 1-3 所示。

## 二、术前检查

1．术前完善常规检查　心肺功能评估，外周血管评估，并对可能存在的合并症进行相应检查和会诊，对异常结果及时分析、处理。

（1）一般实验室检查：血型、全血细胞分析、肝肾功能，血脂、凝血功能、输血八项、尿常规、便常规＋隐血等。

（2）肺功能评估：胸部正侧位 X 线片、动脉血气分析。

（3）心脏情况评估：心肌酶谱、

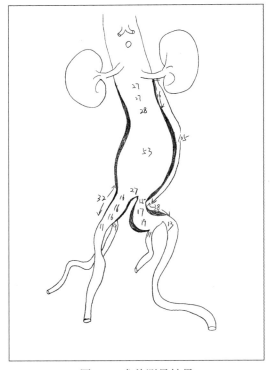

图 1-3　术前测量结果

## 四、术前科室查房讨论

1. 医疗方面　患者腹主动脉瘤诊断明确，定期随诊，发现腹主动脉瘤有明确增大趋势，6个月直径增大约5mm，手术指征明确。患者近端瘤颈长度、角度良好。远端髂总动脉锚定区正常，右侧髂总动脉长度略短，左侧较长，故考虑经左侧入路导入主体支架，以减少支架覆盖髂内动脉的风险。髂动脉走行较为迂曲，需警惕血管损伤、支架回缩、打折等风险。

2. 护理方面

（1）术后持续心电监护、吸氧，密切监测生命体征、腹部体征变化。

（2）避免髋关节屈曲，轴向翻身，确保穿刺点压迫确实。

（3）定时观察穿刺点情况，包括有无出血、包块、瘀斑等。

（4）注意观察双下肢血供情况。

如有异常发现，及时通知手术医师或值班医师。

## 五、手术过程

1. 患者取平卧位，全麻成功后，双侧腹股沟区常规消毒，铺无菌手术单。

2. 分别穿刺双侧股动脉，置入8F血管鞘；造影明确穿刺点位于股动脉；预置血管缝合器，置换10F血管鞘（图1-4，图1-5）。

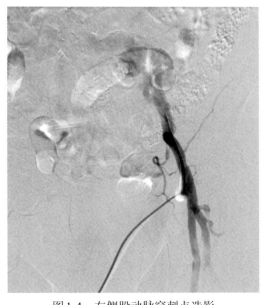 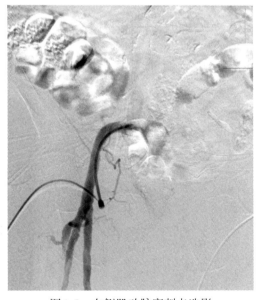

图1-4　左侧股动脉穿刺点造影　　　　　图1-5　右侧股动脉穿刺点造影

3. 静脉给予普通肝素80IU/kg，全身肝素化。

4. 导丝及猪尾导管配合进入腹主动脉，造影评估动脉瘤形态，并明确主要分支（双侧肾动脉、肠系膜上动脉）开口位置。造影提示动脉瘤瘤颈长约1.5cm，瘤颈成角约30°；按既定方案，经左侧导入主体支架（图1-6，图1-7）。

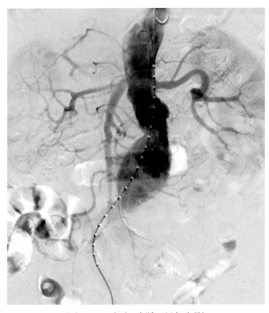
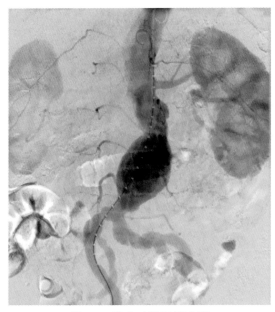

图 1-6　腹主动脉近端造影　　　　　　　　图 1-7　腹主动脉远端造影

5．换超硬导丝，经左侧股动脉置入腹主动脉覆膜支架主体（36-16-145mm），结合右侧髂总动脉角度因素，考虑采用"交叉腿"方式释放主体支架，即主体支架短臂朝向左侧，以利于后续容易从右侧入路选入和接驳髂腿（图1-8）。通过右侧股动脉入路，置入导丝及导管，将导丝选入主体支架的短臂内（图1-9）。

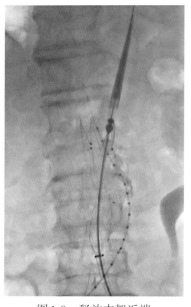
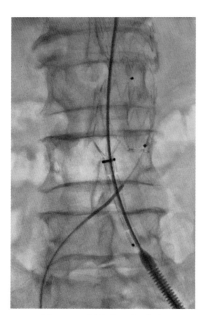

图 1-8　释放支架近端　　　　　　　　　图 1-9　选择进入短臂内

6. 造影确认右侧髂总动脉分叉部位，依次置入右侧髂腿覆膜支架2枚（16-16-95mm、16-20-95mm），支架远端位于右侧髂总动脉分叉上方（图1-10～图1-12）。

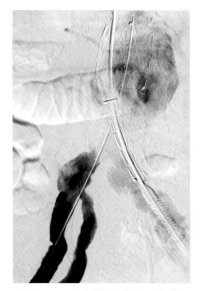
图1-10　右侧髂动脉分叉定位

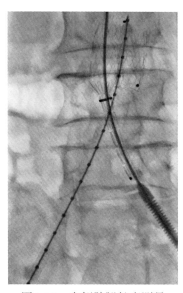
图1-11　右侧髂腿长度测量

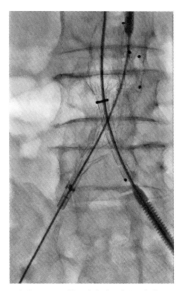
图1-12　接驳右侧髂腿支架

7. 释放左侧髂腿支架，左侧入路植入左侧髂腿覆膜支架（16-20-95mm），支架远端位于左侧髂总动脉分叉上方（图1-13，图1-14）。

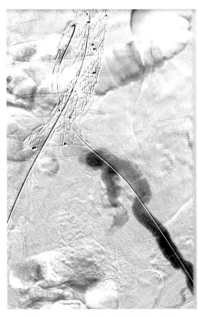
图1-13　左侧髂动脉分叉定位

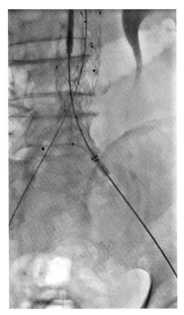
图1-14　接驳左侧髂腿支架

8. 使用大动脉球囊扩张支架近远端及支架各连接处，保证贴合、衔接紧密（图1-15）。

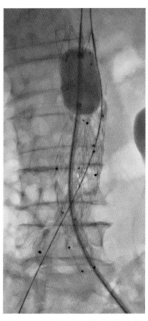

图1-15　球囊扩张贴附支架

9. 扩张完毕后造影，主动脉支架位置良好，肠系膜上动脉和双侧肾动脉、双侧髂动脉均通畅，未见明显内漏（图1-16，图1-17）。

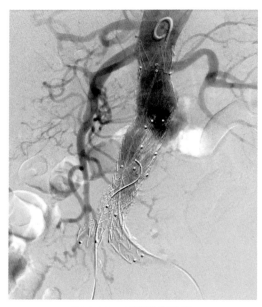

图1-16　支架近端造影

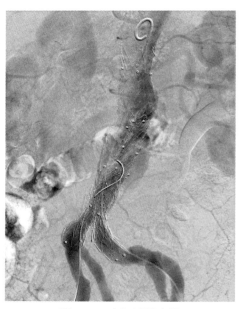

图1-17　支架远端造影

10. 血管缝合器缝合双侧股动脉穿刺点，加压包扎，查体双侧足背动脉搏动可触及，腹部包块搏动性明显减弱。术后患者全麻清醒，安返病房。

## 六、术后处理

密切观察生命体征、腹部症状与体征、双侧腹股沟穿刺点、双下肢动脉搏动等情况。术后适当水化，预防造影剂肾病。常规给予心电监护、氧气吸入24小时；卧床24小时，24小时后下地活动；术后第1天常规检查血常规、肝肾功能、凝血功能、心肌酶谱等；如无明显并发症，术后2～3天出院。

## 七、随访

术后定期随访动脉瘤情况，一般术后1个、3个、6个、12个月各随访1次，之后1年随访1次，图1-18为术后1年复查CTA结果。

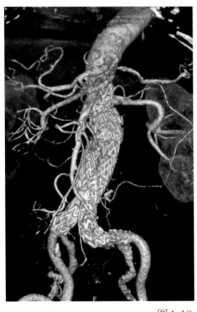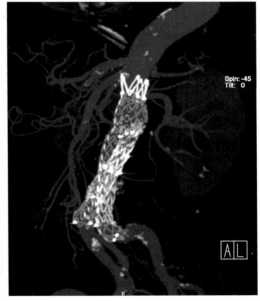

图1-18 术后CTA复查结果

## 八、病例术后点评及相关文献、指南解读

本例患者2年间腹主动脉瘤直径增长约2cm，直径达5cm，有明确的手术指征。影像学检查结果显示动脉瘤远近端锚定区的直径、长度、角度均符合腹主动脉瘤腔内修复术（endovascular abdominal aortic aneurysm repair，EVAR）的基本要求，除了左侧髂动脉入路稍有些扭曲这个小难题，通过简单的"交叉腿"技术也可得以从容的化解，因此本例手术属于比较基础、经典的EVAR术式，可以取得比较满意的治疗结果。然而简单的手术也要按照常规的步骤进行，注意每个环节中的技术细节，这不仅是成功完成每一例手术的基本要求，也

是进一步挑战高难度手术的基础。

1990年阿根廷Parodi教授首次成功实施了EVAR，开辟了腹主动脉瘤腔内治疗的新篇章。1993年Chuter教授采用分叉型支架血管介入治疗累及髂动脉的腹主动脉瘤，大大拓展了EVAR的应用领域，沿用至今成为腹主动脉瘤的经典术式。虽然多年来支架的覆膜结构多为涤纶（dacron）、聚酯或聚四氟乙烯（poly tetra fluoroe thylene，PTFE）材料，起支撑作用的支架多采用不锈钢或镍钛合金，但随着材料、设计、性能的不断改进革新，其应用领域亦不断拓宽。EVAR虽然具有微创的优势，但也需要注意，其并发症发生率并不低，总体发生率可达16% ~ 30%，需注意技术细节并加强随访。关于腹主动脉瘤治疗方式的选择及相关注意事项，临床医师可结合自身实际情况，参考相关协会指南，如2019欧洲血管外科学会指南等。

与传统手术的术前评估要点相比，腔内治疗对动脉瘤解剖形态的要求更高，错误的测量和随意的支架选择造成的后果通常是灾难性的。CTA是目前最常用的术前影像评估方法，良好的术前成像资料测量指标应包括以下几个方面：①肾动脉有无狭窄或钙化，双侧肾动脉的位置关系，有无副肾动脉，每侧肾的功能或灌注情况；②瘤颈即最低位肾动脉下缘至动脉瘤上缘之间的正常腹主动脉，其长度、直径、有无钙化或附壁血栓、成角角度等；③动脉瘤的形态、最大直径、肾动脉到双侧髂内外动脉的长度、成角角度，腹主动脉末端直径，以及有无附壁血栓、沿途分支如肠系膜下动脉和腰动脉的情况等；④远端锚定区包括髂总动脉或髂外动脉的直径、长度、空间走行，有无成角迂曲，有无钙化、狭窄、动脉瘤或瘤样扩张、双侧髂内动脉的血流情况等；⑤入路条件即支架输送系统进入的血管，一般是指髂总动脉、髂外动脉和股动脉，测量入路直径、成角等，是否会影响引入输送系统。具体测量细节可参照相关文献，利于手术操作，并对风险和预后具有预测作用。根据上述测量结果综合考量，选择最合适的支架型人工血管。

下面就以本例手术为例，简单复述标准分体支架进行EVAR的步骤和要点。

1. 入路准备　目前的主流方案是经皮穿刺技术下的腹主动脉瘤腔内修复术，除非入路严重扭曲、狭窄或既往腹股沟手术史，均可常规先行双侧股动脉缝合器预埋，优势在于术后可以早期下地活动，不妨碍二次再行介入干预，避免了开放手术的并发症等。缝合器预埋成功后，再予以全身肝素化，重新引入10F导管鞘。

2. 造影　经预定主体入路侧引入金标刻度导管，对侧引入造影导管至第12胸椎（$T_{12}$）水平造影：观察肠系膜上、下动脉，双侧肾动脉、动脉瘤的两端锚定区、瘤体、分支动脉，以及双侧髂内动脉和髂股动脉入路的血流情况，并测量相关数据，与术前评估对照，选择合适的支架主体和延长支架。

3. 释放主体　经刻度导管引入超滑导丝配合导管进入降主动脉起始端，交换为超硬导丝。顺超硬导丝引入主体支架输送系统，调整输送系统方向，使主体支架的短臂朝向预定位置，如Endurant支架近端的"e"标识的尾端朝向对应短臂的方向。本例患者左侧髂动脉扭曲，为适应血管走行、减少支架成角的可能，因此选择"交叉腿"技术，即支架短臂位于右侧，从而使得支架走向平顺，避免影响血流动力学。缓慢推送主体支架直至支架近端标记位于肾动脉水平。经对侧造影导管术中实时造影确认肾动脉位置，使主体支架覆膜区上缘标记位于肾动脉开口下缘。维持血压稳定于基础血压以下，左手紧握推送器前把手，右手回旋后把手至近端第一节打开后，再次造影确认肾动脉与支架近端标记位置的关系，必要时进行微调。继续释放，右手拇指扣住扳机向尾部回撤后把手，保持左手前把手固定，直至支架短臂完全打开，此时支架头端裸区仍被固定在锥形头内、支架长臂则在输送系统内，如发现位置有误仍可对其进行微调。确定无误后旋转支架尾部头端裸区固定保护装置，释放近端裸区，之后造影确定双侧肾动脉是否通畅。

4. 选择进入主体支架短臂　经对侧造影导管引入导丝退至瘤腔内，选择合适头端形态的导管配合导丝选择进入主体支架短臂，引入猪尾导管，通过旋转导管的方法证其实位于支架主体内，配合超滑导丝将导管送入降主动脉起始端，并交换为超硬导丝。

5. 释放对侧延长髂支　旋转C形臂机管头至对侧斜位，通过术前CTA阅片选择合适的角度，将髂内外动脉分叉完全展开，并经股动脉鞘造影定位。主体支架短臂的近端和远端都会有标记点，近端标记定位对侧髂支所能释放的最高位置，与对侧髂内外动脉分叉的距离是髂支延长支架的最长长度。引入刻度导管测量长度并测定锚定区直径，选择合适的髂支型号，如1枚不够，中间可以桥接第2枚支架，保证支架主体短臂和髂支支架至少重叠3节，远端位于髂内外动脉分叉上方。

6. 释放主体支架及髂支　继续释放主体支架直至长臂完全打开，整体向上推送支架输送系统2cm左右，回收支架尾部近端裸区释放旋钮，避免回撤系统时刮到支架裸区，并将支架输送系统整体回撤至支架主体内，右手拇指按下后把手上扳机，同时右手固定后把手，左手缓慢回撤前把手、回收锥形头，直至与支架输送鞘完全重合，此时会听到"咔嗒"声，保留超硬导丝，整体回撤支架输送系统。引入14F导管鞘，参考上一步骤，释放主体侧髂支延长支架。

7. 贴合　应用非顺应性球囊对支架近、远端锚定区及支架组件结合部位进行支架内扩张，促进支架与自体动脉及支架与支架的严密贴合，防止出现Ⅰ型内漏。

8. 最终造影　检查支架位置、形态及支架内血流和双侧肾动脉、髂内动脉、股动脉的通畅情况，判断有无内漏，必要时进一步处理。造影时注意将对侧超硬导丝回撤至支架内，恢复支架的正常形态，同时需要兼行正侧位造影，避免遗漏支架受压的情况出现。如均无异常则回撤造影管、导丝、鞘管，收紧股动脉穿刺口预埋缝线，观察肢体远端动脉搏动情况。

EVAR术后需注意规律随访，因为远期涉及各种内漏、支架打折、支架移位、髂支闭塞等并发症风险。内漏（endoleak）是EVAR最常见的并发症，按来源分为四型或五型。Ⅰ型：支架与自体血管未紧密贴合，血流自两者的间隙流进瘤腔，包括近端（Ⅰa型）和远端（Ⅰb型）接口内漏；Ⅱ型：来自腰动脉或肠系膜下动脉等分支血管的反流；Ⅲ型：因支架组件之间未紧密贴合或覆膜破损，血流流向动脉瘤腔；Ⅳ型：来自支架表面的覆膜缝隙渗漏，多于术后1个月内停止；内张力（endotension），有时也称之为Ⅴ型内漏，指未发现明确病因的内漏。其中Ⅰ型、Ⅲ型内漏属于正向、高压血流，常与术后动脉瘤增长、破裂直接相关，一经发现必须及时处理。另外，Ⅰ型内漏的防治与严格的术前评估和测量有关，选择合适的支架，增加锚定区的支撑力、接触面积及非顺应性球囊的贴合是其中的关键。瘤颈不良通常是重要的危险因素，术前需注意精确并评估做好预案。Ⅱ型内漏是最常见的类型，但术后多能自行停止，且造成继发破裂的可能性偏低，因此术中多无须一期处理。本例患肢几乎无附壁血栓，Ⅱ型内漏不可避免，因此术后需定期严密随访。

　　总之，EVAR 已经成为腹主动脉瘤的常用治疗方法，微创理念已深入人心；但临床医师应严格把握手术指征，系统全面评估患者信息，注意术中技术细节，并加强术后随访，以保证手术疗效。

## 参 考 文 献

[1] YAO J S, ESKANDARI M K, PARODIA J. Transfemoral intraluminal graft implantation for abdominal aortic aneurysms, 1991: two decades later [J]. Ann Vasc Surg, 2012, 26 (7): 895-905.

[2] CHUTER T A, DONAYRE C, WENDT G. Bifurcated stent-grafts for endovascular repair of abdominal aortic aneurysm: preliminary case reports [J]. Surg Endosc, 1994, 8 (7): 800-802.

[3] DAYE D, WALKER T G. Complications of endovascular aneurysm repair of the thoracic and abdominal aorta: evaluation and management [J]. Cardiovascular diagnosis and therapy, 2018, 8 (Suppl 1): S138-S156.

[4] WANHAINEN A, VERZINI F, VAN HERZEELE I, et al. Editor's choice—European Society for Vascular Surgery (ESVS) 2019 clinical practice guidelines on the management of abdominal aorto-iliac artery aneurysms [J]. European journal of vascular and endovascular surgery: the official journal of the European Society for Vascular Surgery, 2019, 57 (1): 8-57.

[5] CHAIKOF E L, FILLINGER M F, MATSUMURA J S, et al. Identifying and grading factors that modify the outcome of endovascular aortic aneurysm repair [J]. J Vasc Surg, 2002, 35 (5): 1061-1066.

[6] SMITH T, QUENCER K B. Best practice guidelines: imaging surveillance after endovascular aneurysm repair [J]. American journal of roentgenology, 2020, 214 (5): 1165-1174.

[7] SCHLÖSSER F J, GUSBERG R J, DARDIK A, et al. Aneurysm rupture after EVAR: can the ultimate failure be predicted? [J] Eur J Vasc Endovasc Surg, 2009, 37 (1): 15-22.

[8] MARONE E M, FREYRIE A, RUOTOLO C, et al. Expert opinion on hostile neck definition in endovascular treatment of abdominal aortic aneurysms (a delphi consensus) [J]. Annals of vascular surgery, 2020, 62: 173-182.

# 病例二

# 破裂腹主动脉瘤腔内治疗

## 一、病例摘要

患者，男性，71岁。主因"腰背剧烈疼痛20小时余"入院。

现病史：患者20余小时前无明显诱因出现腰背部剧烈疼痛，伴腹痛、恶心，伴大汗及乏力，持续不缓解，于当地医院就诊，行主动脉CTA提示：腹主动脉可见瘤样扩张，最大管径约8.6cm×7.1cm，周围可见可疑出血影。为求进一步诊治，急诊转运至我院急诊，转运过程中，患者四肢厥冷，伴无力，血压不稳，心率94次/分，血压85/58mmHg，来我院急诊后直接入抢救室，经"绿色通道"入院。

既往史：体健，否认高血压、冠心病、糖尿病等慢性病史。有长期、大量吸烟史，每天40根，40年，未戒烟。

查体：心率94次/分，血压85/58mmHg。腹部膨隆，可触及巨大搏动性包块，直径约10cm，伴触痛，全腹部无反跳痛、肌紧张。双侧肱动脉、桡动脉搏动弱，双侧股动脉、腘动脉、足背动脉、胫后动脉搏动弱。

辅助检查：CTA示腹主动脉末端可见瘤样扩张，管径最大截面约8.6cm×7.1cm，管腔周围可见低密度充盈缺损影，腹膜后可见絮状及片状稍低密度影。主动脉弓、胸主动脉、腹主动脉显影良好，腹主动脉、两侧髂总动脉可见钙化斑、混合斑块，管腔轻度狭窄。腹腔干、肠系膜上动脉、双侧肾动脉、肠系膜下动脉显影良好，未见狭窄。扫描所及两肾可见类圆形低密度影，较大者约为4.8cm×3.9cm（图2-1～图2-4）。

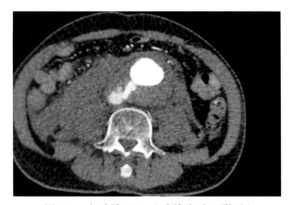

图2-1　主动脉CTA（动脉瘤破口附近）

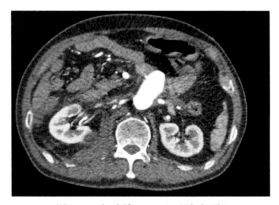

图2-2　主动脉CTA（近端瘤颈）

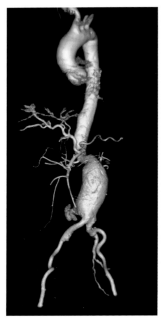 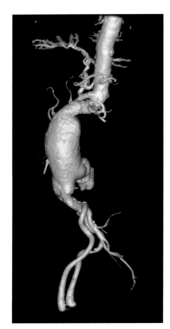

图2-3　主动脉CTA（重建-正位）　　　　　图2-4　主动脉CTA（重建-侧位）

入院诊断：腹主动脉瘤破裂可能，失血性休克。

## 二、术前检查

1. 术前完善常规检查　破裂腹主动脉瘤病情急骤，在密切监护的情况下，急诊完善基本实验室检查，简化检查流程。一次性进行血型、血常规、肝肾功能、凝血功能、感染四项、血气分析、心肌酶谱等检测项目，同时留取配血血样备用。检查主要包括以下几项。

（1）一般实验室检查

血型：ABO AB型，RhD阳性。

全血细胞分析：WBC $10.58×10^9$/L，NEUT% 77.8%，HGB 105g/L，HCT 32.3%，PLT $107×10^9$/L。

肝肾功能：$K^+$ 4.7mmol/L，$Na^+$ 138mmol/L，$Ca^{2+}$ 2.06mmol/L，Cr（E）153μmol/L，ALT 10U/L，Alb 34g/L，TBil 13.6μmol/L，DBil 3.3μmol/L。

凝血功能：PT 12.4秒，APTT 30.3秒，D-dimer 16.35mg/L FEU。

感染四项：HCV-Ab阴性，HBsAg阴性，TP-Ab阴性，HIV Ag/Ab阴性。

（2）肺功能评估

动脉血气分析：pH 7.38，$PCO_2$ 32mmHg，$PO_2$ 143mmHg，ctHb 10.5g/dL，$SO_2$ 97.2%，cLac 0.9mmol/L。

胸部CT（主动脉CTA肺窗）：慢性肺间质病变，多发索条影。

（3）心脏情况评估

心电图：窦性心动过速。

心肌酶谱：CK 79U/L，CK-MB-mass 2.3μg/L，cTnI 0.020μg/L，NT-proBNP 115pg/ml，Myo 174μg/L。

2. 异常检查结果提示　血红蛋白水平下降，D-二聚体水平升高，考虑与腹主动脉瘤破裂、失血相关。血肌酐水平升高，不除外低血容量或有原发肾基础疾病。目前治疗核心为尽快处置腹主动脉瘤破裂，后续可进一步排查其他问题。

## 三、术前准备

1. 术前基础治疗

（1）严格卧床、制动。

（2）严格监测生命体征、监测出入量。

（3）开放两条静脉通路，留置导尿管。

（4）控制补液总量和补液速度，维持血压处于可接受的较低范围。

2. 术前一般准备　急诊完善前述术前检查，同步开始术前准备。第一时间联系检验科、麻醉科、手术室、重症监护病房（ICU）、输血科，开通"绿色通道"。尽快完善备皮、备血、备药。尽最大可能压缩检查、准备时间，无须等待全部检查结果回报，在推进手术实施的同时关注结果回报。备异体红细胞6～8U、血浆800～1000ml，备凝血酶原复合物和人纤维蛋白原，术前0.5小时给予预防性抗生素。

3. 手术专项准备——测量、规划　术前精确测量动脉瘤及入路各项解剖参数，包括腹主动脉瘤局部解剖情况，以及瘤颈、髂总动脉、髂外动脉、髂内动脉等部位解剖参数。评估入路，近、远端锚定区情况，预估所需支架直径、长度等信息，精确制订手术计划。备齐可能所需支架型号及其他器械。测量结果如图2-5所示。

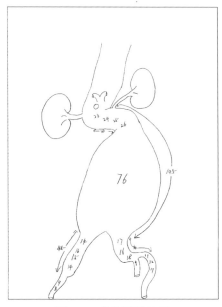

图2-5　术前测量结果

## 四、术前科室查房讨论

1. 医疗方面　患者破裂腹主动脉瘤诊断明确，存在低血压、休克相关表现，病情紧急、危重，病死率极高，向患者家属交代病情。密切监护，急诊完善术前检查与准备，开通"绿色通道"，尽快安排手术治疗。手术首选微创治疗，即腔内修复术。腹主动脉瘤本身直径大，近端瘤颈扭曲较重，需重点注意近端锚定问题。动脉瘤已破裂，术中需注意轻柔操作，警惕二次破裂、瘤腔附壁血栓破裂等风险。如有二次破裂迹象，必要时可先行近端主动脉球囊阻断，争取治疗时间。腔内修复术后，因腹膜后血肿仍存在，需警惕腹腔间室综合征可能，备开腹减压、血肿清除术可能。预期卧床时间长，且有血肿压迫回流静脉，注意下肢深静脉血栓的预防。术后继续监测血常规、凝血功能、血乳酸浓度，警惕二次破裂、弥散性血管内凝血（disseminated intravascular coagulation，DIC）、脏器灌注不足、移植物感染、下肢深静脉血栓等风险。

2. 护理方面

（1）术后早期返ICU过渡，情况稳定后再返普通病房。

（2）密切观察生命体征、出入量。

（3）注意腹部症状、体征，监测腹压（膀胱压代替）。

（4）穿刺点妥善加压包扎，确保穿刺点压迫确实，警惕穿刺点并发症。

（5）预期手术打击大、卧床时间长，注意预防压疮、肺炎、深静脉血栓、应激性溃疡、泌尿系统感染等并发症防治。

如有异常发现，及时通知手术医师或值班医师。

## 五、手术过程

1. 麻醉成功后，患者仰卧位，双侧腹部、腹股沟区及会阴常规消毒铺巾。

2. 行双侧股动脉穿刺，置入8F血管鞘，造影证实穿刺部位位于股动脉。分别预置两把缝合器后，重新置入10F血管鞘（图2-6，图2-7）。

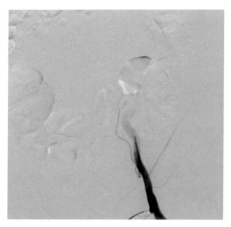 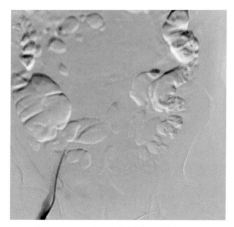

图2-6  左侧股动脉穿刺点造影　　　　　图2-7  右侧股动脉穿刺点造影

3. 导丝、金标猪尾导管自右侧股动脉鞘上行至腹主动脉下段第12胸椎（T$_{12}$）水平；普通猪尾导管自左侧股动脉鞘入路置于T$_{12}$水平。造影：肾下腹主动脉瘤，瘤颈前凸且扭曲，瘤体最大直径约8cm，腹主动脉下段右侧可见造影剂外溢；肠系膜上动脉显影良好，左侧肾动脉稍低，右侧髂内动脉闭塞，左侧髂总动脉迂曲，髂内动脉显影可（图2-8，图2-9）。

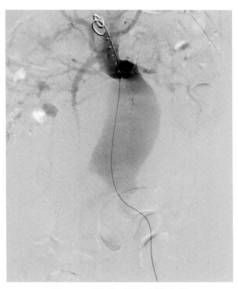

图2-8 腹主动脉近端造影

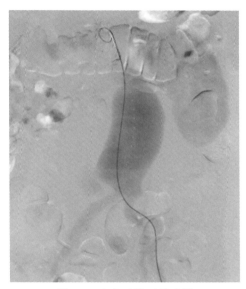

图2-9 腹主动脉远端造影

4. 右侧股动脉置换超硬导丝，沿导丝进入主动脉覆膜支架主体（28-16-166mm），覆膜区定位左肾动脉开口，释放主体支架直至主体支架短臂打开（图2-10，图2-11）。

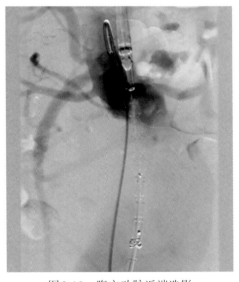

图2-10 腹主动脉近端造影

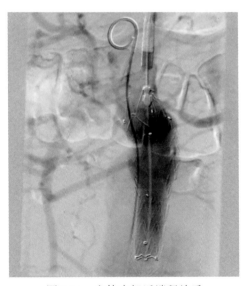

图2-11 主体支架近端释放后

5. 自左侧股动脉导丝配合导管选择进入主体支架短臂，交换为超硬导丝，造影定位左侧髂总动脉分叉，置入髂腿（16-20-124mm），远端位于左侧髂内、髂外动开口上方释放（图2-12，图2-13）。

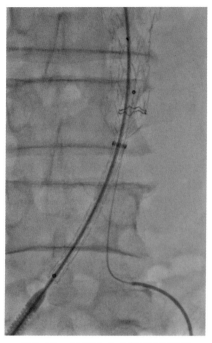

图2-12  选择进入主体支架短臂

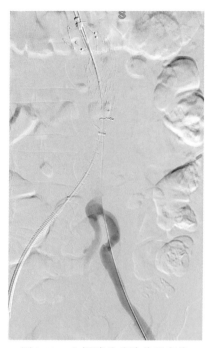

图2-13  左侧髂总动脉分叉定位

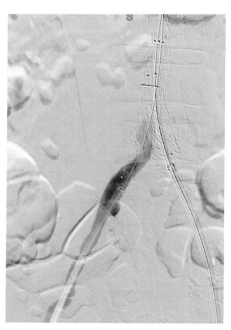

图2-14  右侧髂总动脉分叉定位

6. 完全释放主体支架直至主体支架长臂打开，再沿导丝引入1枚髂腿（16-10-124mm），远端锚定于右侧髂外动脉（图2-14）。

7. 左侧髂动脉复查造影示左侧髂腿向上短缩，再次接驳髂腿1枚（16-20-124mm）。

8. 双侧股动脉置换14F血管鞘，以顺应性大动脉球囊扩张支架近端、双侧髂支远端以及支架各连接处，扩张完毕后造影：主动脉支架位置良好，肠系膜上动脉和双侧肾动脉、左侧髂内动脉均通畅，动脉瘤破口处封堵完全，可见少量Ⅱ型内漏，考虑可继续观察（图2-15，图2-16）。

9. 撤出导丝、导管及血管鞘，收紧预埋缝线，局部外敷料包扎，查体双侧足背动脉搏动满意。

10. 手术顺利，术中出血不多，因术前血红蛋白水平低，输注红细胞6U，术中血压、心率尚平稳，术后返ICU。

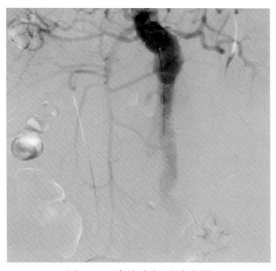

图2-15 术毕支架近端造影

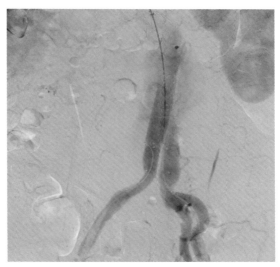

图2-16 术毕支架远端造影

## 六、术后处理

按术前讨论内容，术后早期返ICU，密切观察病情变化。监测生命体征、24小时出入量。观察腹部症状、体征，监测膀胱压，复查腹部CT。加强肺部护理，生命体征平稳后，拔除气管插管，雾化吸入，预防肺部并发症。双侧腹股沟穿刺点妥善加压包扎，确保穿刺点压迫确实，警惕穿刺点并发症。监测血红蛋白水平、凝血功能，警惕继续失血、DIC等，必要时输血及血浆，积极纠正贫血、凝血功能异常。术后早期发热，留取血培养后，予经验性抗感染治疗。

患者约于术后24小时拔除气管插管，生命体征平稳。术后血红蛋白含量稳定于100g/L左右。凝血功能早期轻度异常，予自体血浆输注纠正。肝肾功能轻度异常，考虑之前低灌注相关，维持出入量平衡，适当药物保肝治疗，观察变化。膀胱压逐步下降（20cmH$_2$O→12cmH$_2$O→10cmH$_2$O），逐步开始肠内营养及进食。常规使用气压式血液循环驱动器和医用弹力袜预防下肢深静脉血栓。患者总体恢复较为顺利。

## 七、随访

术后定期随访动脉瘤情况，一般术后1个、3个、6个、12个月各随访1次，之后1年随访1次，图2-17为术后早期平扫CT复查结果，支架形态良好，腹膜后血肿未见明显增大。远期随访仍在进行中。

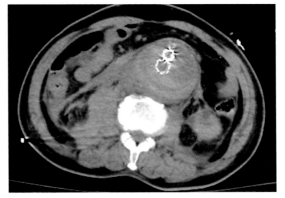

图2-17 术后早期平扫CT复查结果

## 八、病例术后点评及相关文献、指南解读

破裂腹主动脉瘤为临床急症，发病突然，病情进展快，病死率极高。本病例即是一例典型的破裂腹主动脉瘤患者，我们通过急诊"绿色通道"，快速完善术前检查及准备，及时为患者安排手术治疗，成功挽救了患者的生命。手术方式采用腔内修复术，创伤相对较小，恢复较快，未发生严重并发症。对于破裂腹主动脉瘤的治疗，2019年欧洲血管外科协会指南提出了系统性指导意见，临床可注意参考。

破裂腹主动脉瘤的抢救成功首先在于快速识别和诊断。对于60岁以上老年人，特别是有高血压病史、吸烟史者，如突发剧烈腹痛、腰痛、伴心悸、大汗、面色苍白，甚至神志淡漠等休克表现，应首先想到破裂腹主动脉瘤可能。查体多可见腹部膨隆，张力高，伴压痛，可及腹部搏动性包块。但是临床表现可能不典型，或被其他疾病混淆，文献统计的总体误诊率可达42%，即使是1990年后的文献，其数据也可达32%。精确诊断需进一步借助影像检查，急诊平扫CT或增强CT对于诊断和后续治疗非常关键，有条件者首选增强CT，其对诊断和后续治疗帮助更大。于CT影像可见明确主动脉增宽成瘤，瘤壁形态不规则，周围伴血肿形成，部分于增强CT上可见造影剂外溢。

对高度怀疑破裂腹主动脉瘤的患者，应同步完善急诊手术的术前检查和准备工作，为治疗争取时间窗。一经诊断破裂腹主动脉瘤，对补液应采取保守态度，在患者身体情况允许的情况下，需限制液体入量，直至动脉瘤近端被控制以后（手术阻断或球囊阻断等）。文献报道，在动脉瘤近端控制以前，激进的液体复苏可明显增加死亡率。患者血压应该被控制于可接受的较低水平，文献对于具体血压目标尚无一致意见。2019欧洲心脏病学会指南建议，一般可将收缩压控制在 70～90mmHg，但具体还需根据患者年龄、基础疾病及患者的即时反应决定。

手术方式既可采用腔内修复术，也可采用开放手术治疗，需根据患者病情、医院设备、术者技术储备等因素综合决定。随机临床对照研究提示，腔内修复术与开放手术相比，并不能降低总体死亡率，但是可以降低住院期间的严重并发症发生率。腔内治疗一般被认为创伤小、恢复快，随着相关技术的普及，其在破裂腹主动脉瘤救治方面的应用逐步变广。但是，临床医师需注意个体化制订治疗方案，尤其需注意解剖条件评估，部分病例可能并不适合腔内治疗。例如，对于瘤颈不良者，腔内治疗与开放手术相比，死亡率可能更高。采用腔内修复术时，可使用局部麻醉的方式进行，此举可规避全身麻醉对循环可能造成的不利影响，这对于血流动力学不稳定的高危病例更为适宜。对循环不稳定的患者，术中可先快速于近端主动脉导入球囊，临时阻断主动脉血流，为后续手术赢得时间。

总之，破裂腹主动脉瘤是临床急症，临床医师应保持高度警惕，及时诊断，密切监护，快速准备，进而及时手术。腹动脉瘤腔内修复术具有创伤小、并发症发生率低的优势，在合适的病例中可优先选用。

### 参 考 文 献

[1] WANHAINEN A，VERZINI F，VAN HERZEELE I，et al. Editor's choice—European Society for Vas-

cular Surgery（ESVS）2019 clinical practice guidelines on the management of abdominal aorto-iliac artery aneurysms［J］. Eur J Vasc Endovasc Surg，2019，57（1）8-93.

［2］AZHAR B，PATEL S R，HOLT P J，et al. Misdiagnosis of ruptured abdominal aortic aneurysm：systematic review and meta-analysis［J］. J Endovasc Ther，2014，21（4）：568-575.

［3］BIANCARI F，PAONE R，VENERMO M，et al. Diagnostic accuracy of computed tomography in patients with suspected abdominal aortic aneurysm rupture［J］. Eur J Vasc Endovasc Surg，2013，45（3）：227-230.

［4］POWELL J T，SWEETING M J，THOMPSON M M，et al. Endovascular or open repair strategy for ruptured abdominal aortic aneurysm：30 day outcomes from IMPROVE randomised trial［J］. Bmj，2014，348：f7661.

［5］DESGRANGES P，KOBEITER H，KATSAHIAN S，et al. Editor's choice—ECAR（endovasculaire ou chirurgie dans les anévrysmes aorto-iliaques rompus）：a french randomized controlled trial of endovascular versus open surgical repair of ruptured aorto-iliac aneurysms［J］. Eur J Vasc Endovasc Surg，2015，50（3）：303-310.

［6］ALI MM，FLAHIVE J，SCHANZER A，et al. In patients stratified by preoperative risk，endovascular repair of ruptured abdominal aortic aneurysms has a lower in-hospital mortality and morbidity than open repair ［J］. J Vasc Surg，2015，61（6）：1399-1407.

［7］KONTOPODIS N，TAVLAS E，IOANNOU CV，et al. Systematic review and meta-analysis of outcomes of open and endovascular repair of ruptured abdominal aortic aneurysm in patients with hostile vs. friendly aortic anatomy［J］. Eur J Vasc Endovasc Surg，2020，59（5）：717-728.

［8］MOUTON R，ROGERS C A，HARRIS R A，et al. Local anaesthesia for endovascular repair of ruptured abdominal aortic aneurysm［J］. 2019，106（1）：74-81.

［9］KARKOS C D，PAPADIMITRIOU C T，CHATZIVASILEIADIS T N，et al. The impact of aortic occlusion balloon on mortality after endovascular repair of ruptured abdominal aortic aneurysms：a meta-analysis and meta-regression analysis［J］. Cardiovasc Intervent Radiol，2015，38（6）：1425-1437.

# 病例三

# 复杂巨大腹主动脉瘤腔内修复

## 一、病例摘要

患者，男性，79岁。主因"腹痛、发现腹主动脉瘤1月余"入院。

现病史：1个多月前突发腹痛、腹泻，就诊于当地医院，行CT检查发现腹主动脉瘤，腹痛症状间断出现，为脐上左侧腹痛，后行主动脉CTA检查，确诊肾下腹主动脉瘤，直径超过8cm。

既往史：长期大量吸烟史。

查体：心肺查体（-）；腹部偏左可触及搏动性包块，直径约9cm，压痛（-）；腹部叩诊鼓音，移动性浊音（-），肠鸣音4次/分；外周动脉搏动对称明显。

辅助检查：CTA示腹主动脉瘤，管径最宽约8.3cm，管腔内可见偏心致密附壁血栓；左侧髂外、髂内动脉及右侧髂内动脉局部不规则膨隆，管腔内可见偏心低密度影，髂外动脉走行重度迂曲；降主动脉走行迂曲；腹主动脉及其分支管壁多发钙化斑块，腹腔干、肠系膜上动脉起始段管腔重度狭窄（图3-1～图3-3）。

入院诊断：腹主动脉瘤，双侧髂总动脉瘤；腹腔干狭窄，肠系膜上动脉狭窄。

## 二、术前检查

1. 术前完善常规检查

（1）一般实验室检查

血常规：WBC 11.8×$10^9$/L，HGB 113g/L。

血生化：阴性。

凝血功能：PT 14.6秒，APTT 52.2秒，D-dimer 29mg/L FEU。

（2）肺功能评估：肺CT平扫见双侧肺气肿，右肺可疑炎性病变；肺动脉增宽，肺高压可能。

（3）心脏情况评估：12导联心电图、心肌酶谱均未见明显异常。

超声心动图：LVEF 60%，左心房增大，主动脉瓣退行性变，左心室松弛功能减低。

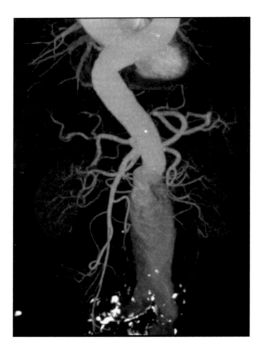

图3-1　主动脉CTA（重建）

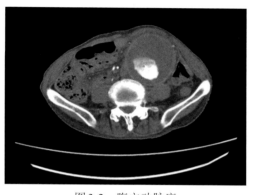

图3-2　腹主动脉瘤

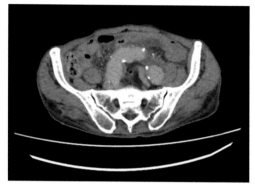

图3-3　双侧髂总动脉瘤

（4）周围血管评估

颈动脉超声：双侧颈动脉粥样硬化斑块形成。

锁骨下动脉超声：双侧锁骨下动脉起始部粥样硬化斑块形成。

下肢动脉超声：双下肢动脉粥样硬化伴斑块形成，双侧股总动脉管径增宽。

下肢静脉超声：左侧小腿肌间静脉血栓形成。

2.　异常检查结果提示　患者腹主动脉瘤体巨大，1个月前有明显腹部疼痛症状，结合影像学考虑先兆破裂不除外；患者同时合并双侧髂动脉多发动脉瘤，且降主动脉走行迂曲，腹主动脉瘤瘤颈角较大，髂外动脉入路严重扭曲，腹主动脉瘤病变解剖形态情况复杂。

患者高龄，基础心肺功能受限，围术期相关麻醉、手术风险高，属于高危患者。

## 三、术前准备

1.　术前一般准备

（1）入院后完善术前检查。

（2）严格监测、控制血压。

（3）术前呼吸科、重症医学科会诊。

（4）术前禁食、禁水12小时，双侧腹股沟区及会阴备皮，备异体红细胞2U、血浆400ml，术前充分水化，术前0.5小时给予预防性抗生素。

2.　术前特殊准备　患者随时有动脉瘤破裂可能，严格控制血压，监测生命体征避免咳嗽、便秘，限制剧烈活动。每天雾化吸入，抗生素治疗，控制肺部炎症。向患者家属交代病情，限期手术。

3.　手术专项准备——测量、规划　术前精确测量动脉瘤及入路各项解剖参数（直径、长度等），包括瘤颈、动脉瘤、髂总动脉、髂外动脉、髂内动脉等部位，精确制订手术计划，并预估使用支架参数，术前备齐可能所需支架型号及其他器械。测量结果如图3-4所示。

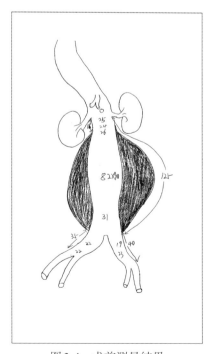

图3-4　术前测量结果

### 四、术前规划

1. 医疗方面　患者为老年男性，巨大症状性腹主动脉瘤、先兆破裂不除外，存在明确限期手术指征。瘤颈扭曲，双侧多发髂动脉瘤，髂动脉手术入路迂曲，动脉瘤解剖条件复杂，应考虑选择柔顺性相对较好、低外径的支架。患者合并腹腔干及肠系膜上动脉狭窄，目前尚无消化道及肝脾缺血症状，EVAR术后将会阻断肠系膜下动脉血流，但CTA未见明显Riolan弓开放，根据术中所见和术后患者表现，备一期或二期腹腔干、肠系膜上动脉重建。左侧髂总动脉瘤较大，左侧髂内动脉同期栓塞，术中需要保留右侧髂内动脉。动脉瘤瘤腔巨大，EVAR术后监测血常规、凝血功能和D-dimer变化，防止出现隐形DIC。患者髂动脉入路严重扭曲，备上肢入路，以备髂内动脉栓塞，以及贯穿通路牵张导丝以防支架输送系统不能上行。术后规律抗凝、定期严密随访，预防出现髂支闭塞。

2. 护理方面　术后持续心电监护、吸氧，监测生命体征。术后12～24小时内保持双侧髋关节、左上肢伸直、压迫状态，观察穿刺点有无出血、血肿、瘀斑等，以及肢体血供情况。指导患者进食、进水，观察有无缺血性肠病表现。每天雾化，嘱患者早期下地活动，拍背咳痰，防止坠积性肺炎。

### 五、手术过程

1. 患者仰卧位，全麻成功后，双侧腹股沟、左上肢消毒，铺无菌单。

2. 双侧腹股沟区逆行穿刺进入股动脉、左侧肘窝略上方穿刺进入左侧肱动脉，置入导管鞘；造影确认双侧股动脉穿刺点，双侧均预埋两把缝合器，置换10F血管鞘（图3-5，图3-6）。

3. 全身静脉肝素化。

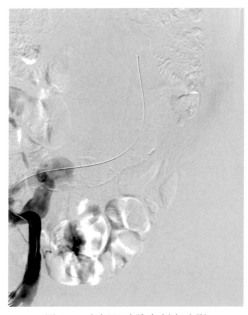 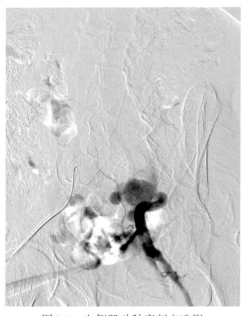

图3-5　右侧股动脉穿刺点造影　　　　　　图3-6　左侧股动脉穿刺点造影

4. 经右侧股动脉入路置入造影导管至腹主动脉上段，造影示肾下腹主动脉瘤，双侧髂总动脉扩张，双侧髂内动脉瘤，左侧髂内动脉瘤体积较大，结合术前CTA考虑重建困难，决定栓塞左侧髂内动脉瘤（图3-7，图3-8）。

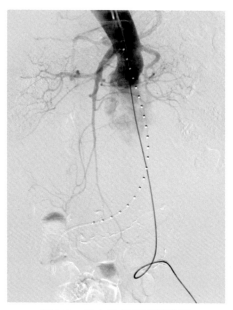 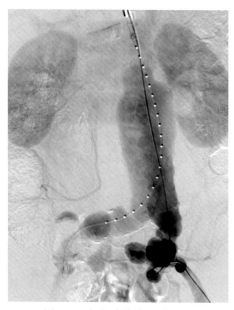

图3-7　腹主动脉瘤近端造影　　　　　　　图3-8　腹主动脉瘤远端造影

5. 经右侧股动脉入路，因血管迂曲原因，选择进入左侧髂内动脉困难。改为经左侧肱动脉入路，导丝配合导管，选择进入左侧髂内动脉主干，填塞弹簧圈多枚（图3-9～图3-11）。

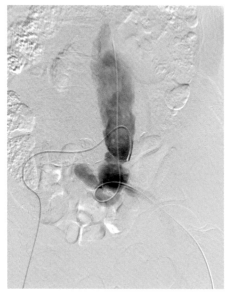 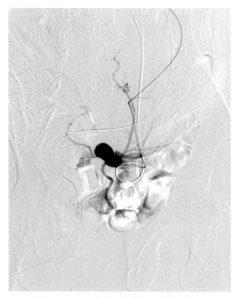

图3-9　右侧股动脉入路栓塞左侧髂　　　图3-10　左侧肱动脉入路选择进入左
内动脉困难　　　　　　　　　　　　　侧髂内动脉

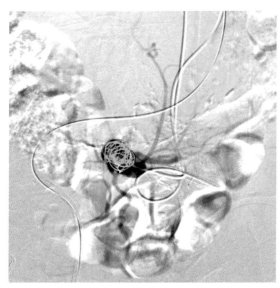

图3-11 左侧髂内动脉栓塞

6. 经右侧股动脉入路，引入超硬导丝，导入主动脉覆膜支架主体（32-16-166mm），支架近端精确定位于双侧肾动脉下方，释放主体支架至短臂弹出（图3-12～图3-14）。

7. 经左侧股动脉入路，导丝导管配合经支架短臂开口，选择进入覆膜支架内，引入超硬导丝，后导入左侧髂支2枚（16-13-124mm，16-13-93mm），髂支远端定位于左侧髂外动脉开口以远2cm准确释放（图3-15）。

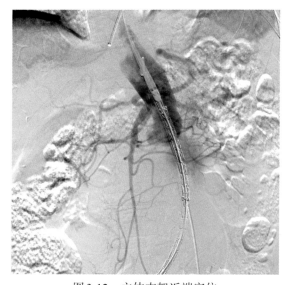

图3-12 主体支架近端定位

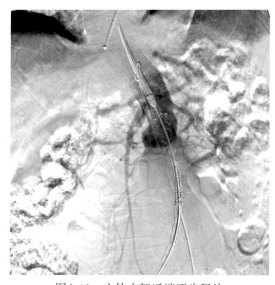

图3-13 主体支架近端逐步释放

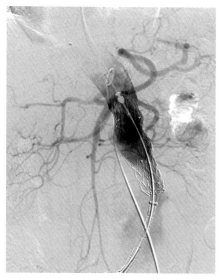 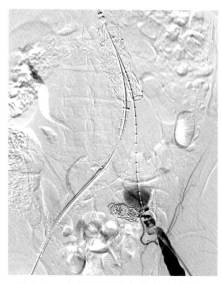

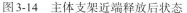

图3-14　主体支架近端释放后状态　　图3-15　左侧所需髂支长度造影测量

8. 完全释放主动脉腹膜支架主体，向右侧髂动脉内接驳"喇叭腿"髂支（16-28-95mm），支架远端位于右侧髂内外动脉分叉上方（图3-16）。

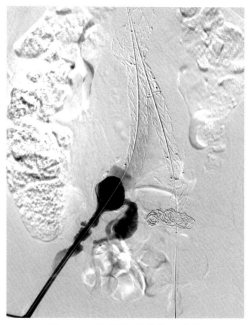

图3-16　右侧髂动脉分叉定位

9. 以大球囊扩张支架近端、双侧髂支远端以及支架各连接处，扩张完毕后造影示主动脉支架位置良好，肠系膜上动脉和双侧肾动脉、双侧髂外动脉、右侧髂内动脉血流均通畅，左侧髂支走行顺畅，未见明显成角，流速满意；未见明显内漏（图3-17，图3-18）。

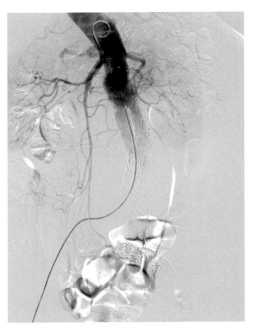
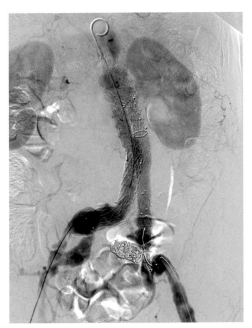

图 3-17　术后复查支架近端造影　　　　图 3-18　术后复查支架远端造影

10．左侧肱动脉穿刺点处切开缝合穿刺点，逐层关闭切口；血管缝合器封闭双侧股动脉穿刺点，外加压包扎。

## 六、术后处理

患者术后带气管插管返ICU，次日返常规病房，密切观察生命体征、胸部症状与体征情况，其间予吸氧、心电监护。术后第1天起予利伐沙班抗凝治疗；监测血红蛋白及凝血功能变化，适当补液支持。警惕穿刺点局部双下肢、左上肢动脉搏动及血肿，若穿刺点愈合良好可适当下地活动。

## 七、随访

术后定期随访动脉瘤情况，一般术后1个、3个、6个、12个月随访1次，之后1年随访1次，本文完成时患者仍在随访过程中。

## 八、病例术后点评及相关文献、指南解读

自1991年Parodi首次报道腔内治疗腹主动脉瘤以来，腹主动脉瘤腔内修复术（EVAR）以其微创、安全、效果确切的优势迅速在临床上得到广泛的应用，基本取代了传统的开放手术，成为大多数腹主动脉瘤的首选治疗措施。受动脉瘤解剖特点、支架材料特性的限制，并非所有的腹主动脉瘤都可以进行腔内手术，EVAR有着明确的禁忌证，最常见的莫过于复杂瘤颈和入路困难。然而腔内治疗困难的病例，开放手术同样并不简单，随着腔内技术及材料工艺的不断革新、临床经验的不断积累，曾经的禁忌证亦逐渐得到突破，EVAR正不断地开

拓治疗的适应领域。

　　本例患者的治疗难点主要在于动脉瘤体巨大，以及由此产生的瘤颈扭曲和入路迂曲，同时患者双侧髂动脉扩张，左侧髂总及髂内动脉成瘤，所以术中务必保留右侧髂内动脉。患者一般情况较差，难以耐受开放手术和术中自制髂动脉分支支架系统（iliac branched devices，IBD）技术，因此决定栓塞左侧髂内动脉、采用喇叭腿支架保留右侧髂内动脉。这些动脉瘤解剖条件不足带来的难题需要结合术前的CTA影像评估和术中造影结果综合考量给予解决方案，对术中、术后可能出现的并发症要心中有数。术前细致测量腹主动脉瘤相关的解剖数据，确认动脉瘤长度和直径，瘤颈长度、直径及瘤径角，髂入路有无迂曲成角、狭窄甚至闭塞。新兴的图像融合技术、3D打印技术的应用使术者更加得心应手，以决定手术方式、选择合适的支架类型，制订周密的治疗方案，提高手术效率和成功率。术中注意支架是否充分展开、有无Ⅰ型、Ⅲ型内漏、流速是否满意、流出道是否通畅、髂支和自体血管桥接的部位是否平顺；术后定期随诊，以观察有无支架近远期并发症。

　　入路血管条件良好是完成EVAR的基础，常见的入路问题包括髂动脉扭曲或成角、髂动脉狭窄或闭塞以及穿刺部位动脉狭窄或闭塞，都有可能导致支架输送困难，造成技术失败或严重的并发症。

　　如果碰到了此类问题，可以通过以下几种方式尝试解决。

　　1. 对于扭曲成角在90°以内或管壁没有明显粥样硬化斑块，或钙化不超过管壁半圈的髂动脉入路，首先软导丝配合导管通过病变，交换硬导丝，大部分可克服入路扭曲，同时选择柔顺性良好的、有亲水涂层的支架尝试在透视下缓慢导入。

　　2. 若髂动脉扭曲伴钙化或狭窄，直接输送支架输送系统困难，可预先球囊扩张狭窄段，重复上述步骤，使支架输送系统相对容易通过狭窄段，操作务必细致轻柔，避免损伤血管。

　　3. 超过90°的严重扭曲成角，经上述方法不能成功，可经腹膜外途径，切除多余的髂外动脉，端端吻合重建髂动脉入路。

　　4. 肱-股双向入路建立贯穿导丝可提供最强的支撑力，通过肱动脉鞘引出来自股动脉的导丝，通过固定导丝两端，借助导丝的牵张力使支架得以通过严重的扭曲入路。实施此方法时需注意两点：肱动脉鞘更换为90cm长鞘，避免切割锁骨下动脉或主动脉；牵张导丝最好选择软导丝而非超硬导丝。

　　本例手术的另一难点在于术中左侧髂内动脉栓塞困难，成为一个限速步骤。主要的问题如图3-9所示，由于髂动脉整体的扭曲造成了对左侧髂内动脉开口的位置出现了误判，结合术前CTA证实左侧髂内动脉开口邻近左侧髂外开口，而非左侧髂总动脉瘤的右下方；同时也因为左侧髂内动脉扭曲影响导丝通过。

　　复杂瘤颈的腹主动脉瘤EVAR治疗难度较高，所谓复杂瘤颈是指近端瘤颈＜15mm，瘤颈成角＞60°，不规则瘤颈、梯形瘤颈或瘤颈偏心性钙化等。近端瘤颈成角过大，影响主动脉覆膜支架到达预定部位准确释放，甚至回撤支架输送系统也会出现困难，以及后续的Ⅰ型内漏等诸多问题。此时应选择柔顺性更好、具备良好贴壁性能的覆膜支架系统。

　　如果扭曲处瘤颈具有环形狭窄，不要尝试将狭窄人为扩开，除了增加风险、还可能增加Ⅰ型内漏，甚至导致支架移位。"烟囱"技术提高近端锚定部位、"交叉腿"技术、释放前更换硬导丝为软导丝，或者在近端增加支架延长段（CUFF）等，均是针对不良瘤颈的应对措施。

本例患者属于复杂动脉瘤，瘤体远近端条件均相对复杂，但依靠术前精准的测量和精心的准备，术中将复杂的问题拆解成数个常见的相对容易的问题，实现了良好的治疗效果。密切的随访是规避并发症的关键措施。

## 参 考 文 献

［1］PARODI J C，PALMAZ J C，BARONE H D．Transfemoral intraluminal graft implantation for abdominal aortic aneurysms［J］．Ann Vasc Surg，1991，5（6）：491-499.

［2］PEACH G，HOLT P，LOFTUS I，et al．Questions remain about quality of life after abdominal aortic aneurysm repair［J］．J Vasc Surg，2012，56（2）：520-527.

［3］DAWSON D L，HELLINGER J C，TERRAMANI T T，et al．Iliac artery kinking with endovascular therapies：technical considerations［J］．J Vasc Interv Radiol，2002，13（7）：729-733.

［4］RAHIMI S A，DONNELL P L，GRAHAM A M．Endovascular repair of abdominal aortic aneurysm with extreme iliac artery tortuosity［J］．Vasc Endovascular Surg，2010，44（6）：472-474.

［5］MANUNGA J M，GLOVICZKI P，ODERICH G S，et al．Femoral artery calcification as a determinant of success for percutaneous access for endovascular abdominal aortic aneurysm repair［J］．J Vasc Surg，2013，58（5）：1208-1212.

［6］KATSARGYRIS A，BOTOS B，OIKONOMOU K，et al．The new C3 Gore Excluder stent-graft：single-center experience with 100 patients［J］．J Vasc Endovasc，2014，47（4）：342-348.

［7］MALAS M B，JORDAN W D，COOPER M A，et al．Performance of the Aorfix endograft in severely angulated proximal necks in the PYTHAGO R AS United States clinical trial［J］．J Vasc Surg，2015，62（5）：1108-1118.

**病例四**

# 短瘤颈腹主动脉瘤腔内修复

## 一、病例摘要

患者，男性，67岁。主因"检查发现腹主动脉瘤、右侧髂总动脉瘤9天"入院。

现病史：患者9天前因其他疾病行腹盆增强CT检查，发现腹主动脉瘤、右侧髂总动脉瘤，无腹痛、腰痛，无腹胀、恶心、呕吐等不适。就诊于我院门诊，为行手术治疗入院。

既往史：8年前曾发生"轻度脑梗死"，后服用阿托伐他汀20mg每晚1次、阿司匹林100mg每天1次至今。否认高血压、冠心病、糖尿病等慢性病史，否认手术、外伤及输血史，否认过敏史，长期吸烟（已戒）、饮酒史。

查体：中腹部偏左可触及直径约6cm搏动性包块，无压痛，全腹部无反跳痛、肌紧张。双侧肱动脉、桡动脉搏动好，双侧股动脉、腘动脉、足背动脉、胫后动脉搏动均可触及。

辅助检查：CTA示腹主动脉直径增宽，最大直径约70mm，右侧髂总动脉增宽，最大直径约40mm，均伴附壁血栓形成（图4-1～图4-3）。

入院诊断：腹主动脉瘤，右侧髂总动脉瘤，陈旧性脑梗死。

## 二、术前检查

1. 术前完善常规检查

（1）一般实验室检查

血型：ABO A型，RhD阳性。

全血细胞分析：WBC $5.06 \times 10^9$/L，NEUT% 60.7%，HGB 141g/L，HCT 40.3%，PLT $189 \times 10^9$/L。

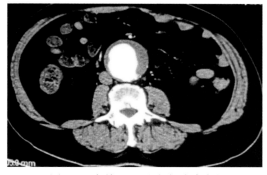

图4-1　术前CTA（腹主动脉瘤）

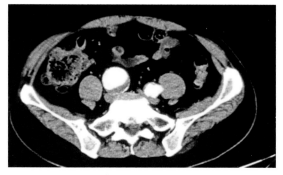

图4-2　术前CTA（右侧髂总动脉瘤）

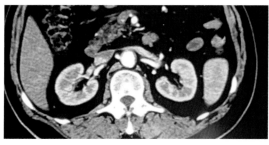
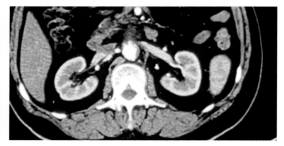
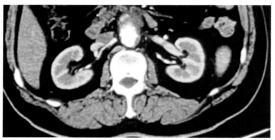

图4-3 术前CTA示瘤颈情况（层厚5mm）

肝肾功能＋血脂：$K^+$ 4.2mmol/L，$Na^+$ 142mmol/L，$Ca^{2+}$ 2.39mmol/L，Cr（E）88μmol/L，ALT 34U/L，AST 34U/L，Alb 45g/L，TBil 11.5μmol/L，DBil 4.5μmol/L，TC 3.86mmol/L，LDL-C 2.38mmol/L，TG 1.52mmol/L。

输血八项：均为阴性。

凝血功能：PT 11.9秒，APTT 25.2秒，INR 1.02，D-dimer 0.74mg/L FEU。

便常规＋隐血：OB阴性。

尿常规：pH 5.0，WBC阴性，BLD阴性。

（2）肺功能评估

胸部CT：双侧胸廓对称，两肺可见索条及斑片影，大部分位于胸膜下。气管支气管通畅，两肺门及纵隔可见多发小淋巴结。心影不大，主动脉及冠状动脉可见钙化影。双侧胸膜增厚，双肺肺气肿，双肺间质性改变。

（3）心脏情况评估：心肌酶谱、12导联心电图、超声心动图均未见明显异常。

（4）周围血管评估：外周动脉超声未见明显异常。

2. 异常检查结果提示 常规检查结果未见显著异常。

## 三、术前准备

1. 术前基础治疗

（1）患者既往高血压病，严格监测、控制血压。

（2）嘱患者避免剧烈活动、用力排便等，警惕动脉瘤破裂风险。

（3）维持阿司匹林、他汀类药物，预防围术期心脑血管不良事件。

2. 术前一般准备 入院后完善术前检查，严格监测、控制血压，术前麻醉科会诊。术前禁食、禁水12小时，双侧腹股沟区及会阴备皮，备异体红细胞2U、血浆400ml，术前适当补液、水化，术前0.5小时给予预防性抗生素。

3．手术专项准备——测量、规划　术前精确测量动脉瘤及入路各项解剖参数，包括瘤颈、动脉瘤、髂总动脉、髂外动脉、股动脉、髂内动脉等部位，精确制订手术计划，并预估使用支架参数，术前备齐可能所需支架型号及其他器械。测量结果如图4-4所示。

## 四、术前科室查房讨论

1．医疗方面　患者无明显腹痛症状，但动脉瘤直径大，手术指征明确。手术难度较大，主要原因为近端瘤颈短，长度仅有10mm左右，需警惕 Ia 型内漏、覆盖肾动脉开口等风险。支架选择方面，需对比各主要支架对锚定区要求，选择对锚定区要求较短的支架。近端锚定以肾上锚定为宜，必要时需行"烟囱"技术等辅助措施。术中仔细造影评估，精确定位支架近端。

2．护理方面

（1）术后持续心电监护、吸氧，密切监测生命体征变化。

（2）双下肢制动，保证穿刺点压迫可靠。

（3）观察穿刺点情况，包括有无出血、血肿、瘀斑等。

（4）观察下肢血供，足背动脉搏动等情况。

如有异常发现，及时通知手术医师或值班医师。

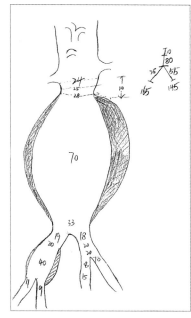

图4-4　术前测量结果

## 五、手术过程

1．麻醉成功后，患者仰卧位，双侧腹股沟常规消毒铺巾。

2．行双侧股动脉穿刺，置入导管鞘，造影证实穿刺部位位于股动脉。分别预置两把缝合器后，更换10F导管鞘；后予静脉全身肝素化（图4-5，图4-6）。

3．导丝、标记导管自右侧股动脉鞘上行至腹主动脉下段$T_{12}$水平；普通猪尾导管自左侧股动脉鞘入路置于$T_{12}$水平；造影：肾下腹主动脉瘤，右侧髂总动脉瘤。进一步测量、确认主要解剖参数（图4-7，图4-8）。

4．自左侧股动脉入路，导丝配合长鞘导管"翻山"超选进入右侧髂内动脉，行弹簧圈栓塞（图4-9）。

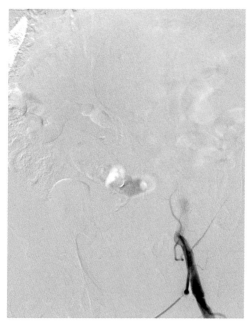
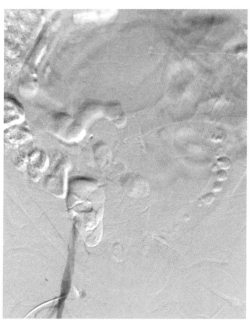

图4-5 左侧股动脉穿刺点造影　　　　　图4-6 右侧股动脉穿刺点造影

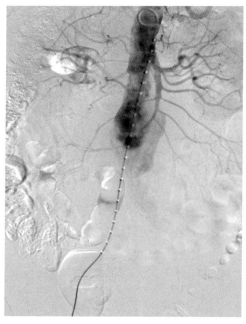
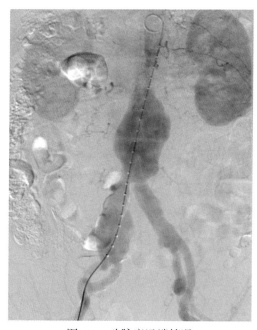

图4-7 近端瘤颈情况　　　　　　　图4-8 动脉瘤远端情况

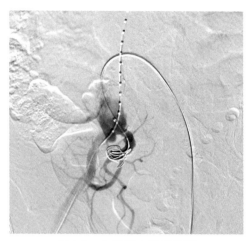

图4-9　右侧髂内动脉栓塞

5. 右侧股动脉置换超硬导丝，沿导丝进入主体支架（32-16-145mm），覆膜区定位于左肾动脉开口释放主体支架直至主体支架短臂打开（图4-10，图4-11）。

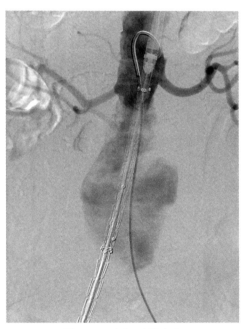 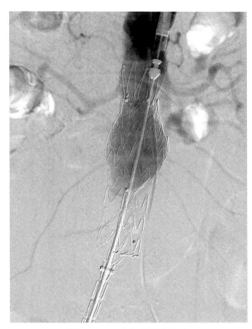

图4-10　支架近端定位　　　　　　　　图4-11　支架近端释放

6. 自左侧股动脉导丝配合导管选择进入主体支架短臂，交换为超硬导丝，置入左侧髂腿（16-24-124mm），支架接驳主体支架短臂3cm，远端位于髂内、髂外动脉开口上方释放（图4-12）。

7. 完全释放主体支架直至长臂打开，经右侧股动脉入路，接驳右侧髂腿（16-13-

33

124mm），支架接驳主体支架长臂3cm，远端位于髂外动脉中段（图4-13）。

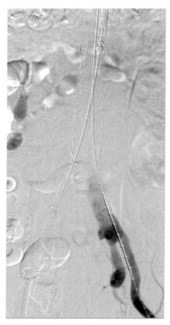
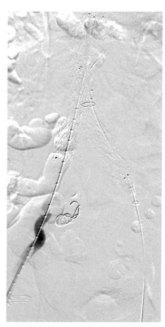

图4-12　左侧髂动脉分叉定位　　　　　图4-13　右侧髂动脉分叉定位

8．以大动脉球囊扩张支架近端、双侧髂支远端以及支架各连接处，扩张完毕后造影：主动脉、双侧肾动脉、肠系膜上动脉、左侧髂内动脉均通畅，未见内漏，支架形态、位置良好（图4-14，图4-15）。

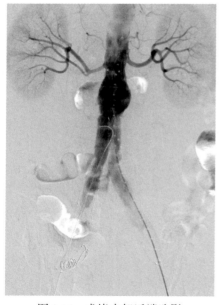
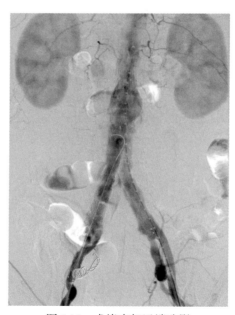

图4-14　术毕支架近端造影　　　　　　图4-15　术毕支架远端造影

9. 撤出输送导管，清点器械、纱布无误；收紧预埋缝线，关闭穿刺点；局部外予加压包扎；查体双侧足背动脉搏动满意。

10. 手术顺利，麻醉满意，出血量少，术后麻醉清醒后安返病房。

## 六、术后处理

密切观察生命体征、腹部体征、穿刺点、下肢动脉搏动情况，予心电监护、氧气吸入24小时，卧床制动、穿刺点加压包扎24小时。术后第1天常规检查血常规、肝肾功能、凝血功能、心肌酶谱等。24小时后下地活动，并逐步恢复日常生活。雾化祛痰，预防肺部并发症；术后第1天恢复阿司匹林、他汀类药物。

## 七、随访

术后定期随访动脉瘤情况，一般术后1个、3个、6个、12个月各随访1次，之后1年随访1次，图4-16和图4-17为术后3个月复查CTA结果，未见内漏等并发症。

## 八、病例术后点评及相关文献、指南解读

近端瘤颈与支架之间的牢固锚定，是保证EVAR长期治疗效果的重要因素。尽管EVAR已经成为治疗腹主动脉瘤的首选治疗方式，但复杂的近端瘤颈的特征仍然限制了EVAR的应用。如果严格遵循支架的使用说明（instructions for use，IFU），约40%患者的动脉瘤解剖特征不满足EVAR对解剖的严格要求。最常见的并发症包括近端瘤颈扩张，移植物移位和Ⅰa型内漏，这可能导致动脉瘤瘤囊增大并破裂。因此，应对动脉瘤瘤颈解剖学形态进行仔细测

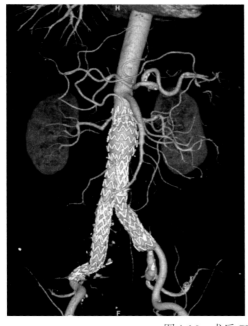 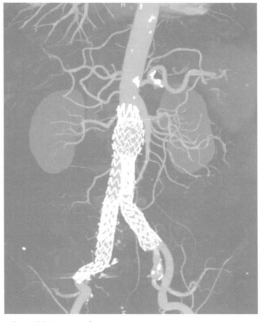

图4-16 术后CTA复查结果（重建）

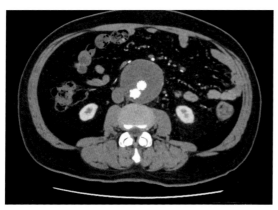

图4-17　术后复查CTA结果（轴位）

量和评估，以确定其是否适合EVAR对瘤颈的要求。

首先应按照标准测量方法对瘤颈的情况进行仔细测量。特别是在瘤颈近端成角的患者中，因为术中工作导丝的支撑、输送系统的刚度、近端瘤颈的钙化程度、附壁血栓的情况等问题，与EVAR中实际或所谓的"功能长度"相比，CTA重建中沿中轴线测量得到的长度可能不十分准确，术中的拉直可能会少量增加瘤颈的长度。在每个成角度的近端瘤颈中，内部和外部曲率存在不同的长度（内部曲率的长度最短），并且功能性瘤颈的长度将介于两者之间。因此我们建议对于短瘤颈患者，术中可通过垂直于肾动脉开口的切线位造影，再次明确瘤颈实际长度。

目前已知，近端瘤颈长度≤10mm是EVAR手术并发症发生的主要独立危险因素。对于短瘤颈的EVAR处理，绝大多数医师均会选择"开窗"或"烟囱"技术。但随着血管外科医师对腔内手术的经验提升以及新一代支架的出现，越来越多具有复杂瘤颈条件的腹主动脉瘤患者开始接受标准EVAR的治疗。根据早期的经验，Greenberg等将标准EVAR用于短瘤颈等复杂瘤颈同时不能耐受开放手术的患者，并取得了良好的效果。在统计了部分文献报道的对≤10mm的短瘤颈患者使用标准EVAR的数据后，有研究总结了围术期及中期Ⅰ型内漏发生率。其早期及中期发生率分别为5.2%～53%、3.8%～29%。但是其中部分研究使用了早期支架移植物，可能影响了临床结局。

目前，在中国市场销售的腹主动脉分体式支架，其IFU中规定的近端瘤颈长度仍多为15mm，Endurant支架的IFU要求为10mm。对于部分没有瘤颈扭曲的患者，其极限长度甚至可达7mm。支架设计中肾上锚定具有一定优势，增加了支架的固定区域，对瘤颈处的支撑具有较好的效果，同时支架覆膜区第一节的柔顺程度和长度也会决定内漏的发生可能。较短的第一节及柔顺性较好的支架，可以更好地贴附瘤颈及瘤颈下方扩张不明显的瘤囊，也可以降低内漏发生的可能。此外，亦有部分肾下锚定支架，虽然IFU规定了15mm的近端瘤颈长度，但是在临床实际应用时，由于其支架第一节较短且柔顺度良好，仍可适用于10mm的极限瘤颈长度。肾下锚定的优势是减少肾动脉缺血发生的风险，对于需要覆盖副肾动脉的EVAR，具有更好的安全优势。

传统的腹主动脉瘤腔内治疗的适应证为：①瘤体直径＞5cm或瘤体迅速增长。②有症状。③近端瘤颈直径＜28mm，入路动脉直径＞7mm。④近端瘤颈长度＞15mm。⑤近端瘤颈成角＜60°。⑥瘤颈无严重的钙化及附壁血栓。但是由于耗材的改进、手术水平的提高，适应证限制逐渐被打破。部分超适应证的病例不再是EVAR的绝对禁忌证。对于超适应证的选择，重点是近端瘤颈"度"的把握，具体是瘤颈长度与瘤颈成角这两个适应证的结合判断。有学者认为，一般最好保证长度与成角一个指标符合适应证，即对于短瘤颈的患者成角尽量正常，短瘤颈患者最好采用肾上锚定。存在肾上、肾下两个或以上成角的患者，最好采用肾下锚定，必要时加用CUFF来进行治疗。此外，如果短瘤颈同时合并瘤颈严重钙化或严重的附壁血栓形成，尽量避免超适应证选择标准EVAR治疗，避免内漏的发生。

　　本例患者瘤颈成角较小，长度为10mm，术中工作导丝置入后瘤颈长度并未缩短，考虑可以超适应证使用标准EVAR治疗。在精准放置支架并进行了良好的球囊贴附后，并无内漏的发生，取得了良好的治疗效果。对于类似病例，读者可根据实际情况酌情选择合适支架进行操作。

## 参 考 文 献

[1] MOISE M A, WOO E Y, VELAZQUEZ O C, et al. Barriers to endovascular aortic aneurysm repair: past experience and implications for future device development [J]. Vasc Endovascular Surg, 2006, 40（3）: 197−203.

[2] VAN KEULEN J W, MOLL F L, VAN HERWAARDEN J A. Tips and techniques for optimal stent graft placement in angulated aneurysm necks [J]. Journal of Vascular Surgery, 2010, 52（4）: 1081−1086.

[3] LEURS L J, KIEVIT J, DAGNELIE P C, et al. Influence of infrarenal neck length on outcome of endovascular abdominal aortic aneurysm repair [J]. J Endovasc Ther, 2006, 13（5）: 640−648.

[4] ABURAHMA A F, CAMPBELL J, STONE P A, et al. The correlation of aortic neck length to early and late outcomes in endovascular aneurysm repair patients [J]. J Vasc Surg, 2009, 50（4）: 738−748.

[5] GREENBERG R K, CLAIR D, SRIVASTAVA S, et al. Should patients with challenging anatomy be offered endovascular aneurysm repair?[J]J Vasc Surg, 2003, 38（5）: 990−996.

[6] GREENBERG R, FAIRMAN R, SRIVASTAVA S, et al. Endovascular grafting in patients with short proximal necks: an analysis of short-term results [J]. Cardiovasc Surg, 2000, 8（5）: 350−354.

[7] GALLITTO E, GARGIULO M, FREYRIE A, et al. Results of standard suprarenal fixation endografts for abdominal aortic aneurysms with neck length ≤10mm in high-risk patients unfit for open repair and fenestrated endograft [J]. J Vasc Surg, 2016, 64（3）: 563−570.

[8] FREYRIE A, GARGIULO M, GALLITTO E, et al. Abdominal aortic aneurysms with short proximal neck: comparison between standard endograft and open repair [J]. J Cardiovasc Surg（Torino）, 2012, 53（5）: 617−623.

[9] LEE J T, ULLERY B W, ZARINS C K, et al. EVAR deployment in anatomically challenging necks outside the IFU [J]. Eur J Vasc Endovasc Surg, 2013, 46（1）: 65−73.

[10] QU L, RAITHEL D. Experience with the Endologix Powerlink endograft in endovascular repair of abdominal aortic aneurysms with short and angulated necks[J]. Perspect Vasc Surg Endovasc Ther,2008,20（2）: 158−166.

[11] CHISCI E, KRISTMUNDSSON T, DE DONATO G, et al. The AAA with a challenging neck: outcome of open versus endovascular repair with standard and fenestrated stent-grafts [J]. J Endovasc Ther, 2009, 16（2）: 137−146.

[12] TORSELLO G, TROISI N, DONAS K P, et al. Evaluation of the Endurant stent graft under instructions for use vs off-label conditions for endovascular aortic aneurysm repair [J]. J Vasc Surg, 2011, 54（6）: 300−306.

# 短瘤颈腹主动脉瘤腔内修复术 +
# "烟囱"技术重建肾动脉

## 一、病例摘要

患者，男性，70岁。主因"腹泻1个月，发现腹主动脉瘤12天"入院。

现病史：患者1个月前无明显诱因出现腹泻，每天5～6次，便稀，不成形，2017年2月4日患者前往当地医院就诊，行腹部CT平扫，检查偶然发现腹主动脉局部增宽，直径约5.6cm，考虑腹主动脉瘤；不伴腹痛、腰痛等症状。

既往史：体健。

查体：腹平，未见明显局部隆起，无胃肠型、蠕动波。腹部偏左可触及直径约7cm搏动性包块，伴轻压痛，全腹部无反跳痛、肌紧张。双侧肱动脉、桡动脉搏动好，双侧股动脉、腘动脉、足背动脉、胫后动脉搏动均可触及。

辅助检查：CTA示腹主动脉及分支多发钙化及非钙化斑块，腹主动脉自双肾动脉起始水平至双侧髂总动脉管腔扩张，管腔边缘见新月形低密度影及钙化影，肠系膜上动脉及双肾动脉起始部管腔轻度狭窄，肠系膜下动脉起始部未见明确显影，中远段可见显示（图5-1，图5-2）。

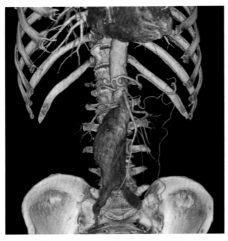
图5-1　主动脉CTA（重建）

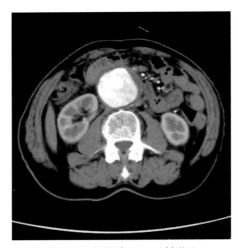
图5-2　主动脉CTA（轴位）

入院诊断：腹主动脉瘤，腹泻待查。

## 二、术前检查

1. **术前完善常规检查**　心肺功能评估，外周血管评估，并对可能存在的合并症进行相应检查和会诊，对异常结果及时分析、处理。

（1）一般实验室检查

血型：ABO O 型，RhD 阳性。

肝肾功能＋血脂：K$^+$ 4.6mmol/L，Na$^+$ 140mmol/L，Ca$^{2+}$ 2.28mmol/L，Cr（E）100μmol/L，ALT 10U/L，Alb 41g/L，AST 19U/L，TBil 10.2μmol/L，DBil 3.2μmol/L，TG 0.80mmol/L，TC 5.85mmol/L，LDL-C 3.84mmol/L。

全血细胞分析：WBC 7.70×10$^9$/L，NEUT% 51.3%，HGB 138g/L，HCT 40.7%，PLT 276×10$^9$/L。

输血八项：HBcAb 阳性，HBeAb 阳性，其余为阴性。

尿常规：WBC 阴性，pH 5.5，BLD 微量。

凝血功能：PT 12.6秒，APTT 27.9秒，Fbg 4.96g/L，D-dimer 1.88mg/L FEU。

便常规＋隐血：WBC 0/HPF，OB 阳性。

（2）肺功能评估

动脉血气分析：pH 7.401，PCO$_2$ 40.7mmHg，PO$_2$ 77.4mmHg，SO$_2$ 95.8%。

胸部 X 线：气管居中，胸廓对称，双肺纹理增厚，左中下肺野少许条索影，余肺未见明确结节实变影。双肺门不大，纵隔不宽，心影不大，主动脉迂曲。左侧肋膈角钝，右侧肋膈角锐利。

（3）心脏情况评估

心肌酶谱：NT-proBNP 248pg/ml，CK 74U/L，cTnI 0.004μg/L，CKMB-mass 0.8μg/L。

12 导联心电图：窦性心律，ST-T 改变。

超声心动图：升主动脉增宽，主动脉瓣退行性变，左心室松弛功能减低。

（4）周围血管评估：颈动脉、椎动脉、锁骨下动脉、双下肢动脉、双下肢深静脉超声未见明显异常。

2. **异常检查结果提示**　未见明显异常。

## 三、术前准备

1. **术前基础治疗**

（1）严格监测、控制血压。

（2）避免剧烈活动、咳嗽等。

（3）轻度腹泻，便常规未见明显异常，对症处理。

2. **术前一般准备**　入院后完善术前检查，严格监测、控制血压，术前麻醉科会诊。术前禁食、禁水12小时，双侧腹股沟区及会阴备皮，备异体红细胞2U、血浆400ml，术前适当补液、水化，术前0.5小时给予预防性抗生素。

3. **手术专项准备——测量、规划**　术前精确测量动脉瘤及入路各项解剖参数，包括瘤

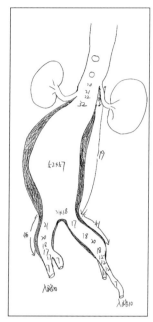

图 5-3　术前测量结果

颈、动脉瘤、髂总动脉、髂外动脉、股动脉、髂内动脉等部位，精确制订手术计划，并预估使用支架参数，术前备齐可能所需支架型号及其他器械。测量结果如图 5-3 所示。

### 四、术前科室查房讨论

1. 医疗方面　患者瘤颈较短，右肾动脉位置低，近端锚定区不足，拟采用"烟囱"技术重建右肾动脉，将锚定区上移，平齐左肾动脉下缘释放主动脉支架主体，保证足够的锚定区，避免Ⅰa型内漏发生。术前需充分交代右侧肾动脉重建困难、支架闭塞、肾梗死等风险。

2. 护理方面

（1）术后持续心电监护、吸氧，密切监测生命体征变化。

（2）约束双下肢，左上肢伸直，避免双侧髋关节、左侧肘关节屈曲，保持关节伸直、压迫状态。

（3）定时观察穿刺点情况，包括有无出血、包块、瘀斑等。

（4）注意观察下肢血供，足背动脉搏动等情况。

（5）注意有无右侧腰部疼痛、血尿，监测出入量，警惕右肾缺血、梗死可能。

如有异常发现，及时通知手术医师或值班医师。

### 五、手术过程

1. 双侧腹股沟逆行穿刺进入股动脉，置入导管鞘，造影明确穿刺点位于股动脉，预置缝合器。左肘部穿刺进入肱动脉，置入导管鞘。静脉肝素5000U，肝素化（图5-4，图5-5）。

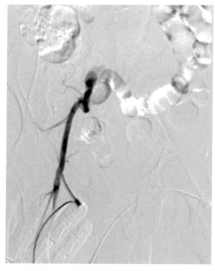

图 5-4　右侧股动脉穿刺点造影

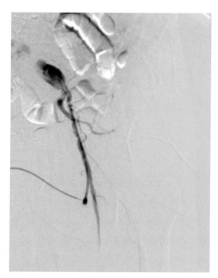

图 5-5　左侧股动脉穿刺点造影

2. 自右侧股动脉鞘置入导丝、标记导管，左侧股动脉置入导丝、猪尾导管，上行至第1腰椎（L₁）水平腹主动脉。自左肱动脉鞘置入导丝、导管，配合上行达主动脉弓，沿降主动脉下行至腹主动脉上段，造影显示：腹主动脉瘤形成，瘤颈迂曲，成角显著；右侧肾动脉开口偏低，开口以远腹主动脉即开始扩张；左侧肾动脉距右侧肾动脉开口约1cm（图5-6，图5-7）。

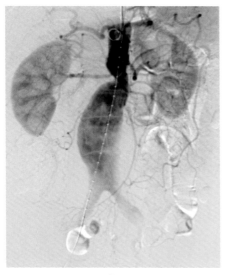

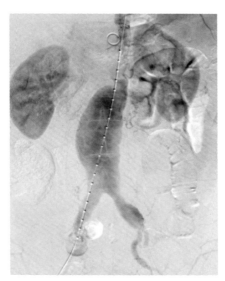

图5-6　动脉瘤近端情况　　　　　　　图5-7　动脉瘤远端情况

3. 将左侧肱动脉鞘交换为长导管鞘，导丝配合导管选入右侧肾动脉，跨腹主动脉－右侧肾动脉预置6-50覆膜支架（图5-8，图5-9）。

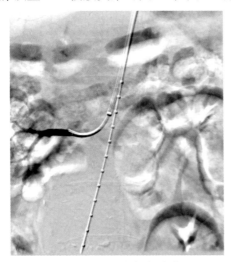

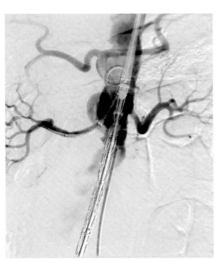

图5-8　选入右侧肾动脉　　　　　　　图5-9　右侧肾动脉支架到位

4. 沿右侧股动脉鞘置入32-16-145mm覆膜支架主体，覆膜区近端锚定左侧肾动脉下缘释放，至短臂打开。释放右侧肾动脉覆膜"烟囱"支架后再沿导丝于该覆膜支架内置入6-60mm自膨式支架以作支撑（图5-10）。

5. 自左侧股动脉鞘置入导丝、导管，配合选入主体支架的短臂，猪尾导管上行至瘤颈部位旋转确认导管位于支架管腔内，沿导管置入加硬导丝，撤去导管后沿导丝依次置入16-16-95mm、16-20-120mm覆膜支架髂支，远端瞄定左侧髂内动脉开口近端释放（图5-11）。

6. 将主体支架长髂支释放，沿导丝置入16-24-120mm覆膜支架髂支，远端瞄定右侧髂内动脉开口近端释放（图5-12）。

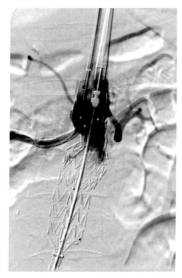 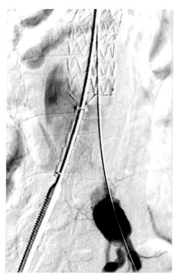 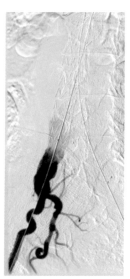

图5-10　主动脉与肾动脉支架释放　　　图5-11　左侧髂总动脉分叉定位　　　图5-12　右侧髂总动脉分叉定位

7. 以大球囊于近端瘤颈扩张，同步以6-80球囊于右侧肾动脉支架内扩张，之后造影显示：支架位置良好，腹主动脉瘤隔绝良好，未见明显内漏，双侧肾动脉、双侧髂内动脉显影良好（图5-13，图5-14）。

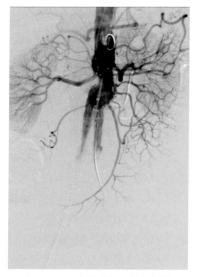 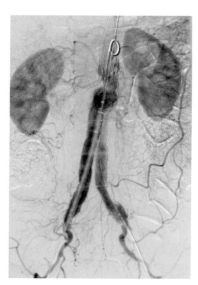

图5-13　术毕支架近端造影　　　　　　图5-14　术毕支架远端造影

8．拔除导丝、导管鞘，血管缝合器封闭双侧股动脉穿刺点未果。遂转腹股沟切开手术，直视下探查、修补、缝合股动脉穿刺点。

9．手术顺利，术中心率、血压稳定，出血约500ml，自体血回输262ml。患者清醒后安返病房，触诊双侧足背动脉搏动良好。

## 六、术后处理

密切观察生命体征、腹部症状与体征、双侧腹股沟切口、双下肢动脉搏动、左上肢穿刺点等情况。重点注意有无腰痛、血尿、少尿等情况，监测血肌酐水平。术后适当水化，口服N-乙酰半胱氨酸预防造影剂肾病。常规给予心电监护、氧气吸入24小时；卧床2～3天，拔除引流后下地；左上肢穿刺点加压包扎24小时，避免旋转、屈曲。术后前3天常规检查血常规、肝肾功能、凝血功能、心肌酶谱等。建议给予阿司匹林100毫克/次，每天1次抗血小板治疗。

## 七、随访

术后定期随访动脉瘤情况，一般术后1个、3个、6个、12个月各随访1次，之后1年随访1次，图5-15为术后1个月复查CTA结果。

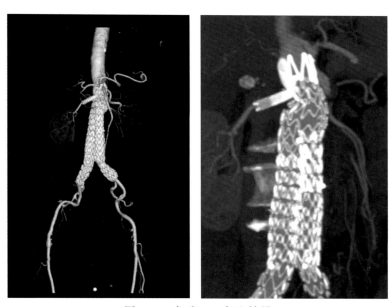

图5-15　术后CTA复查结果

## 八、病例术后点评及相关文献、指南解读

本例患者因瘤颈较短，右侧肾动脉位置低，重建具有一定的困难，在临床实践中选用了"烟囱"技术（平行支架技术），其主要特点是操作简便的同时能够保留重要的内脏分支动脉。"烟囱"技术常被用作开窗/分支支架技术的备选方案，有时候用于解救一些重要内脏动

脉被非计划性遮盖的情况。

既往有大量的研究探讨"烟囱"技术对于EVAR是否有帮助，主要的关注点在于平行支架的长期通畅性和平行支架缝隙是否会造成内漏。Konstantinos等在一篇综述中汇总了15篇研究，93例患者被纳入研究。其中77.4%的患者，共134枚平行支架被用于手术（108枚肾动脉支架，20枚肠系膜上动脉支架），有24%的患者是急诊手术，94%的患者支架开口于近端。手术结果分析发现，13%的患者具有Ⅰ型内漏，其中3例在术中即进行了处理。4例患者进行二次手术。在总共9个月的随访中，97.8%的平行支架保持了通畅性。研究结论提示，"烟囱"技术在复杂腹主动脉瘤治疗中的作用尚不能断定。考虑到主动脉瘤瘤颈的解剖常较为复杂，该技术具有一定的应用空间，也取得了较好效果，但远期通畅性和内漏仍然是重要的问题。因此，在缺乏长期数据的情况下，建议谨慎使用该方法。

"烟囱"技术的出发点，与开窗支架、分支支架一样，均是为了在复杂瘤颈动脉瘤手术中，延长锚定区，充分隔绝瘤腔，并尽可能保留重要内脏动脉的血流。与另外两者（开窗支架、分支支架）相比，"烟囱"技术具有成本相对较低，技术门槛相对简单的特点，比较适合急诊/亚急诊手术的患者。然而烟囱（平行）支架具有其"先天不足"，即支架缝隙造成Ⅰ型内漏风险的增加。这一风险与手术的本来目的之一（充分隔绝瘤腔）相矛盾，为术者在临床使用中增加了不确定性。有研究表明，Ⅰ型内漏风险可能高达10%。有研究者发现内漏风险可能更高，达到37.5%，也有研究者报道可能稍低，约5%。有研究报道提示平行支架的数量也与手术的成功与否密切相关，在放置一枚平行支架的患者中，Ⅰ型内漏的发生率约7%，在放置2枚平行支架的患者中，Ⅰ型内漏的发生率约15.6%，在放置4枚平行支架的患者中，Ⅰ型内漏的发生率约100%。当然平行支架放置后的内漏发生率也与支架尺寸的选择、手术策略的制订以及手术技术相关。有研究者报道了成功的案例，Lachat在文章中报道了Ⅳ型胸腹主动脉瘤完全使用平行支架技术重建内脏动脉的成功案例。能否成功保留内脏动脉是EVAR的另一个重要的考量，保留内脏动脉不只是在术后即刻，更重要是在长期术后随访过程中。由于有较多的文献更新，Lindblad等在前一篇综述仅3年后又完成了关于"烟囱"支架（chimney grafts，CG）的另一篇更新综述。综述纳入了831例胸腹主动瘤腔内修复治疗的患者，其中517例患者接收了911枚平行支架的置入。81%的手术是择期开展的，这与前面提到的急诊手术的比例是相似的。Ⅰ型内漏的比例是13%，这与前述文献数据也是类似的。文章结论提示"烟囱"技术对于急诊手术患者是意义重大的，但是择期患者的手术策略选择对文章结论造成了一定的偏倚影响，有研究提示对于择期手术患者，开窗支架可能是更好的选择，更多的研究结果可能会对该结论给予更多的帮助。

有文章报道"烟囱"技术的早期术后死亡率是明显降低的（1.4% vs 4.2%），但是远期死亡率没有明显的差异（随访4年），早期术后死亡率低是其一项重要的优势。关于Ⅰ型内漏的问题，平行支架术中发现的Ⅰ型内漏与开窗支架的内漏不同，后者几乎必须通过手术或再次手术来解决，而在临床观察中发现，平行支架的Ⅰ型内漏许多都能够通过"观察"自愈，这是因为在平行支架和主体支架之间的缝隙中存在的空间非常有限，难以存在持续性的内漏血流（前提是支架尺寸、放大率选择正确）。有研究提示正是因为"烟囱"支架的存在，拓展了EVAR的适用范围，使以往一些不适用于EVAR的动脉瘤可能经微创腔内手术治疗。近期也有越来越多的文献报道了成功应用平行支架进行EVAR的高质量研究，在正确选择患者的情况下，内漏的发生率大大降低，进一步发挥了"烟囱"（平行）支架的优势。针对所有人最关心的，也是"烟囱"支架使用中最大的局限：支架缝隙相关的Ⅰa型内漏（gutter-related Ⅰa endoleaks），也有学者进行了其自然史的研究。结果发现，绝大多数患者的Ⅰa型内漏在随访中"自动"消失或缓解，故认为平行支架后支架缝隙相关的Ⅰ型内漏的自然病史，可能比大多数学者认为的要更加"友好"（benign）。

总之，短瘤颈腹主动脉瘤腔内治疗具有一定难度，"烟囱"技术对于重建分支动脉，延长近端锚定区具有一定应用价值，且使用器材均为现有成熟产品，技术要求相对简单，但需注意术前精确规划，术中细节把控和术后需加强随访，警惕近端内漏、分支重建失败等可能的并发症。

## 参 考 文 献

［1］ MOULAKAKIS K G，MYLONAS S N，AVGERINOS E，et al. The chimney graft technique for preserving visceral vessels during endovascular treatment of aortic pathologies［J］. Journal of Vascular Surgery，2012，55（5）：1497-1503.

［2］ HIRAMOTO J S，CHANG C K，REILLY L M，et al. Outcome of renal stenting for renal artery coverage during endovascular aortic aneurysm repair［J］. Journal of Vascular Surgery，2009，49（5）：1100-1106.

［3］ BRUEN K J，FEEZOR R J，DANIELS M J，et al. Endovascular chimney technique versus open repair of juxtarenal and suprarenal aneurysms［J］. Journal of Vascular Surgery，2011，53（4）：895-905.

［4］ LACHAT M，FRAUENFELDER T，D MAYER，et al. Complete endovascular renal and visceral artery revascularization and exclusion of a ruptured type IV thoracoabdominal aortic aneurysm.［J］. Journal of Endovascular Therapy，2010，17（2）：216-220.

［5］ LINDBLAD B，JABR A B，HOLST J，et al. Chimney grafts in aortic stent grafting：hazardous or useful technique? systematic review of current data［J］. Journal of Vascular Surgery，2015，50（6）：722-731.

［6］ KATSARGYRIS A，OIKONOMOU K，KLONARIS C，et al. Comparison of outcomes with open，fenestrated，and chimney graft repair of juxtarenal aneurysms：are we ready for a paradigm shift?［J］Journal of Endovascular Therapy，2013，20（2）：159-169.

［7］ SCV PARAVASTU，R JAYARAJASINGAM，R COTTAM，et al. Endovascular repair of abdominal aortic aneurysm［M］. John Wiley & Sons，Ltd，2014.

［8］ MATHEW，WOOSTER，BRUCE，et al. Early experience with snorkels and chimneys for expanding the indications for use of endovascular aneurysm repair［J］. Annals of Vascular Surgery，2017.

［9］ ERIC，DUCASSE，CAROLINE，et al. Midterm results with the open chimney technique during endovascular aneurysm repair［J］. Journal of vascular and interventional radiology：JVIR，2019，30（4）：511-520.

［10］ ULLERY B W，TRAN K，ITOGA N K，et al. Natural history of gutter-related type Ⅰa endoleaks after snorkel/chimney endovascular aneurysm repair［J］. Journal of Vascular Surgery，2017，65（4）：981.

# 病例六

# 梯形瘤颈腹主动脉瘤腔内修复

## 一、病例摘要

患者，男性，73岁。主因"发现腹主动脉瘤1周"入院。

现病史：患者1周前于当地医院住院行健康体检，泌尿系统CT平扫提示腹主动脉局限性扩张，直径6.5cm，其内密度不均；查体发现脐中上部搏动性包块，无腹胀、恶心、呕吐，无腹痛、腰背痛等伴随症状；考虑腹主动脉瘤、附壁血栓形成可能，为行手术治疗今日收入我科病房。

既往史：高血压10年，血压最高180/100mmHg，目前口服美托洛尔缓释片47.5mg每天1次、培哚普利4mg每天1次、苯磺酸氨氯地平5mg每天1次；诊断冠状动脉粥样硬化性心脏病10年，曾于外院分别于右冠状动脉及左冠状动脉行支架植入，具体不详，术后长期服用阿司匹林100mg每晚1次、瑞舒伐他汀10mg每晚1次，发现腹主动脉瘤后患者自行停用阿司匹林；发现肾结石10余年，2017年曾于外院行输尿管镜取石术，自述磺胺类药物使用后会阴部皮疹。

查体：腹膨隆，脐周偏上部可触及以脐左上部为中心，约10cm×10cm范围搏动性包块，无压痛，全腹部无反跳痛、肌紧张。双侧肱动脉、桡动脉搏动好，双侧股动脉、腘动脉、足背动脉、胫后动脉搏动均可触及。

辅助检查：CTA示主动脉及分支多发钙化及非钙化斑块，主动脉管腔轻度狭窄，腹腔干、肠系膜上动脉、左侧肾动脉起始处轻-中度狭窄，右侧肾动脉提早分支，起始处重度狭窄，右侧肾动脉起始处以远-腹主动脉分叉处平面腹主动脉管腔瘤样扩张，最大径约6.3cm，范围约15.7cm，管壁见新月形低密度影，右侧髂外动脉狭窄（图6-1，图6-2）。

入院诊断：腹主动脉瘤，右侧肾动脉狭窄，右侧髂外动脉狭窄，高血压病（3级，很高危），冠状动脉粥样硬化性心脏病，冠状动脉支架植入术后，双肾结石，输尿管取石术后，双肾囊肿。

## 二、术前检查

1. 术前完善常规检查　心肺功能评估，外周血管评估，并对可能存在的合并症进行相应检查和会诊，对异常结果及时分析、处理。

（1）一般实验室检查：血型、全血细胞分析、肝肾功能、血脂、凝血功能、输血八项、尿常规、便常规＋隐血等。

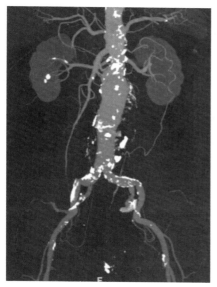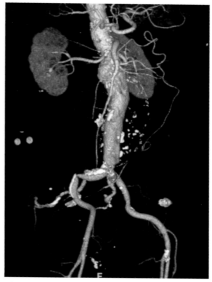

图6-1　主动脉CTA（重建）

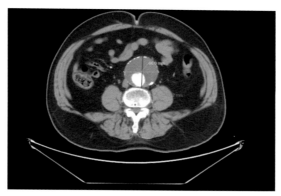

图6-2　主动脉CTA（轴位）

（2）肺功能评估：胸部CT，动脉血气分析。

（3）心脏情况评估：心肌酶谱，12导联心电图，超声心动图等。

（4）周围血管评估：颈动脉、椎动脉、锁骨下动脉、下肢动脉超声等，了解外周血管情况，评估手术风险以及入路等相关情况。

2. 异常检查结果提示　未见明显异常。

## 三、术前准备

1. 术前基础治疗

（1）严格监测、控制血压。

（2）避免剧烈活动、咳嗽等。

（3）完善冠心病二级预防，给予阿司匹林＋他汀类药物治疗。

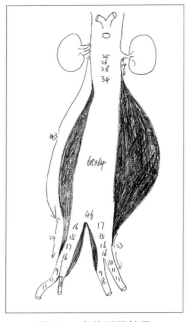

图6-3 术前测量结果

2. 术前一般准备　入院后完善术前检查，严格监测、控制血压，术前麻醉科会诊。术前禁食、禁水12小时，双侧腹股沟区及会阴备皮，备异体红细胞2U、血浆400ml，术前适当补液、水化，术前0.5小时给予预防性抗生素。

3. 手术专项准备——测量、规划　术前精确测量动脉瘤及入路各项解剖参数，包括瘤颈、动脉瘤、髂总动脉、髂外动脉、股总动脉、髂内动脉等部位，精确制订手术计划，并预估使用支架参数，术前备齐可能所需支架型号及其他器械。测量结果如图6-3所示。

## 四、术前科室查房讨论

1. 医疗方面　患者腹主动脉瘤诊断明确，直径大于5.5cm，手术指征明确。患者腔内治疗难点主要在于近端瘤颈不良，呈梯形瘤颈，近端锚定难度较大，存在Ⅰa型内漏风险，支架选择以肾上锚定为宜，近端注意精确定位，必要时需延长锚定区，应用"开窗"等辅助技术。远端髂总动脉锚定区正常，走行较为扭曲。右侧髂外动脉近心端存在狭窄，必要时需辅以球囊扩张、支架植入，以防止主动脉支架系统导入困难、髂支闭塞、血管损伤等并发症。

2. 护理方面
（1）术后持续心电监护、吸氧，密切监测生命体征变化。
（2）确保穿刺点压迫确切，定时观察穿刺点情况，包括有无出血、包块、瘀斑等。
（3）注意观察下肢血供，足背动脉搏动等情况。
（4）注意有无胸闷、胸痛、心前区不适等症状。
如有异常发现，及时通知手术医师或值班医师。

## 五、手术过程

1. 麻醉成功后，患者仰卧位，双侧腹股沟常规消毒、铺巾。
2. 行双侧股动脉穿刺，置入导管鞘，造影证实穿刺部位位于股动脉，分别预置两把缝合器后，重新置入10F导管鞘（图6-4，图6-5）。
3. 静脉肝素化。
4. 导丝、猪尾导管自右侧股动脉鞘入路置于$T_{12}$水平，造影：肾下腹主动脉瘤，瘤体最大直径约6.8cm，左侧肾动脉开口低，右侧肾动脉起始处轻度狭窄伴钙化，腹腔干、肠系膜上动脉及双侧髂内动脉显影良好（图6-6，图6-7）。

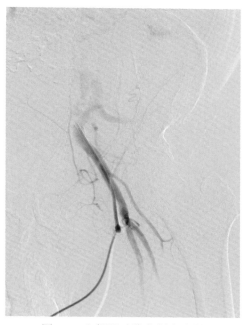

图 6-4　左侧股动脉穿刺点造影

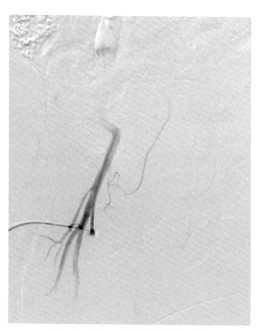

图 6-5　右侧股动脉穿刺点造影

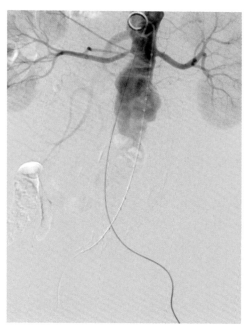

图 6-6　腹主动脉近端造影

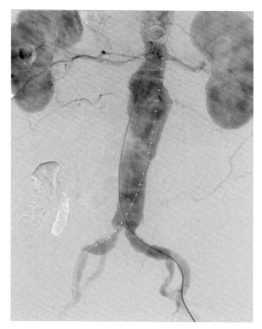

图 6-7　腹主动脉远端造影

5. 右侧股动脉置换超硬导丝，沿导丝进入主体（36-16-170mm），覆膜区定位左侧肾动脉开口释放主体支架直至短臂打开(图6-8～图6-10)。

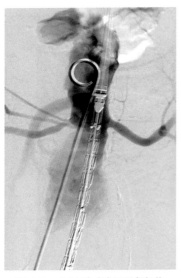
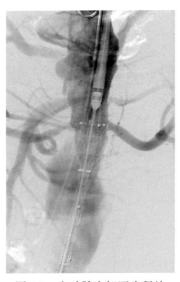
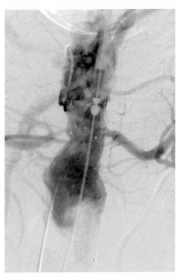

图6-8　主动脉支架近端定位　　　图6-9　主动脉支架逐步释放　　　图6-10　主体支架完全释放后

6. 自左侧股动脉导丝配合导管选择进入主体支架短臂，造影明确左侧髂动脉分叉，测量所需髂腿长度。交换超硬导丝，置入左侧髂腿（16-16-124mm、16-20-93mm），依次接驳近端支架两节，远端位于髂内、髂外动脉开口上方释放（图6-11）。

7. 完全释放主体支架直至长臂打开，造影明确右侧髂总动脉分叉，自右侧股动脉超硬导丝，导入右侧髂腿（16-20-124mm），支架接驳主体支架长臂两节（图6-12）。

8. 造影示右侧髂外动脉起始段局限性中度狭窄，沿超硬导丝置入9-29mm球囊扩张支架。造影示右侧髂外动脉显影良好，未见明显狭窄（图6-13）。

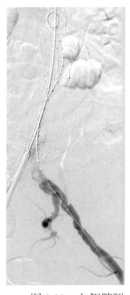
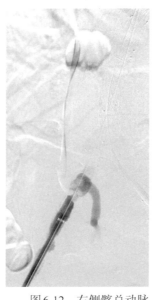
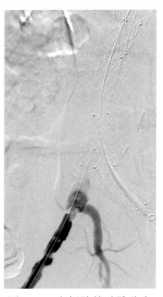

图6-11　左侧髂腿
长度测量

图6-12　右侧髂总动脉
分叉定位

图6-13　右侧髂外动脉狭窄

9. 以大动脉球囊扩张支架近远端及支架各连接处，复造影：支架位置、形态良好，肠系膜上动脉和双肾动脉通畅，瘤体隔绝良好，双侧髂支走行顺畅，未见明显内漏、成角、流速满意（图6-14，图6-15）。

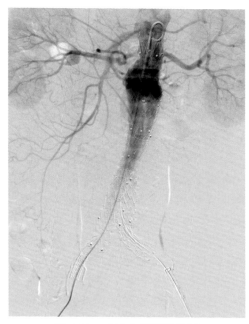
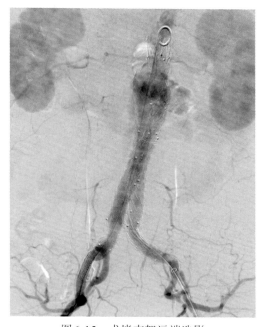

图6-14 术毕支架近端造影　　　　图6-15 术毕支架远端造影

10. 清点纱布、器械无误，撤出输送导管，收紧预埋缝线，局部加压包扎。

11. 手术顺利，术中出血100ml，未输血；查体双侧足背动脉搏动满意；术后患者安返病房。

## 六、术后处理

密切观察生命体征、腹部症状与体征、双侧腹股沟穿刺点、双下肢动脉搏动等情况。双侧腹股沟加压包扎，卧床制动24小时。适当补液、水化。常规给予心电监护、氧气吸入24小时。术后前3天常规检查血常规、肝肾功能、凝血功能、心肌酶谱等。恢复阿司匹林、他汀等冠心病相关用药，继续严格监测、控制血压。

## 七、随访

术后定期随访动脉瘤情况，一般术后1个、3个、6个、12个月各随访1次，之后1年随访1次，目前仍在随访过程中。

## 八、病例术后点评及相关文献、指南解读

本例患者为1例梯形瘤颈腹主动脉瘤患者，术者通过术前精确规划及手术技术的合理运

用，成功地完成了EVAR。本例患者采用肾上锚定技术，合理设定支架放大率（oversize），术中精确定位支架近端覆膜区，充分利用可用的锚定区，术毕造影提示避免了Ⅰa型内漏等并发症，效果较为满意。当然，远期结果仍需进一步随访。接下来我们将通过相关文献进一步讨论梯形瘤颈相关问题。

腹主动脉瘤行EVAR，术前需对动脉瘤解剖条件进行详细的评估。解剖条件对是否可行EVAR，手术所需器材和技术，术后并发症以及远期效果均有重要影响。EVAR术前评估在瘤颈方面，需要对瘤颈长度、直径、成角、钙化、附壁血栓等情况进行详细评估，并可根据评估结果进行分级、分类，对治疗结果具有预测意义。不良瘤颈（hostile proximal neck，HPN）直接增加了手术的复杂性，并对治疗结果有明显影响。梯形瘤颈（conical neck）是不良瘤颈的一种，较为公认的定义为：与最低肾动脉下方紧邻的腹主动脉直径相比，1cm长度内瘤颈直径增加＞10%者。

HPN明显增加了EVAR的并发症，荟萃分析提示HPN可使1年内Ⅰa型内漏风险增加4倍，动脉瘤相关死亡率增加9倍。梯形瘤颈对EVAR的不良影响，主要在于近端锚定问题及由此带来的并发症。Georgios通过对来自欧洲三家血管外科中心接受EVAR的156例短瘤颈腹主动脉瘤患者进行分析发现，总体Ⅰa型内漏的发生率为5.8%。多因素分析发现，梯形瘤颈是唯一的显著与手术失败相关的危险因素（风险比为6.726，95%可信区间1.569～28.836）。国内学者Zhou等同样发现梯形瘤颈会增加EVAR相关不良事件的发生率。

梯形瘤颈对EVAR的技术和器材等具有一定的影响和特殊要求。现有主要支架均有各自的解剖条件限制，其中梯形瘤颈是一个重要的限定因素。实际临床工作中，术者对一些包含梯形瘤颈在内的特殊情况，可能需要超"使用说明书"进行EVAR，在条件允许的范围内必要使用辅助技术及器材，也可获得较为满意的效果。延长应用主动脉支架延长段（CUFF）是其中一项方法或补救措施。文献提示包含梯形瘤颈在内的非圆筒状近端瘤颈形态会明显增加使用CUFF的概率，其中非圆筒状瘤颈形态指近端锚定区直径在15mm内增加＞2mm。"烟囱"技术对延长锚定区，处理包含梯形瘤颈在内的近肾腹主动脉瘤，也具有较为满意的价值。当然了，腔内技术和器材日新月异，"烟囱"技术、"潜望镜"技术、"开窗"技术以及杂交手术等，定制支架、Endostapling、Endoanchoring等新型器材，均对克服包括梯形瘤颈在内的HPN具有帮助作用。

总之，梯形瘤颈可能会对EVAR结果造成不良影响，但非EVAR的绝对禁忌证，精确评估、严格把握手术指征、合理运用腔内技术和器材，在多数情况下可获得不错的效果。

## 参 考 文 献

[1] CHAIKOF E L，FILLINGER M F，MATSUMURA J S，et al. Identifying and grading factors that modify the outcome of endovascular aortic aneurysm repair [J]. J Vasc Surg，2002，35（5）：1061-1066.

[2] MARONE E M，FREYRIE A，RUOTOLO C，et al. Expert opinion on hostile neck definition in endovascular treatment of abdominal aortic aneurysms（a delphi consensus）[J]. Annals of vascular surgery，2020，62：173-182.

［3］PITOULIAS G A，VALDIVIA A R，HAHTAPORNSAWAN S，et al. Conical neck is strongly associated with proximal failure in standard endovascular aneurysm repair［J］. Journal of vascular surgery，2017，66（6）：1686-1695.

［4］ZHOU M，WANG Y，DING Y，et al. Prognostic nomogram for patients with hostile neck anatomy after endovascular abdominal aortic aneurysm repair［J］. Ann Vasc Surg，2019，56：132-138.

［5］WANHAINEN A，VERZINI F，VAN HERZEELE I，et al. Editor's choice—European Society for Vascular Surgery（ESVS）2019 clinical practice guidelines on the management of abdominal aorto-iliac artery aneurysms［J］. European journal of vascular and endovascular surgery：the official journal of the European Society for Vascular Surgery，2019，57（1）：8-93.

［6］SHUTZE W，SUOMINEN V，JORDAN W，et al. The incidence and effect of noncylindrical neck morphology on outcomes after endovascular aortic aneurysm repair in the Global Registry for Endovascular Aortic Treatment［J］. J Vasc Surg，2018，68（6）：1714-1724.

［7］MORIKAGE N，MIZOGUCHI T，TAKEUCHI Y，et al. Chimney endovascular aneurysm repair using endurant stent-Grafts with bare balloon-expandable stents for patients with juxtarenal aortic aneurysms［J］. J Endovasc Ther，2019，26（3）：350-358.

## 病例七

# 梯形瘤颈腹主动脉瘤腔内修复
# 术中Ⅰ型内漏处理

## 一、病例摘要

患者，男性，63岁。主因"体检发现腹主动脉瘤入院，无明显腹痛、腰痛等症状"入院。

既往史：高血压病史40余年，目前口服非洛地平、富马酸比索洛尔、缬沙坦降压治疗，血压最高145/79mmHg，10余年前因左侧胫腓骨骨折手术治疗。

查体：腹部偏右可触及搏动性包块，直径约5cm，无压痛，全腹部无反跳痛、肌紧张。双侧肱动脉、桡动脉搏动良好，双侧股动脉、腘动脉、足背动脉、胫后动脉搏动良好。

辅助检查：CTA示腹主动脉瘤及两侧髂总动脉瘤，最宽处约5cm，左侧肾动脉起始处管腔重度狭窄，左侧髂内动脉起始处重度狭窄（图7-1，图7-2）。

入院诊断：腹主动脉瘤，双侧髂总动脉瘤，左侧肾动脉狭窄，高血压病（2级，高危），冠状动脉粥样硬化性心脏病，左侧胫腓骨钢板植入术后。

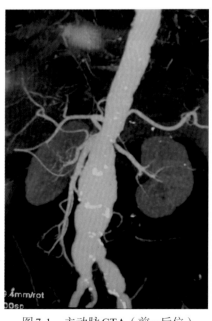 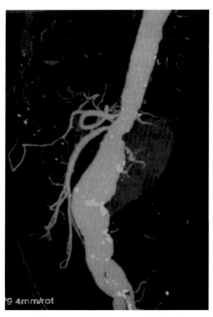

图7-1 主动脉CTA（前-后位）　　　　图7-2 主动脉CTA（侧位）

## 二、术前检查

1. 术前完善常规检查　心肺功能评估，外周血管评估，并对可能存在的合并症进行相应检查和会诊，对异常结果及时分析、处理。

（1）一般实验室检查：完善血常规、血型、肝肾功能、血脂、输血八项、凝血功能、尿常规、便常规等常规化验。

血型：ABO B型，RhD阳性。

全血细胞分析：WBC $6.50×10^9$/L，NEUT% 64.3%，HGB 143g/L，HCT 43.8%，PLT $190×10^9$/L。

肝肾功能＋血脂：$K^+$ 4.5mmol/L，$Na^+$ 138mmol/L，$Ca^{2+}$ 2.23mmol/L，Cr（E）110μmol/L，ALT 18U/L，Alb 37g/L，TC 3.40mmol/L，TG 1.81mmol/L，HDL-C 0.66mmol/L，LDL-C 1.91mmol/L。

输血八项：均为阴性。

凝血功能：PT 11.3秒，APTT 25.6秒，D-dimer 1.51mg/L FEU。

便常规＋隐血：WBC阴性，OB阴性。

尿常规：WBC阴性，BLD阴性。

（2）肺功能评估

动脉血气分析：pH 7.39，$PCO_2$ 44mmHg，$PO_2$ 84mmHg，$SO_2$ 95.4%。

肺部CT：右肺多发微结节，建议随诊复查；左肺下叶钙化灶；左肺上叶舌段斑片条索影；两肺门及纵隔多发淋巴结，部分伴钙化；冠状动脉管壁钙化；双侧胸膜增厚。

（3）心脏情况评估

心肌酶谱：CK 104U/L，CK-MB-mass 0.7μg/L，cTnI＜0.017μg/L，NT-proBNP 73pg/ml。

12导联心电图：未见明显异常。

超声心动图：左心房增大轻度，二尖瓣关闭不全，主动脉窦部增宽，主动脉瓣退行性变，轻度主动脉瓣关闭不全，左心室舒张功能减低（Ⅰ级）。

（4）周围血管评估

颈动脉、椎动脉彩色多普勒超声：双侧颈动脉粥样硬化伴斑块形成，右侧椎动脉阻力增高。

锁骨下动脉彩色多普勒超声：双侧锁骨下动脉未见明显异常。

上肢动脉彩色多普勒超声：双上肢动脉未见明显异常。

下肢动脉彩色多普勒超声：双下肢动脉粥样硬化伴斑块形成。

肾动脉彩色多普勒超声：左侧肾动脉起始处流速增高，不除外狭窄，双侧肾动脉阻力增高。

下肢深静脉彩色多普勒超声：双下肢深静脉未见明显血栓。

2. 异常检查结果提示　左侧肾动脉狭窄，合并血压升高，术中造影，必要时可同期处理。

### 三、术前准备

1. 术前基础治疗

（1）严格监测、控制血压。

（2）避免剧烈活动、咳嗽、便秘增加腹压的情况。

（3）使用阿司匹林、他汀类药物，加强冠心病二级预防，预防围术期心脏不良事件。

2. 术前一般准备　完善术前检查，严格监测、控制血压，术前麻醉科常规会诊，沟通麻醉、手术配合等事宜。术前禁食、禁水12小时，双侧腹股沟区、会阴、左上肢备皮，备异体红细胞2U、血浆400ml，术前适当补液、水化，术前0.5小时给予预防性抗生素。

3. 手术专项准备——测量、规划　术前精确测量动脉瘤及入路各项解剖参数，包括瘤颈、动脉瘤、髂总动脉、髂外动脉、髂内动脉、股总动脉等部位，测量时尤其注意近、远端锚定区情况，近端为"梯形"瘤颈，远端右侧髂总动脉长度较短，且为倒锥形，存在锚定困难风险，需合理规划锚定区，精确制订手术计划，并预估使用支架参数，术前备齐可能所需支架型号及其他器械。测量结果如图7-3所示。

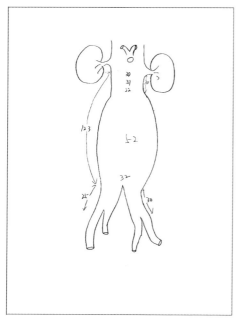

图7-3　术前测量结果

### 四、术前科室查房讨论

1. 医疗方面　患者腹主动脉瘤诊断基本明确，直径约5cm，合并双侧髂总动脉瘤，结合中国人身材、体型、血管解剖特点，考虑直径相对较大，存在破裂风险，手术指征存在。治疗方面因既往冠心病、高血压等病史，开放手术风险高，首选腔内微创治疗。该患者主要治疗难点在近远端锚定区。近端为梯形瘤颈，存在锚定困难、内漏等风险，需做好 Ia型内漏处理准备，包括栓塞、延长接驳直筒型支架（配合"开窗"技术）等。其远端右侧髂总动脉成瘤且为倒锥形，直径在较短距离内变化较大，髂腿直径选择有一定困难，存在 Ib型内漏风险，必要时需接驳髂腿至髂外动脉。术前需精确测量、规划，并向患者及其家属充分交代内漏风险。

2. 护理方面

（1）术后持续心电监护、吸氧，密切监测生命体征变化。

（2）穿刺肢体制动，确保穿刺点压迫确切。

（3）定时观察穿刺点情况，包括有无出血、包块、瘀斑等。

（4）注意腹部症状、体征；注意下肢血供情况。

（5）注意有无心前区不适，胸闷、胸痛等症状。

如有异常发现，及时通知手术医师或值班医师。

## 五、手术过程

1. 患者仰卧位，麻醉成功后，双侧腹股沟常规消毒、铺巾。

2. 右侧腹股沟区逆行穿刺进入右侧股动脉，置入导管鞘，造影明确穿刺点位于右侧股总动脉；左侧腹股沟区逆行穿刺进入左侧股动脉，置入导管鞘，造影证实穿刺点位于左侧股总动脉；双侧股动脉均预埋两把缝合器，更换10F导管鞘（图7-4，图7-5）。

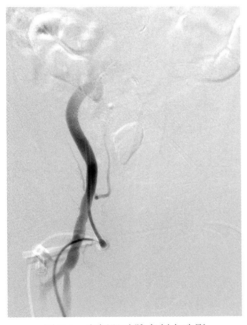 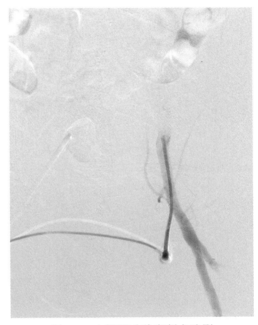

图7-4　右侧股动脉穿刺点造影　　　　图7-5　左侧股动脉穿刺点造影

3. 全身静脉肝素化。

4. 经左侧股动脉入路，导丝、导管配合上行，达$T_{12}$水平；右侧股动脉入路，导入金标猪尾导管；造影显示：腹主动脉瘤，双侧髂总动脉瘤，左侧肾动脉中度狭窄，近端瘤颈呈梯形（图7-6，图7-7）。

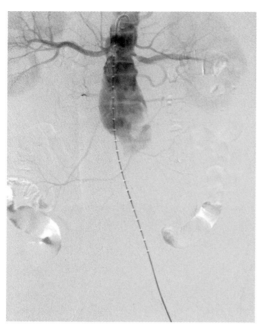

图7-6　腹主动脉近端造影

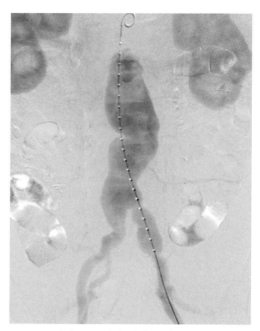

图7-7　腹主动脉远端造影

5．经左侧股动脉入路，引入超硬导丝，导入主动脉覆膜支架主体（36-16-145mm），精确定位支架近端于双侧肾动脉下方，释放主体支架至其分叉处（图7-8，图7-9）。

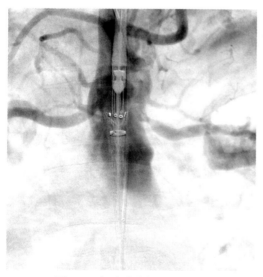

图7-8　主动脉支架近端定位

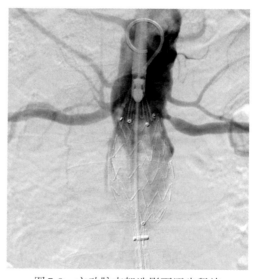

图7-9　主动脉支架造影下逐步释放

6．造影示近端可疑Ⅰa型内漏，经右侧股动脉入路，预留一根椎动脉导管于瘤腔内备用（图7-10，图7-11）。

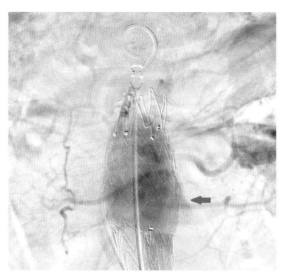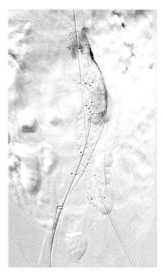

图7-10　主体支架近端释放后造影可疑Ⅰa型内漏　　　　图7-11　经右股动脉入路
于瘤腔内留置导管备栓塞用

7. 经右侧股动脉入路，导丝、导管配合，经覆膜支架短臂开口，选择进入覆膜支架内，引入超硬导丝；造影定位右侧髂总动脉分为右侧髂内、髂外动脉分叉处，测量、计算右侧髂腿长度，后导入右侧髂腿（16-20-124mm）（图7-12）。

8. 完全释放主动脉腹膜支架主体，造影定位左侧髂总动脉分叉，测量、计算左侧所需髂腿长度；随后向左侧髂总动脉内接驳髂腿（16-24-120mm），保留左侧髂内动脉（图7-13）。

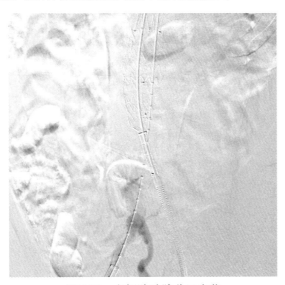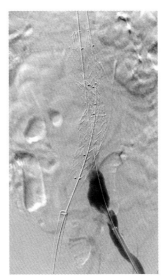

图7-12　右侧髂动脉分叉定位　　　　　　　图7-13　左侧髂总动脉
分叉定位

9. 经瘤腔留置的椎动脉导管，探查、定位近端内漏处（图7-14）；继之以顺应性大球囊扩张、贴附支架，近端，见内漏明显减轻（图7-15）。

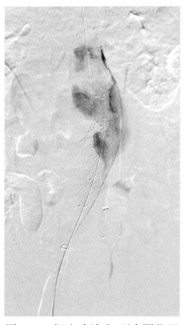 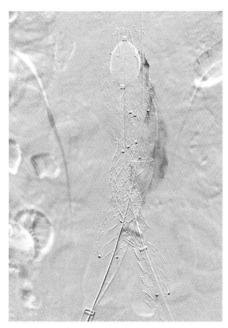

图 7-14　探查确认 Ⅰa 型内漏位置　　　　图 7-15　球囊贴附主体支架近端

10．造影见右侧髂支远端 Ⅰb 型内漏，继之向远端延长接驳髂腿（16-24-95mm），至右侧髂总动脉分叉处，保留右侧髂内动脉（图 7-16，图 7-17）。

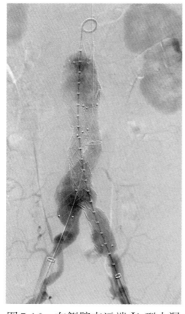 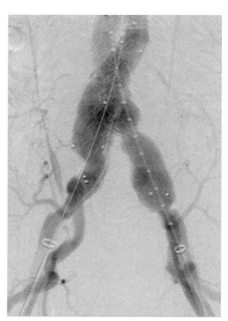

图 7-16　右侧髂支远端 Ⅰb 型内漏　　　　图 7-17　右侧延长接驳髂腿

11. 经瘤腔内留置的椎动脉导管，向之间近端Ⅰa型内漏处推入弹簧圈，栓塞支架与主动脉壁间残留缝隙（图7-18）。

12. 以CODA球囊扩张支架近端、双侧髂支远端以及支架各连接处，扩张完毕后造影：主动脉支架位置良好，肠系膜上动脉和双侧肾动脉、双侧髂内动脉均通畅，双侧髂支走行顺畅，未见明显成角，流速满意；未见明显内漏（图7-19）。

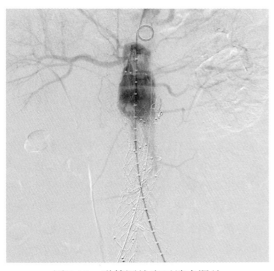

图7-18　弹簧圈栓塞近端内漏处

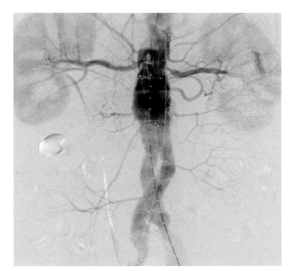

图7-19　术毕造影

13. 清点纱布、器械无误，撤出导丝、导管、血管鞘等，收紧穿刺点预埋缝线，局部外敷料，加压包扎。

14. 手术顺利，出血量少，清点器械、纱布无误，安返病房。

## 六、术后处理

密切观察生命体征、腹部症状与体征、双下肢动脉搏动、双侧股动脉穿刺点等情况。常规给予心电监护、氧气吸入24小时；双下肢制动，双侧腹股沟穿刺点加压包扎24小时。术后前3天常规检查血常规、肝肾功能、凝血功能、心肌酶谱等。术后继续给予抗血小板＋他汀类药物治疗，警惕心脏不良事件。监测血红蛋白、血小板、D-二聚体、纤维蛋白原，警惕内漏致DIC可能。

## 七、随访

术后定期随访动脉瘤情况，一般术后1个、3个、6个、12个月各随访1次，之后1年随访1次，目前患者仍在随访过程中。

## 八、病例术后点评及相关文献、指南解读

本例患者为1例典型的梯形瘤颈腹主动脉瘤（abdominal aortic aneurysm，AAA）患者，

同时远端右侧髂总动脉则呈倒锥形改变，给近、远端锚定带来了一定难度。我们行腹主动脉瘤腔内修复术（EVAR）过程中，发现支架植入后存在近端和远端锚定区内漏（Ⅰa型＋Ⅰb型）。对近端内漏（Ⅰa型），我们通过球囊贴附、弹簧圈栓塞；对远端内漏（Ⅰb型），我们则通过延长接驳髂支、球囊贴附的方式，均予以纠正。手术获得了满意的即刻效果，但远期效果仍需进一步随访。

腹主动脉瘤腔内修复术后内漏，是指EVAR术后支架外的瘤腔内仍然存在血流。通常可分为四型，Ⅰ型主要指支架近端（Ⅰa型）、远端（Ⅰb型）附着问题，或髂动脉封堵物封堵不严（Ⅰc型）引起的内漏；Ⅱ型主要指分支动脉血液反流引起的内漏；Ⅲ型主要指支架结构破坏或支架连接处问题导致的内漏；Ⅳ型是指EVAR术后30天内，由支架自身孔隙引起的内漏。此外，还有一种特殊情况，即EVAR术后瘤腔持续增大，但没有任何可见的内漏，称之为"内张力"（endotension）。Ⅰ型内漏通常较为危险，是导致EVAR术后AAA破裂的重要原因，通常需要尽快解决。

Ⅰ型内漏的发生原因很多，主要与动脉瘤解剖条件不良相关，支架尺寸选择偏小、支架释放后移位及术者手术技术等因素也有一定影响。Ⅰa型内漏临床更为常见，且处理难度更大。不良瘤颈（HPN）是Ⅰa型内漏重要的解剖学原因。近端瘤颈直径过大，也会明显增加Ⅰa型内漏的发生率，如瘤颈直径≥30mm可使其发生率增加3倍。梯形瘤颈亦被发现是导致近端锚定失败的显著危险因素。扭曲瘤颈则被发现与远期Ⅰa型内漏发生相关。荟萃分析同样提示，不良瘤颈会明显增加30天内Ⅰ型内漏（OR为2.92，95% CI：1.61～5.30；$P < 0.001$）和远期Ⅰ型内漏的发生率（OR 1.71，95% CI：1.31～2.23；$P < 0.0001$）。

对于Ⅰa型内漏的预防，也可以在一定程度上归结为不良瘤颈的应对。EVAR的原则首先仍在于对指征的严格把握，通过术前的精确评估，结合自身的技术经验，对明显不适合EVAR的病例建议必要时考虑开放手术。对于存在一定技术难度的病例，目前腔内解决方案很多，常见的包括"烟囱"技术、"开窗"技术、"潜望镜"技术以及杂交手术等。一些新式支架、辅助器材亦有一定价值，包括定制支架、腔内锚定装置等。腔内锚定装置已被证实能够有效地预防和补救Ⅰa型内漏。为应对不良瘤颈，新近研发和上市的多种新式支架也具有一定的理论和实际效果。

关于EVAR相关Ⅰ型内漏的处理，在支架大小合适、支架没有移位和锚定区正常的情况下，可使用球囊扩张、植入裸支架、使用血管内锚定器等方式使支架更好地贴附。但在多数情况下，Ⅰ型内漏需通过延长锚定区解决，可能需要通过接驳主动脉支架延长段（CUFF），必要时辅以"开窗""烟囱"等技术解决。Doumenc等通过总结既往59例EVAR术后Ⅰa型内漏患者的治疗经验，发现开窗技术和开放手术均获得了较为满意的效果，在经验丰富的临床中心，均是可以考虑的处理方法。

总之，不良瘤颈AAA患者行EVAR术后Ⅰa型内漏并不少见，术前需严格把握EVAR的手术指征，充分发掘现有技术和器材的潜力，并对各种可能发生的异常情况做好应对预案。新式支架、器材的研发和普及有望进一步降低Ⅰa型内漏的发生率和拓宽EVAR的手术指征。

参 考 文 献

［1］ WANHAINEN A，VERZINI F，VAN HERZEELE I，et al. Editor's choice—European Society for Vascular Surgery（ESVS）2019 clinical practice guidelines on the management of abdominal aorto-iliac artery aneurysms［J］. European journal of vascular and endovascular surgery：the official journal of the European Society for Vascular Surgery，2019，57（1）：8－93.

［2］ SCHLÖSSER FJ，GUSBERG RJ，DARDIK A，et al. Aneurysm rupture after EVAR：can the ultimate failure be predicted?［J］Eur J Vasc Endovasc Surg，2009，37（1）：15－22.

［3］ OLIVEIRA NFG，GONÇALVES FB，ULTEE K，et al. Patients with large neck diameter have a higher risk of type IA endoleaks and aneurysm rupture after standard endovascular aneurysm repair［J］. Journal of vascular surgery，2019，69（3）：783－791.

［4］ PITOULIAS GA，VALDIVIA AR，HAHTAPORNSAWAN S，et al. Conical neck is strongly associated with proximal failure in standard endovascular aneurysm repair［J］. Journal of vascular surgery，2017，66（6）：1686－1695.

［5］ OLIVEIRA NFG，GONÇALVES FB，HOEKS SE，et al. Long-term outcomes of standard endovascular aneurysm repair in patients with severe neck angulation［J］. Journal of vascular surgery，2018，68（6）：1725－1735.

［6］ STATHER PW，WILD JB，SAYERS RD，et al. Endovascular aortic aneurysm repair in patients with hostile neck anatomy［J］. Journal of endovascular therapy：an official journal of the International Society of Endovascular Specialists，2013，20（5）：623－637.

［7］ TANEVA GT，LEE JT，TRAN K，et al. Long-term chimney/snorkel endovascular aortic aneurysm repair experience for complex abdominal aortic pathologies within the PERICLES registry［J］. J Vasc Surg，2020.

［8］ NAVARRO TP，BERNARDES RDC，PROCOPIO RJ，et al. Treatment of hostile proximal necks during endovascular aneurysm repair［J］. Aorta（Stamford，Conn.），2014，2（1）：28－36.

［9］ VALDIVIA AR，CHAUDHURI A，MILNER R，et al. Endovascular aortic repair with EndoAnchors demonstrate good mid-term outcomes in physician-initiated multicenter analysis-The PERU registry［J］. Vascular，2021：1708538121992596.

［10］ KASPRZAK PM，PFISTER K，KUCZMIK W，et al. Novel technique for the treatment of type I a endoleak after endovascular abdominal aortic aneurysm repair［J］. J Endovasc Ther，2021：15266028211010469.

［11］ DOUMENC B，MESNARD T，PATTERSON BO，et al. Management of type Ia endoleak after EVAR by explantation or custom made fenestrated endovascular aortic aneurysm repair［J］. Eur J Vasc Endovasc Surg，2021，61（4）：571－578.

# 病例八

# 扭曲瘤颈腹主动脉瘤腔内修复

## 一、病例摘要

患者，男性，69岁。主因"体检发现腹主动脉瘤3天"入院。

现病史：3天前患者至当地医院体检时，B超示腹主动脉（肾动脉水平）管腔瘤样扩张，前后径宽约5cm，并附壁血栓形成，腹主动脉粥样硬化伴多发斑块形成。无腹痛、腰痛、发热等其他不适。

既往史：高血压30年，血压最高180/100mmHg，口服氨氯地平，每天1次，血压控制在130/80mmHg左右；30年前因右侧腘窝肿物行腘窝肿物切除术；颈椎病5年，未治疗；3年前脑梗死，行输液治疗（具体不详）后好转，未遗留后遗症。

查体：腹部平坦，未见局部隆起，腹部略偏右可触及5cm×10cm搏动性包块，无压痛，听诊可闻及明显杂音。右侧腹股沟见可复性包块，还纳后按压腹股沟管内环口不再出现；指按压外环口，咳嗽时有冲击感。

辅助检查：CTA示腹主动脉、双侧髂动脉多发动脉粥样硬化斑块，腹主动脉下段双侧肾动脉水平下方呈瘤样扩张，病变累及腹主动脉分叉，长度约为7.4cm，病变部位最宽处管腔内径约为5.5cm，病变内壁可见弧形低密度影；双侧髂总动脉近全程呈瘤样扩张，病变部位最宽处管腔内径约为2.2cm（左）、2.4cm（右）（图8-1～图8-3）。

入院诊断：腹主动脉瘤，双髂总动脉瘤，右侧腘窝囊肿切除术后，高血压病（3级，极高危），陈旧性脑梗死，颈椎病，右侧腹股沟斜疝。

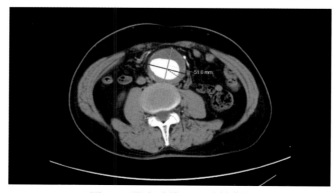

图8-1　腹主动脉CTA（轴位）

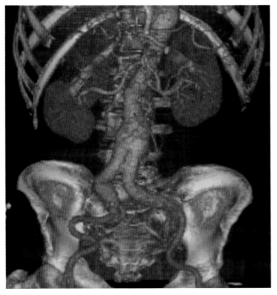
图8-2　腹主动脉CTA（重建－正位）

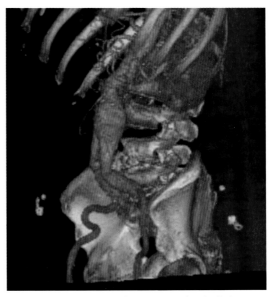
图8-3　腹主动脉CTA（重建－侧位）

## 二、术前检查

1. 术前完善常规检查

（1）一般实验室检查：血型、全血细胞分析、肝肾功能、血脂、凝血功能、输血八项、尿常规、便常规＋隐血等常规实验室检查；检查结果均未见明显异常。

（2）肺部情况评估：胸部CT示双侧胸廓对称；双肺纹理略增厚；双下肺可见胸膜下小叶间隔增厚，呈细网格样改变；右肺上叶前段可见类圆形薄壁空腔；气管支气管通畅，两肺门可见多发钙化灶，纵隔内可见多发小淋巴结影。

（3）心脏情况评估：心肌酶谱、12导联心电图、超声心动图均未见明显异常。

（4）周围血管评估：外周动脉超声未见明显异常。

2. 异常检查结果提示　常规检查结果未见显著异常。

## 三、术前准备

1. 术前基础治疗

（1）患者既往高血压，严格监测、控制血压。

（2）嘱患者避免剧烈活动、用力排便等，警惕动脉瘤破裂风险。

2. 术前一般准备　入院后完善术前检查，严格监测、控制血压，术前麻醉科会诊。术前禁食、禁水12小时，双侧腹股沟区及会阴备皮，备异体红细胞2U、血浆400ml，术前适当补液、水化，术前0.5小时给予预防性抗生素。

3. 手术专项准备——测量、规划　术前精确测量动脉瘤及入路各项解剖参数，包括瘤颈、动脉瘤、髂总动脉、髂外动脉、股动脉、髂内动脉等部位，精确制订手术计划，并预估

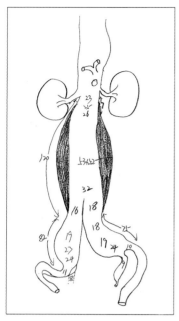

图8-4　术前测量结果

使用支架参数，术前备齐可能支架型号及其他所需器械。测量结果如图8-4所示。

### 四、术前科室查房讨论

1. 医疗方面　患者无明显腹痛症状，但动脉瘤直径达5.5cm，手术指征明确，可考虑行腹主动脉瘤腔内隔绝术。患者近端瘤颈足够长，但近端瘤颈较为迂曲，右侧入路髂动脉较为迂曲，需警惕支架打折、短缩、内漏等风险。术中仔细造影评估，精确定位支架近端。

2. 护理方面

（1）术后持续心电监护、吸氧，密切监测生命体征变化。

（2）穿刺点加压包扎，保证穿刺点压迫可靠。

（3）密切观察穿刺点情况，包括有无出血、血肿、瘀斑等。

（4）密切观察下肢血供，足背动脉搏动等情况。

如有异常发现，及时通知手术医师或值班医师。

### 五、手术过程

1. 患者取仰卧位，全麻成功后，双侧腹股沟区常规消毒、铺无菌单。

2. 穿刺双侧股动脉，置8F血管鞘；造影明确穿刺点位于股总动脉；两侧分别预置缝合器，置换10F血管鞘（图8-5，图8-6）。

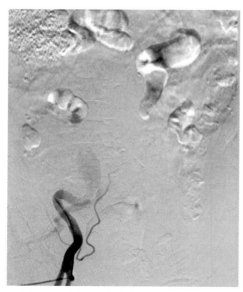

图8-5　右侧股总动脉分叉穿刺点造影

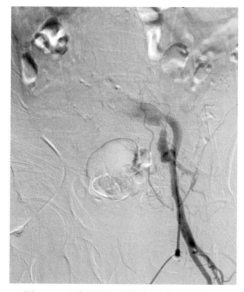

图8-6　左侧股总动脉分叉穿刺点造影

3. 静脉全身肝素化。

4. 导丝及猪尾导管配合进入腹主动脉，造影评估动脉瘤形态并明确主要分支（双侧肾动脉、肠系膜上动脉）开口位置。造影提示动脉瘤瘤颈扭曲较重，长度约5cm，双侧髂总动脉瘤及左侧髂内动脉瘤，右侧髂动脉严重扭曲（图8-7～图8-9）。

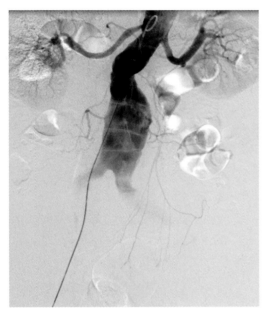
图8-7　腹主动脉正位近端造影

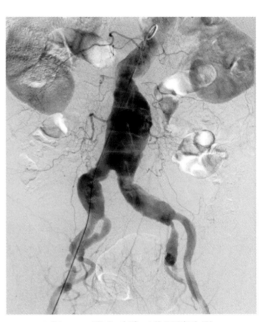
图8-8　腹主动脉正位远端造影

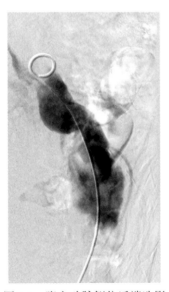
图8-9　腹主动脉侧位近端造影

5. 置换超硬导丝后，经左侧股动脉导入腹主动脉覆膜支架主体（28-16-170mm），支架短臂朝向右侧髂总动脉，长臂位于左侧髂总动脉（图8-10）。

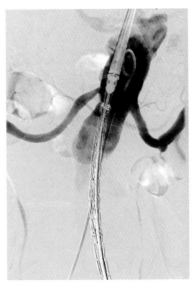

图8-10 主体支架近端定位

6. 通过右侧股动脉入路置入导丝及椎动脉导管，将导丝选入主体支架的短臂内；造影明确右侧髂总动脉分叉，测量、估算右侧髂腿长度；依次衔接髂腿覆膜支架2枚（16-16-95mm，16-24-95mm），支架远端延续至右侧髂总动脉分叉上方（图8-11～图8-13）。

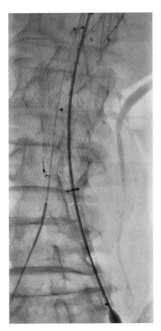
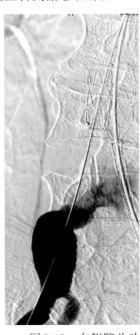
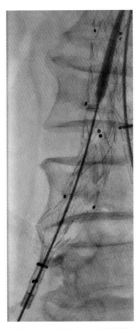

图8-11 选择进入主体支架短臂　　图8-12 右侧髂总动脉分叉造影定位　　图8-13 接驳右侧髂腿

7. 完全释放主体支架长臂，造影定位左侧髂总动脉分叉；通过左侧入路导入左侧髂腿覆膜支架（16-28-95mm），支架远端位于左侧髂总动脉分叉上方（图8-14）。

8. 使用大动脉球囊扩张支架近远端以及支架各连接处（图8-15）。扩张完毕后造影：主体与左侧髂腿支架连接处因原自体血管扭曲成角严重，左侧髂腿血流受限（图8-16）。

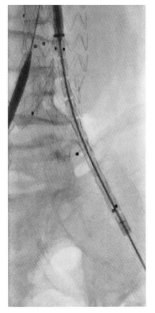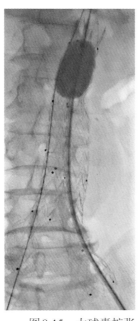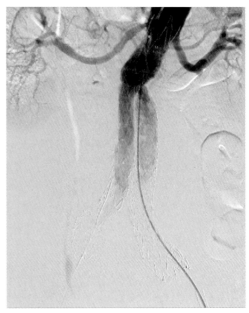

图8-14　接驳左侧髂腿　　　　图8-15　大球囊扩张　　　　图8-16　左侧髂支开口成角、狭窄
贴附支架

9. 尝试使用顺应性球囊、非顺应性球囊（8-40mm）扩张成角、狭窄处，扩张后无明显改善（图8-17，图8-18）。

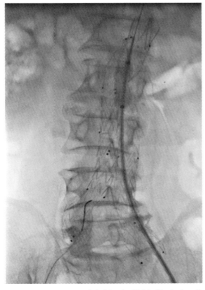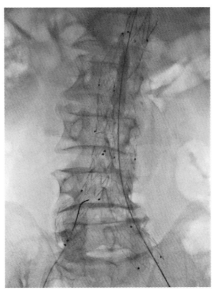

图8-17　顺应性球囊扩张支架成　　　图8-18　非顺应性球囊扩张支架成
角、狭窄处　　　　　　　　　　　角、狭窄处

10. 通过左侧入路再次导入覆膜支架（16-16-120mm），支架顶端位于左侧髂腿成角处上方1cm，加强内部支撑（图8-19）。

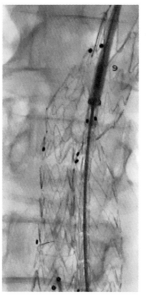

图8-19　内部导入髂腿覆膜支架支撑

11. 复查造影提示左侧髂腿血流速度明显改善，主动脉支架位置良好，肠系膜上动脉和双侧肾动脉、双侧髂动脉均通畅，未见明显内漏。左侧髂内动脉瘤直径较小，未予处理，随访观察（图8-20，图8-21）。

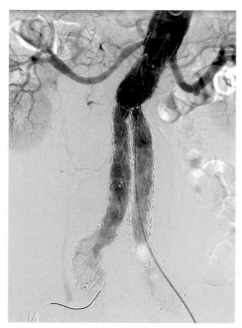

图8-20　术毕支架近端造影

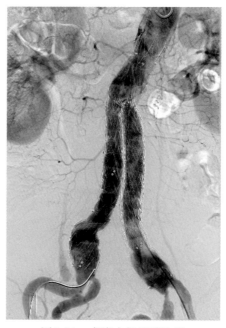

图8-21　术毕支架远端造影

12. 清点纱布、器械无误，撤去导丝、导管、血管鞘，收紧缝合器缝线缝合双侧股动脉穿刺点，加压包扎。

13. 手术过程较为顺利，出血不多，麻醉满意；查体双侧足背动脉搏动可及，腹部包块搏动性明显减弱；术毕安返病房。

## 六、术后处理

密切观察生命体征、腹部体征、穿刺点、下肢（尤其是左侧）动脉搏动情况，予心电监护、氧气吸入24小时，卧床制动、穿刺点加压包扎24小时。术后第1天常规检查血常规、肝肾功能、凝血功能、心肌酶谱等。24小时后下地活动，并逐步恢复日常生活。术后第1天起给予恢复阿司匹林抗血小板治疗，警惕髂支血栓形成、闭塞等。

## 七、随访

术后定期随访动脉瘤情况，一般术后1个、3个、6个、12个月各随访1次，之后1年随访1次，图8-22～图8-24为术后1年复查CTA结果，未见内漏、髂支闭塞等并发症。

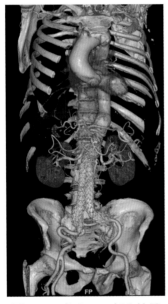
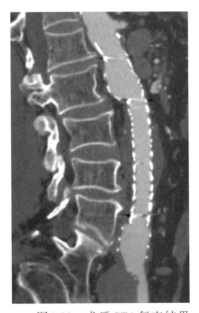
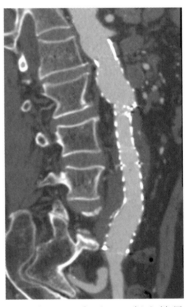

图8-22 术后CTA复查结果　　　　图8-23 术后CTA复查结果　　　　图8-24 术后CTA复查结果
　　　　　　　　　　　　　　　　　　（左侧髂支）　　　　　　　　　　　（右侧髂支）

## 八、病例术后点评及相关文献、指南解读

本例患者是1例瘤颈扭曲的腹主动脉瘤（abdominal aortic aneurysm，AAA）患者，腹主动脉瘤腔内修复术（EVAR）过程中，因近端瘤颈扭曲导致支架成角、狭窄，继发血流受限，术中造影及时发现，最终通过内衬支架的方式，加强内部支撑力得以解决，远期随访效果良

好。接下来我们将通过相关文献解读，进一步探讨瘤颈扭曲相关问题。

腹主动脉解剖条件是 EVAR 能够顺利实施的前提，术前需要对患者腹主动脉解剖条件进行系统评估。近端瘤颈条件不良是 EVAR 的主要难点之一，也是临床研究的热点。瘤颈成角分为肾上瘤颈成角（$\alpha$ 角）和肾下瘤颈成角（$\beta$ 角）。一般情况下，瘤颈成角 $>60°$ 被认为是不良瘤颈的阈值。目前市售主要支架均对瘤颈成角情况具有一定要求，如 Endurant（$\alpha \leq 45°$，$\beta \leq 60°$；瘤颈长度 $\geq 15mm$ 时，角度要求可适当放宽）、Excluder（$\beta \leq 60°$）、Zenith（$\alpha < 45°$，$\beta \leq 60°$），超适应证使用存在增加手术并发症及失败概率的风险。

显而易见，瘤颈严重成角会增加 EVAR 的难度，并可直接对治疗效果产生不良影响。荟萃分析提示，包含瘤颈严重成角在内的不良瘤颈与 Ia 型内漏发生风险明显相关。Albertini 等发现瘤颈成角会明显增加支架近端移位和近端内漏的风险。Oliveira 等发现，肾上或肾下严重瘤颈成角可明显增加远期 Ia 型内漏的发生率。Mathlouthi 等则专门研究了肾上瘤颈成角的影响，发现 $\alpha$ 角与 EVAR 术后不良事件明显相关，包括 Ia 型内漏发生率增高、一期临床成功率降低及术后 30 天死亡率增加等。因此对瘤颈成角严重的患者，需严格把握 EVAR 的手术指征，同时需加强术后随访，以及时发现可能的并发症。

本例患者较为特殊，其近端瘤颈长度足够长，锚定区足够；但瘤颈扭曲较重，扭曲部位恰巧位于主体支架髂支分出部位。主体支架植入后，因局部扭曲且自身主动脉直径相对较细，造成了左侧髂支开口附近受压、狭窄，进而血流受限。术者在术前已预计到局部成角问题，且支架植入前采用多角度造影进一步明确，对支架植入术后可能出现的问题有了一定预估。支架植入后及时发现了髂支受压问题，通过植入支架的方式，加强支撑得以解决。对于瘤颈严重成角患者，术前进行精确评估，术中多角度造影是很有必要的；在瘤颈扭曲且长度较短的患者中，为保证近端锚定确实，这一点尤为重要。

总之，扭曲瘤颈是不良瘤颈的一种，可造成 EVAR 近端锚定失败，支架成角等并发症，术前精确测量和评估，针对性选择腔内器材，术中多角度造影确认，对保证手术成功率具有重要意义。

参 考 文 献

［1］CHAIKOF E L，FILLINGER M F，MATSUMURA J S，et al. Identifying and grading factors that modify the outcome of endovascular aortic aneurysm repair［J］. J Vasc Surg，2002，35（5）：1061-1066.

［2］MARONE E M，FREYRIE A，RUOTOLO C，et al. Expert opinion on hostile neck definition in endovascular treatment of abdominal aortic aneurysms（a delphi consensus）［J］. Annals of vascular surgery，2020，62：173-182.

［3］WANHAINEN A，VERZINI F，VAN HERZEELE I，et al. Editor's choice—European Society for Vascular Surgery（ESVS）2019 clinical practice guidelines on the management of abdominal aorto-iliac artery aneurysms［J］. European journal of vascular and endovascular surgery：the official journal of the European Society for Vascular Surgery，2019，57（1）：8-57.

［4］STATHER P W，WILD J B，SAYERS R D，et al. Endovascular aortic aneurysm repair in patients with hostile neck anatomy［J］. Journal of endovascular therapy：an official journal of the International Society of

Endovascular Specialists，2013，20（5）：623-637.

［5］ALBERTINI J，KALLIAFAS S，TRAVIS S，et al. Anatomical risk factors for proximal perigraft endoleak and graft migration following endovascular repair of abdominal aortic aneurysms［J］. Eur J Vasc Endovasc Surg，2000，19（3）：308-312.

［6］OLIVEIRA N F G，GONÇALVES F B，HOEKS S E，et al. Long-term outcomes of standard endovascular aneurysm repair in patients with severe neck angulation［J］. J Vasc Surg，2018，68（6）：1725-1735.

［7］MATHLOUTHI A，LOCHAM S，DAKOUR-ARIDI H，et al. Impact of suprarenal neck angulation on endovascular aneurysm repair outcomes［J］. J Vasc Surg，2020，71（6）：1900-1906.

［8］SMITH T，QUENCER K B. Best Practice Guidelines：Imaging surveillance after endovascular aneurysm repair［J］. American journal of roentgenology，2020，214（5）：1165-1174.

# 髂动脉迂曲腹主动脉瘤腔内修复

## 一、病例摘要

患者，男性，71岁。主因"检查偶然发现腹主动脉瘤1月余"入院。

现病史：患者1个多月前外院住院，查腹部CT检查提示腹主动脉瘤，遂完善腹主动脉CTA示腹主动脉下段局部增宽，最宽约6cm，腹主动脉下段及右侧髂总动脉附壁见环形低密度影，长度约14cm。患者否认腹胀、恶心、呕吐、腹痛、腹泻、便血、发热、腰背痛等症状。

既往史：平素身体健康状况一般，诊断高血压10余年，血压最高190/110mmHg，口服非洛地平、替米沙坦控制一般；1个多月前因前列腺增生行前列腺电切术；30余年前腰部外伤后诊断腰椎间盘突出，近2个月出现左下肢发麻、无力，外院腰椎MRI示第2骶椎（$S_2$）水平椎管囊肿、第4至第5腰椎（$L_{4\sim5}$）及第5腰椎至第1骶椎（$L_5 \sim S_1$）腰椎间盘突出；50余年前患急性肝炎，具体不详；30余年前因便血曾输血治疗。否认冠心病、糖尿病等慢性病史，否认传染病史，否认药物、食物过敏史。有长期大量吸烟史。

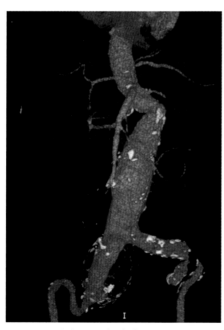

图9-1 主动脉CTA

查体：于脐周可触及一搏动性包块，大小约6cm×5cm，无明显压痛。

辅助检查：CTA示腹主动脉、髂动脉多发粥样硬化斑块，腹主动脉瘤，右侧髂总动脉瘤，伴附壁血栓形成（图9-1 ～ 图9-3）。

入院诊断：腹主动脉瘤，高血压病，前列腺增生，腰椎管狭窄症。

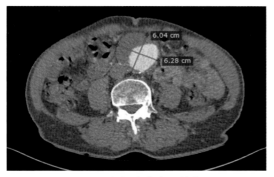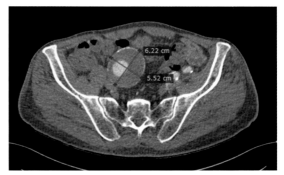

图 9-2　腹主动脉瘤（轴位）　　　　　图 9-3　右侧髂总动脉瘤（轴位）

## 二、术前检查

1. 术前完善常规检查

（1）一般实验室检查

血型：ABO O 型，RhD 阳性。

全血细胞分析：WBC 11.21×10$^9$/L，NEUT% 75.0%，HGB 123g/L，HCT 36.5%，PLT 106×10$^9$/L。

肝肾功能＋血脂：K$^+$ 4.2mmol/L，Na$^+$ 141mmol/L，Ca$^{2+}$ 2.13mmol/L，Cr（E）95μmol/L，ALT 16U/L，Alb 37g/L，TBil 15.2μmol/L，DBil 4.5μmol/L，AST 20U/L，TC 3.60mmol/L，TG 0.92mmol/L，LDL-C 2.30mmol/L。

凝血功能：PT 12.8秒，APTT 32.8秒，D-dimer 13.80mg/L FEU。

输血八项：HBcAb 阳性，HBeAb 阳性，HBsAb 阳性，其余为阴性。

便常规＋隐血：WBC 0/HPF，OB 阴性。

尿常规：pH 6.0，WBC 500个/μl，BLD 25个/μl。

（2）肺部情况评估

动脉血气分析：pH 7.42，PCO$_2$ 37mmHg，PO$_2$ 70mmHg，SO$_2$ 94.3%。

胸部CT平扫：左肺下叶背段结节，建议随诊；右肺多发微小结节，建议随访；右肺上叶后段多发钙化灶伴条索影，陈旧性结核灶可能；左肺下叶钙化灶；左肺门及纵隔多发钙化灶；主动脉增宽，管壁多发钙化，腹主动脉瘤样扩张，伴附壁血栓可能；右侧胸膜局部增厚；左肾结石可能；余胸部CT平扫（含上腹）未见明显异常。

（3）心脏情况评估

心肌酶谱：CK 161U/L，CK-MB-mass 2.9μg/L，cTnI＜0.017μg/L，NT-proBNP 163pg/ml。

12导联心电图：窦性心动过缓，轻度ST-T改变。

超声心动图：升主动脉、主动脉窦部增宽，左心房增大，主动脉瓣退行性变，轻度主动脉瓣关闭不全，左心室松弛功能减低。

（4）周围血管评估

下肢动脉彩色多普勒超声：双下肢动脉粥样硬化伴斑块形成，右侧股总动脉远端管径扩张。

颈动脉、椎动脉彩色多普勒超声：双侧颈动脉粥样硬化伴斑块形成。

上肢动脉彩色多普勒超声：右侧锁骨下动脉粥样硬化伴斑块形成，右侧尺、桡动脉及左侧尺动脉阻力减低。

髂动脉彩色多普勒超声：双侧髂动脉粥样硬化伴斑块形成，右侧髂动脉动脉瘤。

肾动脉彩色多普勒超声：双侧肾动脉未见明显异常。

下肢深静脉彩色多普勒超声：双下肢深静脉未见明显血栓。

2. 异常检查结果提示

（1）外周动脉广泛动脉粥样硬化，但大、中动脉无明显狭窄。

（2）动脉血气分析提示：$PO_2$ 70mmHg，$SO_2$ 94.3%，偏低。

（3）尿白细胞、红细胞阳性。

## 三、术前准备

1. 术前基础治疗

（1）患者既往高血压，严格监测、控制血压。

（2）广泛动脉粥样硬化，予他汀类药物控制血脂，并预防近远期心脑血管事件。

（3）动脉血氧分压偏低，既往长期大量吸烟史，予严格戒烟，雾化吸入，预防肺部并发症。

（4）前列腺增生，应用前列腺相关药物，尽量避免排尿费力，并预防术后拔除导尿管后排尿不畅。

（5）保持排便通畅，应用通便药，必要时灌肠，避免排便费力及继发腹压过高。

2. 术前一般准备　入院后完善术前检查，严格监测、控制血压，术前内科、麻醉科会诊。术前禁食、禁水12小时，双侧腹股沟区及会阴备皮，备异体红细胞2U、血浆400ml，口服降压药物至手术当天早晨，术前适当补液、水化，术前0.5小时给予预防性抗生素。

3. 手术专项准备——测量、规划　术前精确测量动脉瘤及入路各项解剖参数，包括瘤颈、动脉瘤、髂总动脉、髂外动脉、股动脉、髂内动脉等部位，精确制订手术计划，并预估使用支架参数，术前备齐可能所需支架型号及其他器械。测量结果如图9-4所示。

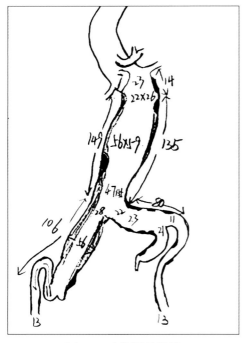

图9-4　术前测量结果

## 四、术前科室查房讨论

1. 医疗方面

（1）患者入路迂曲，尤其是右侧髂外动脉，连续两个严重成角，成角均＞270°，需警惕输送系统导入困难，入路损伤（破裂、夹层等），警惕支架髂支打折、成角、髂支闭塞等并发症。

（2）患者瘤颈较扭曲，需注意支架近端精确定位、释放问题，警惕Ⅰa型内漏可能。

（3）右侧髂总动脉巨大瘤，需覆盖、栓塞右侧髂内动脉，髂支需延长至右侧髂外动脉，而髂外动脉迂曲，有髂支闭塞风险。

2. 护理方面

（1）术后持续心电监护、吸氧，密切监测生命体征变化。

（2）约束双下肢，并宣教，保持穿刺处关节伸直、压迫状态。

（3）定时观察穿刺点情况，包括有无出血、包块、瘀斑等。

（4）定时观察下肢血供，足背动脉搏动等情况。

如有异常发现，及时通知手术医师或值班医师。

## 五、手术过程

1. 双侧股动脉入路，穿刺股总动脉，双侧均预埋两把缝合器，全身肝素化（肝素钠80IU/kg）。

2. 经右侧股动脉入路，导入金标猪尾导管，左侧导入普通猪尾导管，造影进一步测量具体参数（图9-5，图9-6）。

3. 经左侧股动脉入路，导丝、导管配合"翻山"进入右侧髂总动脉，造影评估右侧髂

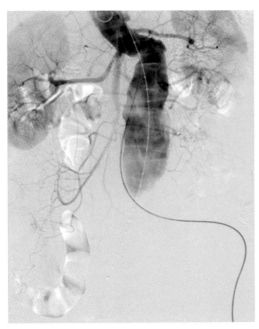

图9-5　主动脉近端造影

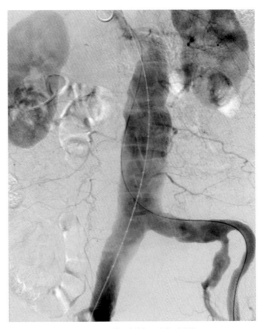

图9-6　主动脉远端造影

内动脉，尝试选择、栓塞右侧髂内动脉，因迂曲、扭转严重，同时右侧髂总动脉瘤内有大量附壁血栓，遂考虑放弃栓塞，予单纯覆盖（图9-7）。

4. 在猪尾导管保护下经右侧引入工作导丝（加硬导丝），因入路迂曲，导入阻力大，预

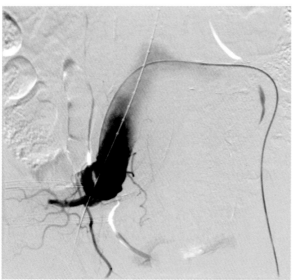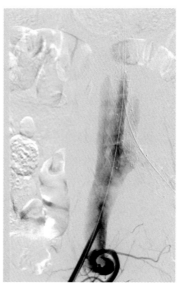

图 9-7 右侧髂内动脉造影

先将猪尾导管头端放置于较高位置，防止导丝突破迂曲段后暴力损伤近心端主动脉及分支（图 9-8）。

　　5. 经右侧股动脉入路导入支架主体，精确定位释放（图 9-9）；左侧股动脉入路导入左侧髂腿，接驳至左侧髂总动脉分叉处，保留左侧髂内动脉（图 9-10）。

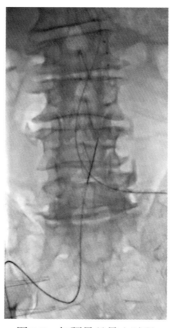

图 9-8 加硬导丝导入过程

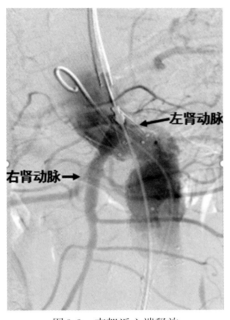

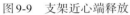

图9-9　支架近心端释放

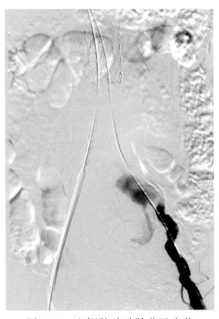

图9-10　左侧髂总动脉分叉定位

6. 完全释放覆膜支架主体的长臂，延长接驳髂腿至右侧髂外动脉，髂腿远端跨过髂动脉扭曲处，以大动脉球囊扩张支架各连接处，回撤加硬导丝，在无张力下复查造影，评估支架形态、分支动脉血供、内漏等情况（图9-11）。

7. 术毕收紧预埋缝线，触摸双侧股动脉搏动，发现右侧股动脉搏动减弱，再次造影

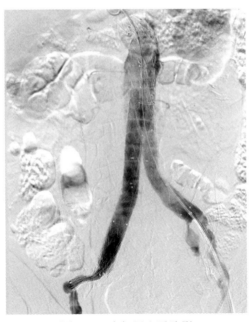

图9-11　支架置入后造影

示右侧髂支闭塞（图9-12），行球囊扩张＋裸支架植入术后，支架形态及管腔血流改善（图9-13，图9-14）。

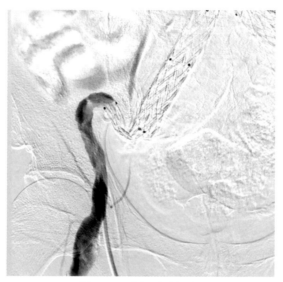

图9-12　右侧髂支闭塞

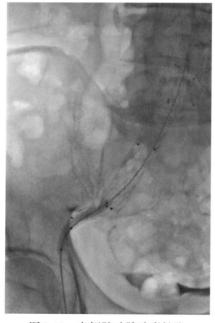

图9-13　右侧髂动脉球囊扩张

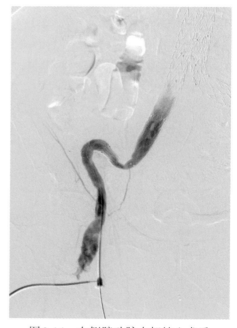

图9-14　右侧髂动脉支架植入术后

## 六、术后处理

密切观察生命体征、腹部体征、穿刺点、下肢动脉搏动情况，常规给予心电监护、氧气吸入24小时，卧床制动、穿刺点加压包扎24小时。术后第1天常规检查血常规、肝肾功能、凝血功能、心肌酶谱等。24小时后下地活动，避免剧烈活动，避免过度屈髋动作。给予阿司匹林100mg/次，每天1次抗血小板治疗。

## 七、随访

术后定期随访动脉瘤情况，一般术后1个、3个、6个、12个月各随访1次，之后1年随访1次，图9-15和图9-16为术后1个月复查CTA结果。

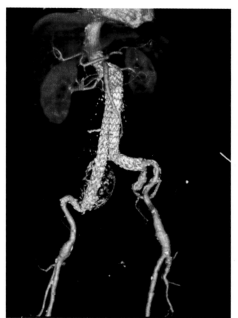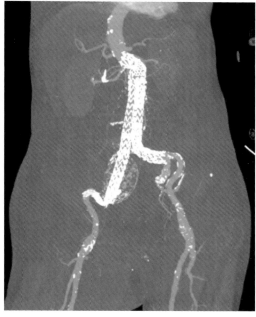

图9-15　术后CTA复查结果

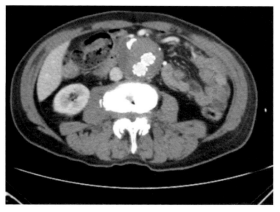

图9-16　术后CTA复查结果（轴位）

### 八、病例术后点评及相关文献、指南解读

本例患者是1例瘤颈相对困难，但入路严重迂曲的病例。困难首先在于工作导丝建立及输送系统导入方面。术者通过加硬导丝直接矫正解决了该问题，过程中需注意导管高位保护，预防导丝突破造成的副损伤。在支架释放后发生了髂支的打折和急性闭塞，主要原因为髂动脉的严重迂曲所致，后通过植入自膨式裸支架，纠正了髂支打折，开通髂支，成功实施了手术。对于入路困难相关问题，我们接下来将进一步加以讨论。

腹主动脉瘤腔内修复术已经成为腹主动脉瘤的首选治疗方法，但某些特殊情况下，腔内治疗可能存在一定困难。腹主动脉瘤合并困难入路，是临床常见的一种情况，在亚洲人群中更为突出。困难入路主要包括入路直径小或狭窄，入路严重钙化，尤其是环周钙化，以及入路的严重迂曲和成角等。困难入路一方面会增加手术的难度和复杂程度，另一方面会增加围术期和远期并发症的发生率，临床需高度重视。入路评估可参考美国血管外科学会（Society for Vascular Surgery，SVS）推荐的标准及相应改良方法。

在围术期，其可导致介入治疗失败、动脉夹层、动脉破裂、动脉血栓、支架移位、髂腿闭塞、内漏等并发症。手术过程中，在导丝、导管、输送系统通过时，需注意避免暴力操作，以免损伤入路动脉及分支动脉。输送系统上行时，需注意避免暴力操作，应轻柔、缓慢通过，并尽量在体外预先调整好所需的方向和角度，避免在体内反复旋转输送系统，减少对入路血管的损伤。髂腿释放时需注意回撤加硬导丝，尽量让髂动脉恢复原始形态，以利于精确释放支架，避免支架打折、支架自身及支架与自体血管衔接处成角，评估支架有无回缩等。支架释放后造影评估时，同样需注意回撤加硬导丝，必要时回撤远端鞘管，以利于支架、自体血管恢复自然形态，从而准确评估支架形态和血流。术毕需注意，最后仍需检查股动脉、足背动脉搏动情况，警惕鞘管等支撑结构撤出后，髂支闭塞、穿刺点狭窄等可能。

对部分困难病例，需辅以额外特殊措施，保证手术成功实行。例如，入路迂曲的患者，可使用肱动脉-股动脉导丝牵张，拉直迂曲入路，使输送系统顺利通过；必要时需应用杂交手术，于髂窝处经腹膜后入路，解剖迂曲的髂外动脉，将其拉直或直接截除一段冗长的血管。对入路狭窄者，需辅以球囊扩张、支架植入，以便扩大有效管腔，利于输送系统通过。对于髂动脉严重环周钙化、全程纤细等情况，必要时可能需放弃腔内治疗。

另外，该类患者远期髂支闭塞、支架移位等并发症发生风险高，需注意加强随访。适当应用抗血小板药物，对预防髂支闭塞可能有益。同时，因髂动脉迂曲严重，过度屈髋体位可能影响髂动脉角度，故建议避免过度屈髋体位。关于随访时间，文献报道髂支闭塞多数发生在1年以内，故对于高危患者应加强早期随访。如果出现髂支闭塞，可能需行切开取栓、置管溶栓、血栓抽吸、支架植入等，必要时需行股-股转流，避开闭塞的入路，远期疗效较为确切。

**参 考 文 献**

［1］ABOYANS V，RICCO J B，BARTELINK M E L，et al．2017 ESC guidelines on the diagnosis and treatment of peripheral arterial diseases, in collaboration with the European Society for Vascular Surgery (ESVS): document covering atherosclerotic disease of extracranial carotid and vertebral, mesenteric, renal, upper and lower extremity arteries. Endorsed by the European Stroke Organization (ESO). The task force for the diagnosis and treatment of peripheral arterial diseases of the European Society of Cardiology (ESC) and of the European Society for Vascular Surgery (ESVS) [J]. Eur Heart J, 2018, 39 (9): 763-816.

[2] MASUDA E M, CAPS M T, SINGH N, et al. Effect of ethnicity on access and device complications during endovascular aneurysm repair [J]. Journal of vascular surgery, 2004, 40 (1): 24-29.

[3] CHAIKOF E L, FILLINGER M F, MATSUMURA J S, et al. Identifying and grading factors that modify the outcome of endovascular aortic aneurysm repair [J]. J Vasc Surg, 2002, 35 (5): 1061-1066.

[4] TAUDORF M, JENSEN L P, VOGT K C, et al. Endograft limb occlusion in EVAR: iliac tortuosity quantified by three different indices on the basis of preoperative CTA [J]. Eur J Vasc Endovasc Surg, 2014, 48 (5): 527-533.

[5] KRISTMUNDSSON T, SONESSON B, RESCH T. A novel method to estimate iliac tortuosity in evaluating EVAR access [J]. Journal of endovascular therapy: an official journal of the International Society of Endovascular Specialists, 2012, 19 (2): 157-164.

[6] FERNANDEZ J D, CRAIG J M, GARRETT H E, et al. Endovascular management of iliac rupture during endovascular aneurysm repair [J]. J Vasc Surg, 2009, 50 (6): 1293-1299.

[7] LEE K, HOSSAIN S, SABALBAL M, et al. Explaining endograft shortening during endovascular repair of abdominal aortic aneurysms in severe aortoiliac tortuosity [J]. Journal of vascular surgery, 2017, 65 (5): 1297-1304.

[8] YANO O J, FARIES P L, MORRISSEY N, et al. Ancillary techniques to facilitate endovascular repair of aortic aneurysms [J]. Journal of vascular surgery, 2001, 34 (1): 69-75.

[9] DAWSON D L, HELLINGER J C, TERRAMANI T T, et al. Iliac artery kinking with endovascular therapies: technical considerations [J]. Journal of vascular and interventional radiology: JVIR, 2002, 13 (7): 729-733.

[10] CHOI G, SHIN L K, TAYLOR C A, et al. Invivo deformation of the human abdominal aorta and common iliac arteries with hip and knee flexion: implications for the design of stent-grafts [J]. J Endovasc Ther, 2009, 16 (5): 531-538.

# 病例十

# 髂动脉闭塞腹主动脉瘤腔内修复

## 一、病例摘要

患者，男性，65岁。主因"腹痛2天，加重12小时"入院。

现病史：患者2天前无明显诱因出现腹痛，右腹为著，为持续性钝痛，向背部放射，伴恶心，未呕吐，有排气，未排便，无发热，无反酸、胃灼热等症状。12小时前自觉上述症状加重，持续不缓解，就诊于当地医院行腹部超声示脐右侧腹主动脉瘤样扩张、伴血栓形成可能，后予对症镇痛处理。遂来我院急诊，收入急诊抢救室，予以控制血压、心率、禁食、禁水、密切监护。同时行腹主动脉CTA示腹主动脉远端动脉瘤，瘤体前缘形态不规则，双侧髂总动脉夹层形成可能，左侧髂外动脉闭塞，考虑腹主动脉瘤先兆破裂可能，为行手术治疗入院。

既往史：冠心病病史，4年前因为心肌梗死行冠状动脉旁路移植术，术后规律服用阿司匹林每天100mg、硫酸氢氯吡格雷每天75mg、单硝酸异山梨酯每天10mg、美托洛尔每天12.5mg。否认高血压病史。否认传染病史。否认其他手术外伤史。否认药物及食物过敏史。

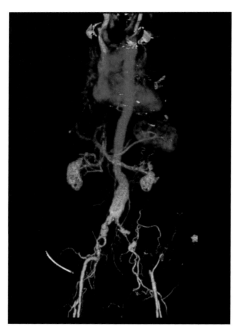

图10-1　主动脉CTA（重建）

查体：腹平，未见明显局部隆起，无胃肠型、蠕动波。腹部可触及直径约8cm搏动性包块，伴轻压痛，全腹部无反跳痛、肌紧张。腹部叩诊鼓音，移动性浊音阴性，肠鸣音4次/分。双侧肱动脉、桡动脉搏动好，右侧股动脉、腘动脉、足背动脉、胫后动脉搏动均可触及，左侧股动脉及以远动脉搏动未触及。

辅助检查：主动脉CTA示腹主动脉远端动脉瘤，瘤腔内部分充盈，多发附壁血栓形成可能，瘤体前缘形态不规则，未见明确活动性对比剂外溢。双侧髂总动脉夹层形成可能，左侧髂总动脉以远髂外动脉形态不规则膨大，局部假性动脉瘤形成不能除外，左侧髂外动脉未见造影剂充盈（图10-1，图10-2）。

入院诊断：腹主动脉瘤，左侧髂总动脉瘤，左侧髂外动脉闭塞，冠状动脉粥样硬化性心脏病，陈旧性心肌梗死，冠状动脉旁路移植术后。

## 二、术前检查

1. 术前完善常规检查

（1）一般实验室检查

血型：ABO O型，RhD阳性。

全血细胞分析：WBC $7.18×10^9$/L，NEUT% 66.4%，HGB 158g/L，HCT 45.4%，PLT $206×10^9$/L。

肝肾功能：$K^+$ 3.9mmol/L，$Na^+$ 138mmol/L，$Ca^{2+}$ 2.31mmol/L，Cr（E）68μmol/L，ALT 7U/L，Alb 45g/L。

凝血功能：PT 12.3秒，INR 1.02，Fbg 3.97g/L，APTT 31.3秒，D-dimer 1.63mg/L FEU。

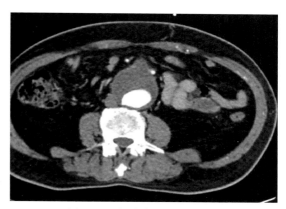

图10-2　主动脉CTA（轴位）

感染四项：均为阴性。

尿常规：pH 6.0，WBC阴性，BLD阴性。

（2）肺功能评估

动脉血气分析：pH 7.40，$PCO_2$ 37mmHg，$PO_2$ 90mmHg，$SO_2$ 96.7%。

胸部CT：双侧胸廓对称。双肺纹理增多，双肺透过度下降，双肺多发斑片索条影，双肺下叶局部膨胀不全，双肺上叶多发囊状透亮影，小叶间隔增厚，双肺斜裂胸膜增厚。气管支气管通畅，两肺门及纵隔未见明确肿大淋巴结。心影增大，双侧胸膜增厚。胸部未见明显异常强化。

（3）心脏情况评估

心肌酶谱：CK-MB-mass＜0.5μg/L，cTnI＜0.017μg/L，NT-proBNP 1818pg/ml。

12导联心电图：窦性心律，心动过缓，轻度ST-T改变。

（4）周围血管评估

下肢动脉彩色多普勒超声：双下肢动脉粥样硬化伴斑块形成，左下肢动脉流速减低，需除外上游血管异常，右侧股浅动脉狭窄。

下肢深静脉彩色多普勒超声：双下肢深静脉未见明显血栓。

肾动脉彩色多普勒超声：双侧肾动脉未见明显异常。

颈动脉、椎动脉彩色多普勒超声：双侧颈动脉粥样硬化伴斑块形成。

上肢动脉彩色多普勒超声：双上肢动脉未见明显异常。

锁骨下动脉彩色多普勒超声：双侧锁骨下动脉可探查部分未见明显异常。

腹主动脉彩色多普勒超声：部分探查受限，腹主动脉管腔中远段可见增宽，前后径约5.2cm，长约6.7cm，左右径约5.6cm，该处增宽腹主动脉前壁可见低回声，厚约2.9cm，内回声欠均，其内可见低至无回声区，部分切面呈不规则向外延伸，余腹主动脉血流通畅，充盈满意，频谱形态未见明显异常，峰值流速57cm/s。

（5）特殊评估：患者入院后诉右侧腹部疼痛明显，可疑向会阴部放射，加查床旁泌尿系统超声，提示双肾大小未见异常，双肾结构清，双侧肾盂、左侧输尿管未见扩张。右侧输尿管上段扩张，宽约1.0cm，余段受肠气遮挡显示不清。

2. 异常检查结果提示

（1）腹主动脉瘤形态不规则：考虑不除外先兆破裂可能，快速完善术前准备，尽快安排手术治疗。

（2）右侧输尿管扩张：右侧腹痛不除外与之相关，请泌尿外科会诊，向患者及家属解释病情，但仍优先处置动脉瘤。

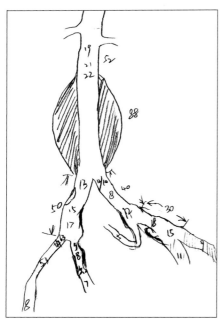

图10-3  术前测量结果

### 三、术前准备

1. 术前基础治疗

（1）严格卧床、制动，避免咳嗽、便秘等。

（2）严格监测、控制血压，静脉泵入血管活性药物，目标收缩压110mmHg。

（3）禁食、禁水，补液，随时准备急诊手术。

2. 术前一般准备  入院后尽快完善术前检查，严格控制血压、心率，术前心内科、麻醉科会诊，完善谈话签字事宜。术前禁食、禁水、补液，双侧腹股沟区、会阴备皮，备异体红细胞6U、血浆1000ml，术前适当补液、水化，术前0.5小时给予预防性抗生素。

3. 手术专项准备——测量、规划  术前精确测量动脉瘤及入路各项解剖参数，包括动脉瘤瘤颈、动脉瘤、双侧髂总动脉、髂外动脉等处，包括长度、直径、附壁血栓、管壁钙化等。预估使用支架参数，术前备齐可能所需支架型号及其他器械，测量结果如图10-3所示。

### 四、术前科室查房讨论

1. 医疗方面

（1）诊断方面：腹主动脉瘤伴腹痛症状，CTA、彩超提示动脉瘤壁不规则，考虑不除外先兆破裂可能，有急诊手术指征，建议严格监测生命体征，卧床制动，严格控制血压，尽快完善术前准备。

（2）腹痛不能除外泌尿系统原因，但非急诊需处理情况，优先处理动脉瘤，术后观察腹痛情况，必要时再行评估、诊治。

（3）手术方式方面：左侧髂外动脉闭塞，总体血管纤细，如开通髂外动脉后再行腹主动脉瘤腔内修复，耗时较长、花费大，且不能保证绝对成功。手术具有一定紧迫性，建议行单边支架，外加右股-左股动脉人工血管转流术。

（4）术后早期返ICU过渡。

2. 护理方面

（1）术前警惕动脉瘤破裂风险，予Ⅰ级护理，心电监护，密切观察生命体征，腹部症状、体征变化等情况。保持二便通畅。监测出入量。静脉泵入降压药物，需密切监测血压、心率变化，随时通知医师，调节降压药物泵速。

（2）术后尽早脱机、拔管，持续心电监护、吸氧，密切监测生命体征变化。定时观察腹部体征、双侧腹股沟切口、引流量与性质等。定时观察下肢血供，足背动脉搏动等情况。如有异常发现，及时通知手术医师或值班医师。

## 五、手术过程

1. 患者取平卧位，麻醉成功后，常规消毒铺巾。

2. 取双侧腹股沟纵向切口，长约6cm，逐层切开，解剖显露双侧股动脉，分别套阻断带备控。

3. 直视下直接穿刺右侧股动脉，置入导管鞘，全身静脉肝素化。

4. 经右侧股动脉入路，导丝、导管配合上行，达$T_{12}$水平；造影显示腹主动脉瘤，动脉瘤直径约5cm；右侧髂总动脉夹层动脉瘤；左侧髂总动脉纤细伴远端夹层动脉瘤形成；左侧髂外动脉闭塞，伴侧支循环形成（图10-4，图10-5）。

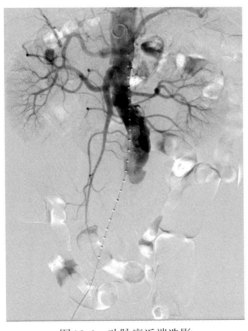 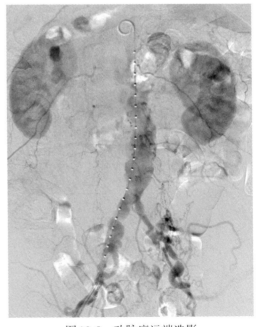

图10-4 动脉瘤近端造影          图10-5 动脉瘤远端造影

5. 经右侧股动脉入路，"翻山"进入左侧髂总动脉行弹簧圈栓塞，复查造影示前向血流消失，栓塞满意（图10-6，图10-7）。

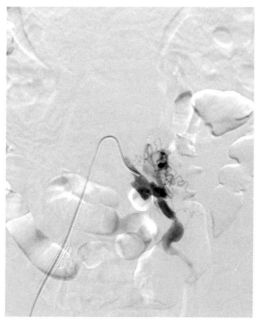

图10-6　左侧髂总动脉造影

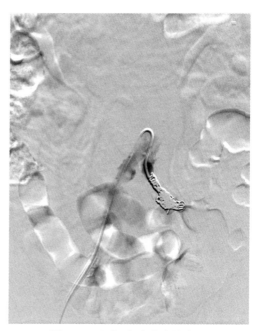

图10-7　左侧髂总动脉栓塞后

6. 经右侧股动脉入路，引入超硬导丝，导入单边型主动脉覆膜支架主体（25-14-105mm），精确定位支架近端于双侧肾动脉下方（图10-8，图10-9）。

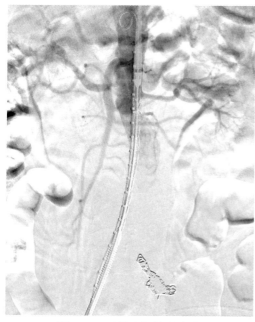

图10-8　近端支架精确定位

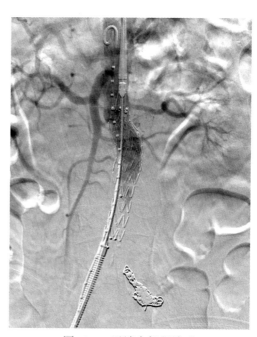

图10-9　近端支架释放后

7. 再次造影，测量后向右侧髂总动脉内接驳髂腿1根至右侧髂总、髂内动脉分叉处（16-20-95mm）（图10-10）。

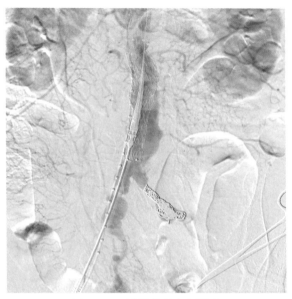

图10-10 测量接驳右侧髂支

8. 以大动脉球囊扩张支架近端、右侧髂支远端以及支架各连接处，扩张完毕后造影：主动脉支架位置良好，右侧髂支走行顺畅，肠系膜上动脉、双侧肾动脉、右侧髂内、右侧髂外动脉血流均通畅，未见明显成角，流速满意；未见明显内漏（图10-11）。

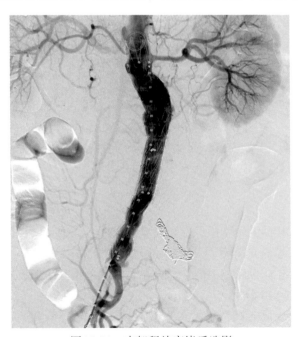

图10-11 支架释放完毕后造影

9. 取8-40mm带外支撑环人工血管，以隧道器将人工血管经耻骨上方深筋膜浅层，由右侧腹股沟切口引至左侧腹股沟切口。

10. 阻断双侧股动脉近、远端，分别纵向切开股动脉长约1.0cm，适当修剪，备吻合用。

11. 将人工血管修剪成合适长度，两端修剪成鱼口状，分别与双侧股动脉行端-侧吻合。

12. 开放远端阻断排出人工血管内空气，完成缝合；复查造影示吻合口血流通畅（图10-12，图10-13）。

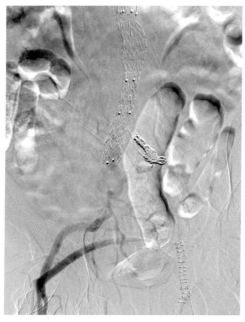 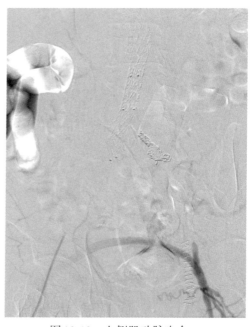

图10-12　右侧股动脉吻合口　　　　　　　图10-13　左侧股动脉吻合口

13. 彻底止血，双侧分别放置切口引流管1根，接负压引流瓶；清点纱布、器械无误，逐层缝合切口。

14. 手术过程顺利，麻醉满意；术中出血量约300ml，自体血液回收量较少，未回输，未输异体血；术后全麻未醒，带气管插管安返ICU。

## 六、术后处理

术后转ICU，密切观察生命体征、腹部症状与体征、腹股沟切口、下肢血供等情况。苏醒后尽快脱机、拔管，返普通病房。其后予心电监护、氧气吸入，卧床3天，3天后适当下地活动，逐步增加活动量。术后前3天常规检查血常规、肝肾功能、凝血功能、心肌酶谱等，预防性使用抗生素至术后48小时。

术后用药：术后给予肝素抗凝，目标APTT 40～50秒，逐渐序贯至低分子量肝素皮下注射，出院后改为阿司匹林50mg每天1次，利伐沙班10mg每天1次，长期口服。

## 七、随访

术后定期随访动脉瘤情况，一般术后1个、3个、6个、12个月各随访1次，之后1年随访1次，观察腹主动脉瘤腔内修复术后有无内漏，有无支架打折、移位、脱节等，吻合口有无狭窄、闭塞等。患者目前尚在早期随访过程中。

## 八、病例术后点评及相关文献、指南解读

本病例有以下特点：首先，患者为急诊动脉瘤先兆破裂，需急诊干预，同时患者合并冠心病（陈旧心肌梗死），并曾行冠状动脉旁路移植术。因急诊情况下无法进行充分的心脏评估。因此，对于该病例，手术方式的选择需要简单明了，以解决濒临破裂的腹主动脉瘤为首要目标，同时尽量缩短手术时间，降低围术期心脏事件的发生率。其次，该患者双侧髂动脉入路血管均存在一定问题和隐患，其中左侧髂外动脉入路严重狭窄合并局限性闭塞是该病例的主要难点，将导致大支架输送系统导入困难及术中髂动脉破裂出血、夹层等并发症，同时增加远期髂支闭塞的风险。此外，患者右侧髂总动脉存在局限性夹层及动脉瘤，如何在保留右侧髂内动脉血供的同时降低术后的Ib型内漏的发生是另一个在术前制订手术方案的过程中应考虑的问题（因篇幅有限，保留髂内动脉的问题将在其他病例中详细讨论）。综合上述特点，我们对于该患者选择了栓塞左侧髂总动脉后植入单边覆膜支架保留右侧髂内动脉的方式进行腹主动脉瘤腔内修复结合右股－左股转流以保证左下肢血供的杂交术式。

合并入路问题的复杂腹主动脉瘤在临床中并不罕见，尤其在亚洲人群更为突出。入路问题主要包括髂股入路血管因严重钙化导致狭窄或闭塞，以及入路血管的严重迂曲及成角。困难入路一方面会增加手术的难度和复杂程度，另一方面围术期和远期并发症的发生率也随之增加。入路血管评估方法可参考北美血管外科学会推荐的标准及改良方案。

对于本病例患者，主要是左侧髂动脉入路闭塞的问题。在患者情况稳定行择期手术的情况下，我们可以尝试预先通过球囊扩张的方法原位开通髂动脉，以便腹主动脉主体支架能够顺利导入，扩张时可参考患侧髂动脉的初始管径、对侧髂动脉直径、血管钙化及扭曲情况，以及主体支架或鞘管外径选择不同直径及长度的球囊。近些年来，随着主动脉器械的不断改进，腹主动脉主体支架的工作外径逐渐降低，已由原来的21/22Fr降至18/16Fr，目前最细可降至14Fr，这种改进便于我们更容易通过管径较细或存在狭窄或闭塞的髂动脉入路，尤其适合亚洲人群。对于存在严重狭窄或闭塞的髂动脉，我们通常仅需使用直径5～7mm的球囊进行预扩张便足以导入主体覆膜支架。注意阶梯性扩张，即先用直径偏小的球囊，再逐步换成直径较大的球囊，扩张时需要缓慢进行，避免因暴力造成髂动脉破裂出血，尤其对于钙化严重的血管，更需注意。对于入路困难的病例，在选择主体支架时，通常选择外径小、外鞘亲水性好同时支架柔顺性优良的主体支架，以易于通过狭窄的入路血管。但即便如此，也仍可能存在球囊预扩张后因弹性回缩使主体支架导入困难的情况，尤其对于血管偏细的女性患者，支架导入后可能刺激血管壁造成动脉痉挛，导致支架进退两难的困境。如出现此种情况，切忌暴力推送或后撤支架输送系统，可局部给予罂粟碱或硝酸甘油等解痉药物一段时间后再尝试推送或后撤，避免血管内膜撕脱或夹层发生。当然，我们也可以选择在球囊预扩张

后，先尝试使用14/16Fr的亲水涂层长鞘通过髂动脉，导入过程中可感觉到长鞘推送阻力和血管形态，如推送过程顺利再尝试导入主体支架。在主体支架及髂支释放完成后，应使用大球囊进行充分后扩张，扩张后若因钙化斑块导致局限性残余狭窄，覆膜支架无法充分展开，可根据情况在狭窄部位植入球囊扩张式或自膨式裸支架以增强径向支撑力，防治术后髂支闭塞。

如患者因血管钙化严重，球囊扩张后仍无法打开管腔或即便球囊扩张后仍出现输送系统导入困难，我们可以选择腹膜外入路显露髂总动脉，将直径8mm或10mm的人工血管一端吻合至髂总动脉，另一端引出体外作为主体支架导入入路以避开狭窄或闭塞的髂动脉入路。在完成动脉瘤腔内修复术后，该段人工血管可被移除或直接作为旁路血管吻合至髂外动脉或股动脉。

此外，对于此类患者，入路问题侧髂动脉栓塞部位应选择在髂总动脉，这样在行股-股动脉转流后，髂内动脉还可以通过同侧髂外动脉返流血保持一定的血供，避免因髂内动脉闭塞引发的结肠及会阴区缺血等并发症。尤其对于对侧髂总动脉存在瘤样扩张病变、远期有可能出现动脉瘤继续增大需要栓塞对侧髂内动脉的情况下，保留另一侧髂内动脉的少量血供显得十分重要。

## 参 考 文 献

［1］MASUDA E M，CAPS M T，SINGH N，et al. Effect of ethnicity on access and device complications during endovascular aneurysm repair［J］. Journal of vascular surgery，2004，40（1）：24-29.

［2］CHAIKOF E L，FILLINGER M F，MATSUMURA J S，et al. Identifying and grading factors that modify the outcome of endovascular aortic aneurysm repair［J］. J Vasc Surg，2002，35（5）：1061-1066.

［3］TAUDORF M，JENSEN L P，VOGT K C，et al. Endograft limb occlusion in EVAR：iliac tortuosity quantified by three different indices on the basis of preoperative CTA［J］. Eur J Vasc Endovasc Surg，2014，48（5）：527-533.

［4］KRISTMUNDSSON T，SONESSON B，RESCH T. A novel method to estimate iliac tortuosity in evaluating EVAR access［J］. Journal of endovascular therapy：an official journal of the International Society of Endovascular Specialists，2012，19（2）：157-164.

［5］FRANK J CRIADO. Iliac arterial conduits for endovascular access：technical considerations［J］. J Endovasc Ther，2007，14（3）：347-351.

# 病例十一

# 腹主动脉瘤合并髂总动脉瘤腔内修复

## 一、病例摘要

患者，男性，63岁。主因"发现腹主动脉瘤10余年，增大并发现腹膜后肿物1年"入院。

现病史：1年前患者健康体检时CT发现腹主动脉瘤较前明显增大，直径约7cm，同时发现腹主动脉左侧约10cm肿物，建议专科医院检查。PEC-CT提示腹主动脉瘤旁巨大软组织肿物，不除外恶性病变。专科医院建议先行腹主动脉瘤治疗，再行腹膜后肿物诊治。

既往史：发现高血压病、2型糖尿病、高脂血症3个月；9年前发现前列腺癌，患者拒绝根治手术，仅行微创治疗，术后口服比卡鲁胺1片每天1次，3年内规律服药、复查，后自行停药。

查体：左上腹部可触及包块，搏动弱，约12cm×15cm，质硬、活动度差、压痛不明显。

辅助检查：CTA示腹主动脉瘤，最宽处约8.2cm×7.4cm；左侧髂总动脉瘤，最大直径3.2cm；腹主动脉与左肾之间软组织团块影，大小12cm×12cm×15cm（图11-1，图11-2）。

入院诊断：腹主动脉瘤，左侧髂总动脉瘤，腹膜后肿物，前列腺癌术后，高血压病，2型糖尿病，高脂血症。

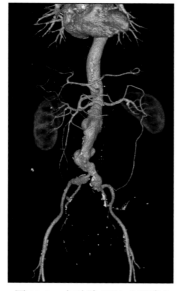

图11-1 主动脉CTA（重建）

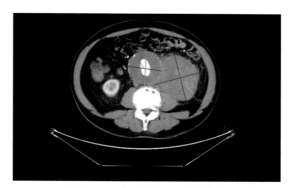

图11-2 主动脉CTA（轴位）

### 二、术前检查

1. 术前完善常规检查

（1）一般实验室检查

血型：ABO B 型，RhD 阳性。

全血细胞分析：WBC $6.56 \times 10^9$/L，NEUT% 63.2%，HGB 142g/L，HCT 40.4%，PLT $236 \times 10^9$/L。

尿常规：pH 6.0，WBC 阴性，BLD 阳性。

便常规＋隐血：WBC 阴性，OB 阴性。

肝肾功能＋血脂：$K^+$ 3.8mmol/L，$Na^+$ 137mmol/L，$Ca^{2+}$ 2.19mmol/L，Cr（E）68μmol/L，ALT 33U/L，Alb 42g/L，TBil 16.8μmol/L，DBil 4.4μmol/L，AST 30U/L，TC 6.97mmol/L，TG 2.18mmol/L，LDL-C 4.78mmol/L。

凝血功能：PT 11.4秒，APTT 26.5秒，INR 0.98，D-dimer 0.91mg/L FEU。

输血八项：均为阴性。

（2）肺部情况评估

动脉血气分析：pH 7.41，$PCO_2$ 32mmHg，$PO_2$ 79mmHg，$SO_2$ 95.6%。

胸部正侧位X线片：主动脉增宽，主动脉弓钙化；余心肺膈未见明显异常。

（3）心脏情况评估

心肌酶谱：CK 116U/L，CK-MB-mass 0.8μg/L，cTnI ＜ 0.017μg/L，NT-proBNP 15pg/ml，Myo 31μg/L。

12导联心电图：窦性心律。

超声心动图：主动脉瓣退行性变，左心室松弛功能减低。

（4）周围血管评估

下肢深静脉彩色多普勒超声：双下肢深静脉未见明显血栓。

下肢动脉彩色多普勒超声：双下肢动脉粥样硬化伴多发斑块形成。

锁骨下动脉彩色多普勒超声：双侧锁骨下动脉未见明显异常。

颈动脉、椎动脉彩色多普勒超声：双侧颈动脉粥样硬化伴多发斑块形成，左侧椎动脉阻力增高。

2. 特殊检查 腹膜后占位，进一步检查协助明确诊断。

（1）正电子发射计算机断层成像（PET-CT）：前列腺癌术后伴钙化，代谢活动未见异常；腹主动脉旁巨大软组织肿物，大小约14.0cm×10.8cm×16.7cm，不均匀代谢增高，最大标准摄取值（SUV）16.1，中心氟代脱氧葡萄糖（FDG）低摄取，伴中心坏死；挤压相邻腹主动脉、左侧输尿管、左肾门结构及左侧腰大肌，考虑为恶性病变；腹主动脉明显增粗，最大直径约7.6cm。

（2）肿瘤标志物监测：总前列腺特异性抗原（T-PSA）31.7ng/ml，游离前列腺特异性抗原（F-PSA）17.7ng/ml，游离前列腺特异性抗原/总前列腺特异性抗原（F/T）为0.56。

3. 异常结果提示及处理 腹膜后占位，请相关科室会诊，指导诊疗，并遵嘱执行。

泌尿外科会诊意见：向患者及家属充分解释病情。患者左侧巨大腹膜后肿物性质待查，血供丰富，恶性可能。肿瘤与腹主动脉瘤、左肾动静脉关系密切，且肿瘤似向腹主动脉后方、脊柱前方连续。进一步完善定性诊断需除外神经内分泌肿瘤。建议完善24小时尿儿茶酚胺、24小时尿游离皮质醇、血清皮质醇、血促肾上腺皮质激素、血管紧张素Ⅱ-肾素活性（卧位＋立位）、醛固酮（卧位＋立位），必要时完善奥曲肽显像。建议复查PSA（T＋F）评估目前前列腺癌情况。腹主动脉瘤术后我科就诊，评估肿瘤治疗事宜。

## 三、术前准备

1. 术前基础治疗

（1）患者既往高血压病，严格监测、控制血压。

（2）测血糖谱，调整围术期降糖方案。

（3）患者全身多发动脉粥样硬化，予以他汀类药物控制血脂，预防围术期心脑血管事件。

（4）患者既往前列腺癌手术史，应用抗前列腺癌相关药物，泌尿科会诊，以备术中留置尿管困难或拔除尿管后排尿不畅。

（5）保持排便通畅，避免继发性腹压增高因素。

2. 术前一般准备　术前多科会诊，包括泌尿外科、手术室、麻醉科、内科、重症医学科，明确围术期各科分工协作细则。备异体红细胞2U、血浆400ml。术前禁食、禁水12小时，双侧腹股沟区及会阴备皮。手术当天清晨口服降压药物，术前适当补液水化，术前0.5小时给予预防性抗生素。术后酌情返重症监护病房。

3. 手术专项准备——测量、规划　术前精确测量动脉瘤解剖相关参数，包括瘤颈直径和长度、动脉瘤长度和瘤颈角、髂动脉锚定区和入路情况，制订手术预案和备案；备齐所需支架型号，测量结果如图11-3所示。

## 四、术前科室查房讨论

1. 医疗方面

（1）腹主动脉瘤直径达治疗标准，同时合并腹膜后占位，需进一步手术治疗，术前需先解决腹主动脉瘤这一隐患，故手术指征明确。

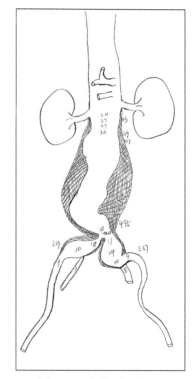

图11-3　术前测量结果

（2）患者腹主动脉瘤内大量附壁血栓，应细致操作，避免导丝、导管在瘤腔内活动度过大，造成血栓脱落。

（3）患者同时存在左侧髂总动脉瘤，双侧髂内动脉血流通畅，手术第一步先栓塞左侧髂内动脉，左侧髂支锚定于髂外动脉。

（4）患者既往前列腺癌，此次发现腹膜后占位，进一步干预指征迫切，有穿刺活检明确病理或直接开放手术切除可能，因此腹主动脉瘤腔内修复术后尽可能不遗留内漏。术前CTA提示瘤腔内大量附壁血栓、腰动脉分支稀疏，在此基础上可事先在瘤腔内留置导管，支架植入完成后通过该导管注射蛋白胶，促进血栓形成、防止内漏。

2. 护理方面

（1）术后持续心电监护、吸氧，监测生命体征。术后如有必要，可长期持续泵入降压药物，观察通路是否通畅，以免药物不能进入或出现蓄积效应。观察静脉通路有无静脉炎反应。

（2）保持双侧髋关节伸直、压迫状态。定时观察穿刺点情况，包括有无出血、包块、瘀斑等。定时观察下肢血供，足背动脉搏动等情况。

（3）观察臀部皮肤、肌肉有无缺血、神经损害等表现。加压处皮肤有无压力性损伤，使用Braden压力性损伤评分量表进行风险评分。下地活动后有无臀部肌肉疼痛等症状。

（4）指导患者进食、进水，观察有无缺血性肠病表现。

## 五、手术过程

1. 行双侧股动脉穿刺，置入血管鞘，造影证实穿刺部位位于股动脉，分别预置两把缝合器，重新置入10F血管鞘（图11-4，图11-5）。静脉全身肝素化。

2. 腹主动脉造影示腹主动脉瘤，瘤颈形态规则，长度1.5cm；左侧髂总动脉瘤；双侧髂内动脉血流通畅，双侧髂动脉走行无明显迂曲，未见狭窄。再次测量动脉瘤相关解剖数据（图11-6，图11-7）。

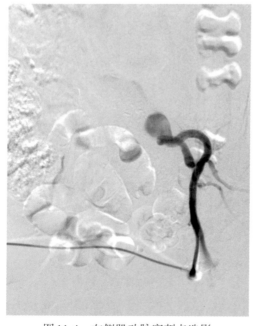 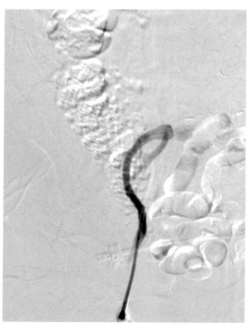

图11-4 左侧股动脉穿刺点造影　　图11-5 右侧股动脉穿刺点造影

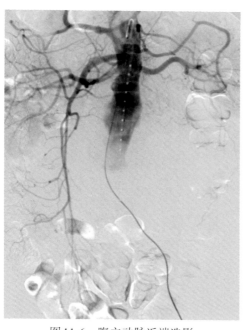

图 11-6　腹主动脉近端造影

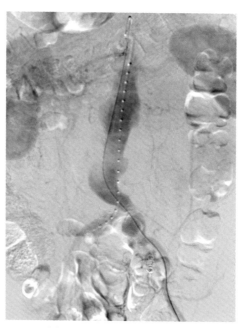

图 11-7　腹主动脉远端造影

3. 自右侧股动脉鞘"翻山"进入左侧髂内动脉，于髂内动脉主干释放弹簧圈。复查造影示左侧髂内动脉血流速度明显减慢（图 11-8，图 11-9）。

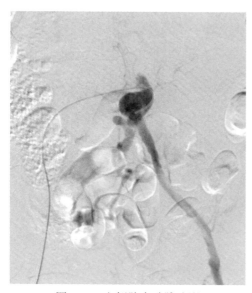

图 11-8　左侧髂内动脉造影

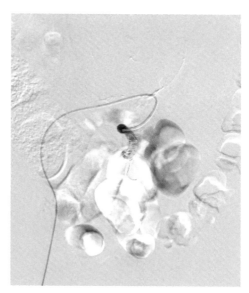

图 11-9　左侧髂内动脉栓塞

4. 经超硬导丝导入主体支架（32-16-166mm），定位肾动脉开口下缘释放主体支架（图11-10，图11-11）。

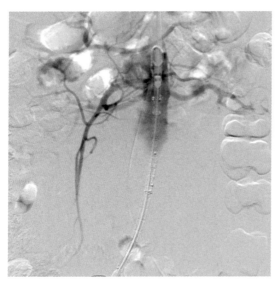

图11-10　主体支架近端定位

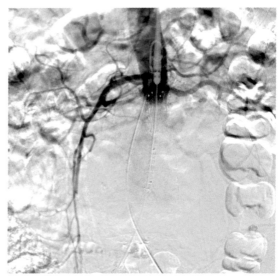

图11-11　主体支架近端释放

5. 自左侧股动脉鞘导丝配合导管选择进入主体支架短臂，交换为超硬导丝。自右侧股动脉超硬导丝首先引进大动脉鞘（24F），经鞘管另行进入VER导管和超滑导丝，选择进入腹主动脉瘤腔后拔除超滑导丝以备注射蛋白胶（图11-12）。

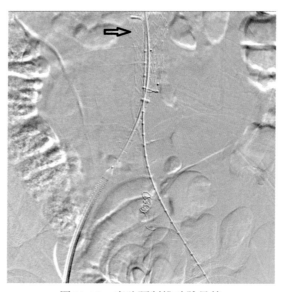

图11-12　瘤腔预制椎动脉导管

6. 经超硬导丝顺序置入左侧髂支（16-13-124mm、16-13-93mm），接驳主体短臂三节，远端位于左侧髂外动脉（图11-13）。

7. 完全释放支架主体，支架长臂远端位于右侧髂总动脉（图11-14）。

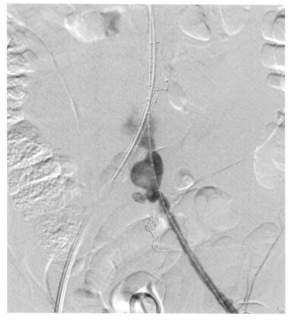 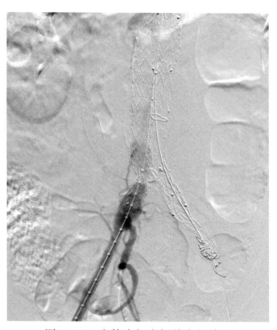

　　图11-13　左侧髂总动脉分叉定位　　　　　　　　图11-14　主体支架右侧髂支释放后

8. 通过预置于瘤腔内的导管注射纤维蛋白胶10ml，造影示瘤腔内造影剂停滞，无活动性血流，回撤导管（图11-15）。

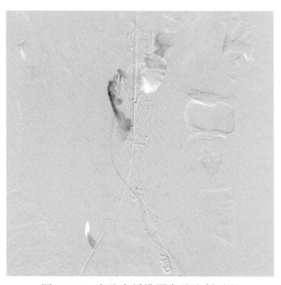

图11-15　瘤腔内纤维蛋白胶注射过程

9．以顺应性大动脉球囊扩张支架主体近端、髂支远端以及支架各连接处。扩张完毕后造影：主动脉支架位置良好，肠系膜上动脉和双侧肾动脉、右侧髂内动脉、双侧髂支均血流通畅，未见明显内漏（图11-16，图11-17）。

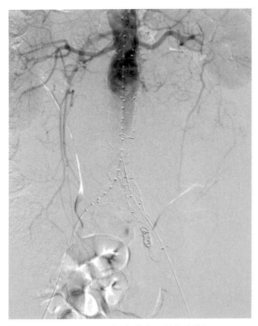 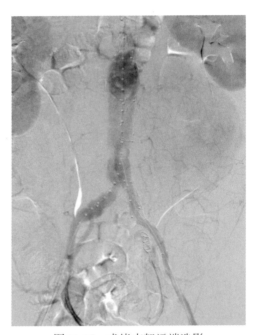

图11-16　术毕支架近端造影　　　　　图11-17　术毕支架远端造影

## 六、术后管理

密切观察生命体征、腹部体征、穿刺点、下肢动脉搏动情况。常规给予心电监护、氧气吸入24小时；卧床制动、穿刺点加压包扎24小时。预防性抗生素使用至术后24小时。术后第1天常规检查血常规、肝肾功能、凝血功能等。

## 七、随访

术后定期复查腹主动脉瘤情况。图11-18为术后1个月复查CTA结果，腹主动脉瘤腔内修复术后，支架内血流通畅，形态、位置满意，未见内漏。同时，患者定期于泌尿外科治疗腹膜后占位情况，随访良好。

## 八、病例术后点评及相关文献、指南解读

该例患者为腹主动脉瘤合并巨大的腹膜后肿物，即使只考虑腹主动脉瘤，直径超过8cm，即使伴有大量的附壁血栓，也有明确的限期手术指征。患者9年前发现前列腺癌，未行根治手术，局部切除术后服用3年比卡鲁胺，后自行停药，术前PET和肿瘤标志物检查均提示腹膜后肿物来源于前列腺癌的恶性转移灶可能性较大，接下来需要尽快安排手术探查或

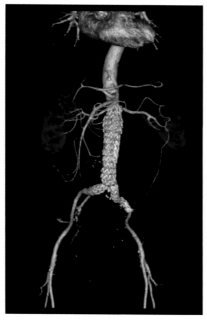
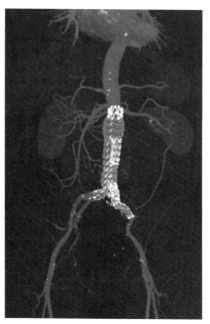
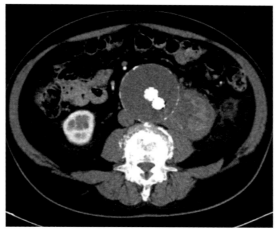

图11-18　术后CTA复查结果

穿刺活检进行病理学检查，以决定进一步的放化疗方案。因此两者均有迫切的手术指征，那么到底是先解决动脉瘤，还是处理腹膜后肿瘤，抑或同时进行？

　　首先，对于腹主动脉瘤和伴发恶性疾病的处理应该基于临床判断，在多学科背景下单独处理的话，原则上应优先治疗对生命威胁更大的疾病，尤其是对于动脉瘤直径超过5cm的患者，治疗适应证与不伴恶性肿瘤的患者并没有什么不同。其次，由于动脉瘤无论是开放还是腔内治疗，均涉及人工材料，对于无菌环境的要求更高；同时血管手术术中需要抗凝，如两者同期手术势必增加总体操作时间、创伤和出血量，带来更高的手术风险，因此腹主动脉瘤合并恶性肿瘤时分期治疗更加合适。最后，研究证实腹主动脉瘤合并结直肠恶性肿瘤的患者同期或分期治疗，虽然30天结果没有明显差异，但腔内治疗的围术期死亡率更低，另外分期手术时腔内较开放重建腹主动脉瘤可以缩短与恶性肿瘤手术之间的间隔。因此，如果解剖条件允许，腹主动脉瘤修复首选腔内治疗方案。

本例患者同时合并左侧髂总动脉瘤，瘤体直径超过3cm，因此需要同期栓塞左侧髂内动脉、将锚定区延至左侧髂外动脉。有15%～30%的腹主动脉瘤累及至少一侧的髂总或髂内动脉，为保证隔绝效果、防止内漏，EVAR术中通常需要封闭一侧或双侧髂内动脉。

髂内动脉分为壁支和脏支，壁支供应臀部和大腿后部肌肉组织，脏支则供应盆腔脏器如直肠、膀胱、生殖系统等。正常情况下髂内动脉可与对侧髂内动脉、同侧腰动脉、股深动脉及肠系膜下动脉的分支形成网状交通，然而在EVAR术中肠系膜下动脉和双侧腰动脉均被永久封闭，因此仅存留对侧髂内动脉和同侧股深动脉的侧支循环，如果侧支循环不足，就可出现相应组织、脏器缺血表现。最常见的为臀肌跛行（27.9%），双侧髂内动脉栓塞后发生比例更高；其次是约10.2%的男性患者可能出现阳痿，与单侧或是双侧栓塞无明确关联；其他少见的盆腔缺血症状发生率皆不足1%，如臀部或会阴部皮肤坏死、缺血性结肠炎或缺血性肠病，但双侧髂内动脉栓塞较单侧栓塞风险增加1倍。

髂内动脉栓塞的具体方法并无定论，主要包括使用弹簧圈、封堵器，甚至无须栓塞直接以支架覆盖髂内动脉。其中出现臀肌跛行比例最高的为弹簧圈（32.6%），其次为封堵器（23.8%），最低的为直接封盖髂内动脉开口（12.9%）。弹簧圈比其他方式出现更多的缺血并发症可能是因为弹簧圈阻塞了髂内动脉二级分支或血栓脱落导致远端分支的栓塞，当盆腔侧支循环破坏严重、代偿能力下降时，就会引发盆腔缺血症状。而封堵器或直接封盖髂内动脉只影响髂内动脉主干近端，并不会直接破坏远端的侧支，所以对于采用弹簧圈栓塞技术的关键是应尽量栓塞髂内动脉主干、保留盆腔侧支循环，即"保护性栓塞"的概念。支架直接封盖髂内开口而不栓塞髂内动脉虽然盆腔缺血并发症发生率低，但带来的是术后内漏发生率相对增高及再干预的困难，而且并非所有的情况都可采用，如果患者同时合并髂内动脉瘤、髂总动脉瘤直径偏大、髂内和髂外动脉开口距离偏远，仍必须选择栓塞治疗。

近年来EVAR术中髂内动脉栓塞相关的并发症发生率较前有明显下降趋势，原因与术者对于髂内动脉栓塞的经验增多、对栓塞的概念和后果理解透彻有关，更主要的是与应用不同的方法保留髂内动脉有关，如髂外至髂内动脉转流、"三明治"技术、"喇叭腿"（bell-bottom technique，BBT）技术、髂动脉分支支架系统（iliac branched devices，IBD）技术等。术前评估髂动脉血管条件是选择合适的治疗方案、降低并发症发生率的重要环节，尽量避免同时栓塞双侧髂内动脉，如需保留的髂内动脉存在狭窄最好一期重建，同时根据动脉瘤的解剖条件和患者整体情况选择合适的髂内动脉重建方案。

患者在解决腹主动脉瘤后紧接着就要进行腹膜后肿物的诊治，可能采取穿刺活检，抑或开放手术的方法，因此对于内漏的预防要求更高。研究证实，术中通过预先留置在瘤腔内的导管注射纤维蛋白胶或弹簧圈，促进瘤腔内血栓形成，是EVAR术中行之有效预防内漏的方法。Ferretto详细介绍了通过股动脉鞘入路同期完成瘤腔内栓塞的方法，并不增加额外的入路和操作，同时建议对于肠系膜下动脉直径超过3mm或具有三对以上通畅的腰动脉等情况预先瘤腔内栓塞治疗。Piazza等通过术前CTA测量腹主动脉瘤容积，发现和术后Ⅱ型内漏的发生密切相关，因此提出容量依赖剂量（volume-dependent dose），以决定术中纤维蛋白胶或弹簧圈的使用数量：如动脉瘤容积＜125cm³，注射纤维蛋白胶5ml并释放弹簧圈3枚；动脉瘤容积＞125cm³，注射纤维蛋白胶10ml；此外，每增加50cm³容积，弹簧圈数量增加1枚。

　　瘤腔内栓塞治疗总体是安全的，但也有相关并发症的报道，如内脏或下肢动脉栓塞、支架受压、截瘫等。其作用机制并非依靠纤维蛋白胶或弹簧圈去封堵支架边缘或分支以防止Ⅰ型、Ⅱ型内漏，而是通过促凝达到瘤腔内血栓化的目的。用顺应性球囊阻断支架近端血流，同时通过预置导管匀速注射蛋白胶，既可以保护重要的分支动脉，又可以避免血流冲击形成远端栓塞，同时还可以通过诱发瘤腔内凝血过程的瀑布效应，促使整个瘤腔形成血栓。为防止药物直接注射进分支动脉，需要缓慢旋转导管、变换角度和方向注射。

参 考 文 献

［1］TEJAS P SINGH，SHANNON A WONG，JOSEPH V MOXON，et al. Systematic review and meta-analysis of the association between intraluminal thrombus volume and abdominal aortic aneurysm rupture［J］. J Vasc Surg，2019，70（6）：2065-2073.

［2］VLADISLAV TRESKA，JIRI MOLACEK，BOHUSLAV CERTIK，et al. Management of concomitant abdominal aortic aneurysm and intra-abdominal，retroperitoneal malignancy［J］. In Vivo，2021，35（1）：517-523.

［3］PEETERS BERNARD，MOREELS NATHALIE，VERMASSEN FRANK，et al. Management of abdominal aortic aneurysm and concomitant malignant disease［J］. J Cardiovasc Surg（Torino），2019，60（4）：468-475.

［4］KOUVELOS GEORGE N，PATELIS NIKOLAOS，ANTONIOU GEORGE A，et al. Management of concomitant abdominal aortic aneurysm and colorectal cancer［J］. J Vasc Surg，2016，63（5）：1384-1393.

［5］D. C. BOSANQUET，C. WILCOX，L. WHITEHURST，et al. Systematic review and meta-analysis of the effect of internal iliac artery exclusion for patients undergoing EVAR［J］. Eur J Vasc Endovasc Surg，2017，53（4）：534-548.

［6］KRITPRACHA B，PIGOTT J P，PRICE C I，et al. Distal internal iliac artery embolization：a procedure to avoid［J］. J Vasc Surg，2003，37（5）：943-948.

［7］GEORGE N. KOUVELOS，ANDREAS KOUTSOUMPELIS，et al. In endovascular aneurysm repair cases，when should you consider internal iliac artery embolization when extending a stent into the external iliac artery？［J］Interactive CardioVascular and Thoracic Surgery，2014，18（6）：821-824.

［8］LUCA FERRETTO，SANDRO IRSARA. Totally percutaneous aneurysm sac embolization during endovascular aneurysm repair［J］. Journal of Endovascular Therapy，2017，24（1）：68-71.

［9］MICHELE PIAZZA，FRANCESCO SQUIZZATO，et al. Outcomes of endovascular aneurysm repair with contemporary volume-dependent sac embolization in patients at risk for type Ⅱ endoleak［J］. J Vasc Surg，2016，63（1）：32-38.

［10］LEI ZHANG，WEI ZHAO，MENG-TAO. Long-term outcome of sac filling with fibrin sealant after endovascular aneurysm repair of abdominal aortic aneurysm with challenging aortic neck anatomy［J］. J Vasc Surg，2019，70（2）：471-477.

# 病例十二

# 腹主动脉瘤腔内修复 + "三明治" 技术重建髂内动脉

## 一、病例摘要

患者，男性，65岁。主因"体检发现腹主动脉瘤1月余"入院。

现病史：患者1个月前体检发现腹主动脉瘤，无腹胀、腹痛、恶心、呕吐、腹泻、便血、腰背痛等不适。外院彩超提示：腹主动脉下段局限性扩张，考虑腹主动脉瘤。后于我院行腹部动脉CTA提示腹主动脉下段动脉瘤形成，右侧髂总动脉瘤形成。

既往史：高脂血症、高尿酸血症、甲状腺次全切除术等病史；长期吸烟、饮酒史。

查体：腹部膨隆，可于脐周左侧触及一个直径约5cm的搏动性包块。全腹部无压痛、反跳痛、肌紧张。双侧肱动脉、桡动脉搏动好，双侧股动脉、腘动脉搏动好，双侧足背动脉、胫后动脉搏动稍弱。

辅助检查：CTA示主动脉弓、降主动脉、腹主动脉及其分支动脉粥样硬化样改变；腹主动脉下段动脉瘤形成，直径约5cm，右侧髂总动脉管壁动脉瘤形成，直径约2.5cm（图12-1）。

入院诊断：腹主动脉瘤，右侧髂总动脉瘤，高脂血症，高尿酸血症，动脉粥样硬化，前

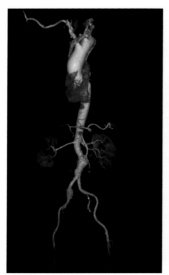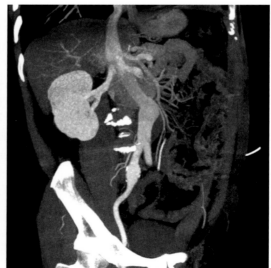

图12-1　主动脉CTA（重建）

列腺增生，甲状腺次全切除术后。

## 二、术前检查

1. **术前完善常规检查**　心肺功能评估，外周血管评估，并对可能存在的合并症进行相应检查和会诊，对异常结果及时分析、处理。

（1）一般实验室检查

血型：ABO O型，RhD阳性。

全血细胞分析：WBC $7.11×10^9$/L，NEUT% 61.0%，HGB 145g/L，HCT 42.4%，PLT $140×10^9$/L。

肝肾功能＋血脂：$K^+$ 3.6mmol/L，$Na^+$ 141mmol/L，$Ca^{2+}$ 2.11mmol/L，Cr（E）78μmol/L，ALT 10U/L，Alb 40g/L，AST 19U/L，TBil 9.2μmol/L，DBil 3.1μmol/L，TC 3.49mmol/L，HDL-C 0.74mmol/L，LDL-C 2.03mmol/L。

凝血功能：PT 11.5秒，APTT 30.5秒，Fbg 2.21g/L，D-dimer 1.18mg/L FEU。

输血八项：未见明显异常。

尿常规：阴性。

便常规＋隐血：阴性。

（2）肺功能评估：胸部正侧位X线片示，双肺纹理增厚，主动脉迂曲。

（3）心脏情况评估

心肌酶谱：CK 182U/L，CK-MB-mass 1.6μg/L，cTnI 0，NT-proBNP 28pg/ml。

12导联心电图：窦性心律，正常心电图。

超声心动图：升主动脉增宽，左心房增大。

（4）周围血管评估

肾动脉彩色多普勒超声检查：双肾动脉未见明显异常。

锁骨下动脉彩色多普勒超声：双侧锁骨下动脉血流未见明显异常。

颈动脉、椎动脉彩色多普勒超声：双侧颈动脉粥样硬化伴斑块形成。

2. **异常检查结果提示**　未见明显异常。

## 三、术前准备

1. **术前基础治疗**

（1）严格监测、控制血压。

（2）避免剧烈活动、咳嗽、便秘，警惕动脉瘤破裂风险。

2. **术前一般准备**　入院后完善术前检查，严格监测、控制血压，术前麻醉科会诊。术前禁食、禁水12小时，双侧腹股沟区、会阴、左上肢备皮，备异体红细胞2U、血浆400ml，术前适当补液、水化，术前0.5小时给予预防性抗生素。

3. **手术专项准备——测量、规划**　术前精确测量动脉瘤及入路各项解剖参数，包括腹主动脉瘤、右侧髂总动脉解剖情况，以及瘤颈、髂外动脉、髂内动脉等部位解剖参数。准确测量右侧髂外、髂内动脉直径，并评估锚定区情况。精确制订手术计划，并预估使用支架参数，术前备齐可能所需支架型号及其他器械。测量结果如图12-2所示。

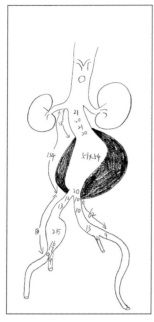

图 12-2  术前测量结果

## 四、术前科室查房讨论

1. **医疗方面**　患者腹主动脉瘤合并右侧髂总动脉瘤诊断明确，腹主动脉瘤解剖条件良好，适合行腹主动脉瘤腔内修复术（EVAR），右侧髂总动脉瘤累及髂动脉分叉，为将其完全隔绝，需将锚定区延长至髂外动脉。常规情况下，需行右侧髂内动脉栓塞，损失一侧髂内动脉，有一定可能性导致影响臀肌、盆腔脏器血供，向患者及家属充分交代病情后，其选择行髂内动脉重建，可考虑以"三明治"技术，分别向右侧髂内动脉、髂外动脉植入覆膜支架，重建右侧髂内动脉。

2. **护理方面**

（1）术后持续心电监护、吸氧，密切监测生命体征、腹部体征变化。

（2）约束双下肢、左上肢伸直，避免关节屈曲活动，确保穿刺点压迫确实。

（3）定时观察穿刺点情况，包括有无出血、包块、瘀斑等。

（4）注意观察双下肢、左上肢血供情况。

如有异常发现，及时通知手术医师或值班医师。

## 五、手术过程

1. 全麻成功后，常规消毒铺巾，双侧股动脉穿刺置鞘，造影证实为股总动脉（图 12-3，图 12-4），双侧股动脉预置动脉缝合器。左肱动脉穿刺置鞘。全身静脉肝素化。

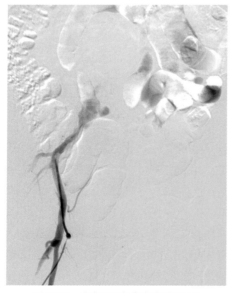

图 12-3　右侧股动脉穿刺点造影

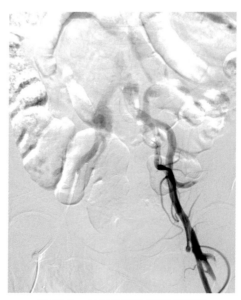

图 12-4　左侧股动脉穿刺点造影

2．腹主动脉造影示腹主动脉瘤、右侧髂总动脉瘤诊断明确，右侧髂总动脉瘤累及髂总动脉末端，右侧髂内、髂外动脉发自动脉瘤瘤腔（图12-5，图12-6）。

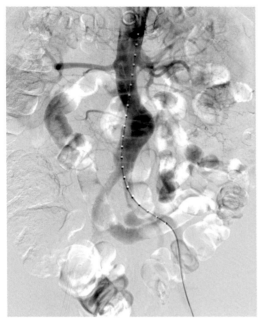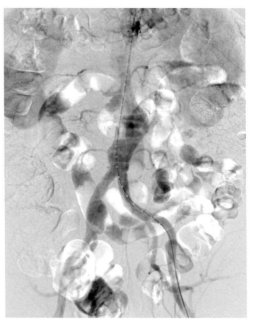

图12-5 腹主动脉近端造影 图12-6 腹主动脉远端造影

3．右侧股动脉入路，导入加硬导丝，建立工作通路，导入腹主动脉覆膜支架主体（25-13-145mm），平肾动脉下缘释放（图12-7）。

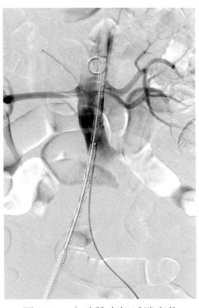

图12-7 主动脉支架近端定位

4. 左侧股动脉入路，造影确认左侧髂动脉分叉，选择进入支架主体短臂并确认位于支架内，导入16-13-95mm髂腿，准确释放，远端平左侧髂总动脉末端释放，保留左侧髂内动脉（图12-8）。

5. 造影确认右侧髂总动脉瘤，右侧髂内动脉发出部位及方向，测量确认右侧髂内、髂外动脉直径（图12-9）。

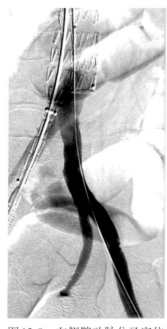
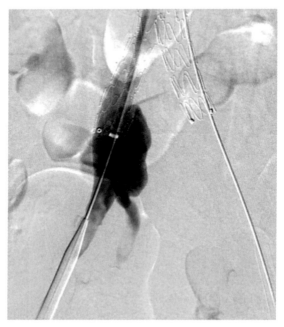

图12-8　左侧髂动脉分叉定位　　　　　　　图12-9　右侧髂动脉瘤造影

6. 左侧肱动脉入路，导丝导管配合，经腹主动脉瘤支架主体，选择进入右侧髂内动脉，并导入加硬导丝备用（图12-10）。

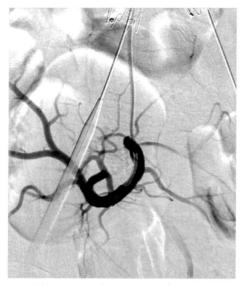

图12-10　选择进入右侧髂内动脉

7. 经左肱动脉入路送入7-100mm覆膜支架，送入右侧髂内动脉；经右侧股动脉入路送入13-100mm覆膜支架，以"三明治"方式重建右侧髂内、髂外动脉，同时隔绝右侧髂总动脉瘤（图12-11）。

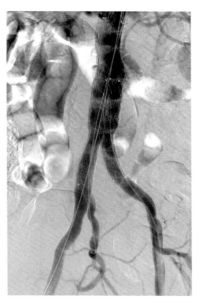

图12-11　右侧髂内、髂外动脉覆膜支架置入

8. 球囊贴附各处锚定区，随后再次造影：腹主动脉瘤、右侧髂总动脉瘤隔绝完全，无明显内漏，双侧髂内、髂外动脉血流通畅（图12-12，图12-13）。

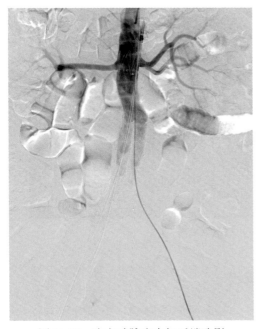

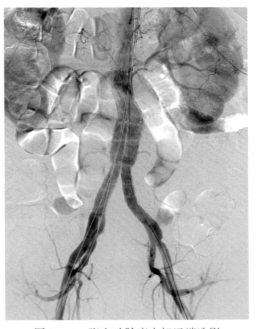

图12-12　腹主动脉瘤支架近端造影　　　　图12-13　腹主动脉瘤支架远端造影

9. 撤除导丝导管，以缝合器闭合股动脉穿刺点。左侧肱动脉切开，缝合动脉穿刺点。逐层关闭切口。触诊左侧桡动脉、双侧足背动脉搏动良好。

10. 手术过程顺利，术中麻醉效果好，心率、血压平稳，出血量约100ml，术后拔除气管插管，安返病房。

## 六、术后处理

密切观察生命体征、腹部症状与体征、双侧腹股沟穿刺点、左上肢切口、双下肢与左上肢动脉搏动等情况。术后适当水化，预防造影剂肾病。常规给予心电监护、氧气吸入24小时；卧床24小时，24小时后下地活动，观察有无臀肌跛行等表现；术后第1天、第3天常规检查血常规、肝肾功能、凝血功能、心肌酶谱等。给予阿司匹林100毫克/次，每天1次抗血小板治疗，预防髂动脉支架血栓形成等并发症。

## 七、随访

术后定期随访动脉瘤情况，一般术后1个、3个、6个、12个月各随访1次，之后1年随访1次，图12-14为术后3年复查CTA结果。

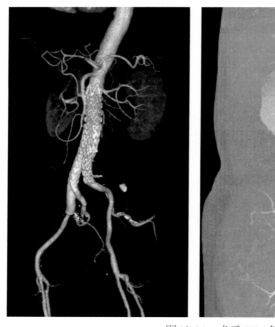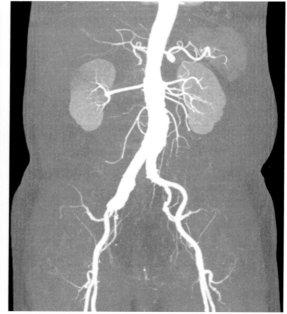

图12-14  术后CTA复查结果

## 八、病例术后点评及相关文献、指南解读

本病例的特点是远端锚定区的处理。患者右侧髂总动脉动脉瘤，不适合作为远端锚定区，远端锚定区需要延伸到右侧髂外动脉。是否重建右侧髂内动脉以及髂内动脉的重建方式

是本例手术的重要手术决策。本例病例，患者非高龄患者，心肺功能尚可，对运动能力要求较高，故术者选择了重建右侧髂内动脉，同时选择了最简便的重建方式，即"平行支架"技术重建患者右侧髂内动脉。由于"平行支架"技术支架间缝隙的存在，其内漏风险比分支支架技术高，需要密切随访。本例患者5年随访结果显示，腹主动脉瘤及右侧髂总动脉瘤隔绝满意，未见内漏，右侧髂内及髂外动脉血流通畅。

　　腹主动脉瘤在中老年人群中的患病率约为1.4%。随着人口老龄的进展及人们预期寿命的延长和生活质量的提高，越来越多的腹主动脉瘤得到了外科的干预。自从1991年Parodi等首次应用了涤纶覆膜支架治疗腹主动脉瘤患者，腔内介入治疗逐渐成为治疗腹主动脉瘤的主要方式。腹主动脉瘤腔内修复治疗具有创伤小、恢复快等优点，但是从长期随访结果来看，腔内修复治疗的二次手术率较传统开放手术明显升高，腔内修复远期动脉瘤破裂率也较传统手术明显升高。术后支架锚定区部位瘤颈的扩张是重要原因之一，近远端锚定区的选择是腹主动脉瘤腔内修复的重要决策。20%～30%的腹主动脉瘤累及到髂总动脉。远端锚定区需要延伸到髂外动脉是腹主动脉瘤腔内修复最常遇见的情况。是否需要重建髂内动脉需要根据具体情况，既往大样本量临床试验提示，栓塞单侧髂内动脉出现持续性臀肌跛行的概率约为12%，出现阳痿的概率约为9%。部分文献报道双侧髂内动脉栓塞发生臀肌跛行概率高达40%。2018年SVS主动脉治疗指南建议至少应保证一侧髂内动脉瘤血流通畅。

　　目前常用的腔内重建髂内动脉方式为平行支架技术和分支支架技术。平行支架技术是较早应用的重建髂内动脉技术，其中又包含"三明治"重建方法和"crossover"重建方法。由于平行放置的支架间存在缝隙，平行支架技术面临的最主要挑战是避免Ⅰ型内漏的发生。目前多数文献认为，各平行支架横截面积的总和应该大于目标血管横截面积的20%。支架之间的径向支撑力也需要考虑到。对于不同品牌大直径的髂腿与小直径的覆膜支架平行放置的情况，存在因为径向支撑力不一致而造成小直径覆膜支架闭塞的情况，部分术者会在小直径覆膜支架内再内衬一枚裸支架以提高径向支撑力。目前报道平行支架技术的文献主要为小规模的研究。Lepidi等报道了18例平行支架技术重建髂内动脉的病例，只有1例Ⅰb型内漏。Ricci等报道了8例平行支架技术重建髂内动脉，在15个月的平均随访期内未发现内漏和髂内动脉闭塞。Fadda等报道了58例平行支架治疗主动脉瘤，其中包括25例平行支架重建髂内动脉。在32个月的中位随访期中，6.9%的患者发生了Ⅰ型内漏，1例患者发生了髂内动脉闭塞。在近肾腹主动脉瘤的应用中，平行支架的内漏与闭塞发生率更高。2015年发表的一篇关于平行支架的荟萃分析总结了335例近肾腹主动脉瘤平行支架，在平均1年的随访过程中，Ⅰ型内漏的发生率达到了11.8%。可能的原因和内脏动脉的直径、发出角度以及平行支架之间的重叠长度相关。近年来，关于平行支架的文献有所减少，这主要是因为成品的分支支架逐渐得到广泛应用。分支支架在内漏发生率及通畅率方面要明显优于平行支架技术，但是目前很大一部分国内医院仍没有成品的髂动脉分支支架。自制分支支架技术对于术者的经验要求以及髂动脉解剖条件的要求更高。在急症情况下平行支架会更加方便快捷，故平行支架技术仍是重建远端髂内动脉的一个可靠选择。本例患者应用了平行支架的"三明治"技术，两个同品牌直径分别为7mm和13mm的覆膜支架在直径为13mm髂腿中重叠了足够长度，以减小Ⅰ型内漏发生率并保持径向支撑力的匹配。随访5年的效果还是令人满意的。

参 考 文 献

［1］ LEDERLE F A，JOHNSON G R，WILSON S E，et al. Prevalence and associations of abdominal aortic aneurysm detected through screening. Aneurysm Detection and Management（ADAM）Veterans Affairs Cooperative Study Group［J］. Ann Intern Med，1997，126（6）：441-449.

［2］ PARODI J C，PALMAZ J C，BARONE H D. Transfemoral intraluminal graft implantation for abdominal aortic aneurysms［J］. Ann Vasc Surg，1991，5（6）：491-499.

［3］ UNITED KINGDOM E T I，GREENHALGH R M，BROWN L C，et al. Endovascular versus open repair of abdominal aortic aneurysm［J］. N Engl J Med，2010，362（20）：1863-1871.

［4］ SCHERMERHORN M L，BUCK D B，O'MALLEY A J，et al. Long-term outcomes of abdominal aortic aneurysm in the medicare population［J］. N Engl J Med，2015，373（4）：328-338.

［5］ OLSEN P S，SCHROEDER T，AGERSKOV K，et al. Surgery for abdominal aortic aneurysms. A survey of 656 patients［J］. J Cardiovasc Surg（Torino），1991，32（5）：636-642.

［6］ FARAHMAND P，BECQUEMIN J P，DESGRANGES P，et al. Is hypogastric artery embolization during endovascular aortoiliac aneurysm repair（EVAR）innocuous and useful?［J］Eur J Vasc Endovasc Surg，2008，35（4）：429-435.

［7］ RICCI C，CECCHERINI C，CINI M，et al. Single-center experience and 1-year follow-up results of "sandwich technique" in the management of common iliac artery aneurysms during EVAR［J］. Cardiovasc Intervent Radiol，2012，35（5）：1195-1200.

［8］ CHAIKOF E L，DALMAN R L，ESKANDARI M K，et al. The Society for Vascular Surgery practice guidelines on the care of patients with an abdominal aortic aneurysm［J］. J Vasc Surg，2018，67（1）：2-77. e2.

［9］ LEPIDI S，PIAZZA M，SCRIVERE P，et al. Parallel endografts in the treatment of distal aortic and common iliac aneurysms［J］. Eur J Vasc Endovasc Surg，2014，48（1）：29-37.

［10］ FADDA G F，MARINO M，KASEMI H，et al. Aortic aneurysm endovascular treatment with the parallel graft technique from the aortic arch to the iliac axis［J］. J Cardiovasc Surg（Torino），2019，60（5）：589-598.

［11］ Li Y，Zhang T，Guo W，et al. Endovascular chimney technique for juxtarenal abdominal aortic aneurysm: a systematic review using pooled analysis and meta-analysis［J］. Ann Vasc Surg，2015，29（6）：1141-1150.

# 病例十三

# 腹主动脉瘤腔内修复 + IBD技术
# 重建髂内动脉

## 一、病例摘要

患者男性，66岁。主因"发现腹主动脉瘤5天"入院。

现病史：患者5天前于社区医院行腹部超声检查时发现腹主动脉局部明显增宽，考虑腹主动脉瘤可能，患者自诉近期无腹部及腰背部疼痛等不适。后就诊于我院血管外科门诊，完善腹主动脉CTA检查示腹主动脉瘤样扩张，最宽处直径约6cm，腔内可见附壁血栓，为行手术治疗收入院。

既往史：变应性鼻炎、鼻息肉手术、左侧精索静脉曲张手术等病史。

查体：腹平，未见明显局部隆起，脐周可及直径约7cm博动性包块，无压痛，全腹部无反跳痛、肌紧张。双侧肱动脉、桡动脉搏动好，双侧股动脉、腘动脉及左侧足背动脉搏动可触及，双侧胫后动脉及右侧足背动脉搏动不确切。

辅助检查：CTA示腹主动脉及其分支多发钙化、非钙化斑块，双侧肾动脉开口下方腹主动脉呈瘤样扩张，最大截面约5.8cm×5.6cm，可见环周低密度影，肠系膜下动脉起自瘤腔、管腔闭塞可能。右侧髂总动脉扩张，最大截面约3.0cm×2.6cm，可见偏心附壁低密度影（图13-1 ～图13-3）。

入院诊断：腹主动脉瘤，右侧髂总动脉瘤，变应性鼻炎，鼻息肉术后，左侧精索静脉曲张术后。

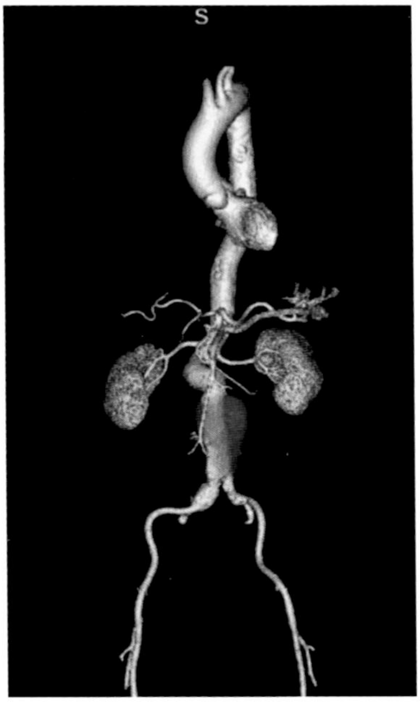

图13-1　主动脉CTA（重建）

## 二、术前检查

1. 术前完善常规检查　心肺功能评估，外周血管评估，并对可能存在的合并症进行相应检查和会诊，对异常结果及时分析、处理。

（1）一般实验室检查：完善血常规、血型、肝肾功能、血脂、输血八项、凝血功能、尿

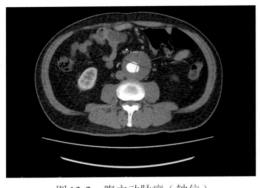 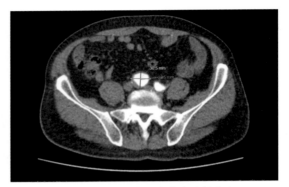

图13-2　腹主动脉瘤（轴位）　　　　　图13-3　右侧髂总动脉瘤（轴位）

常规、便常规等。

（2）肺功能评估：完善胸部X线、动脉血气分析等评估肺部情况。

（3）心脏情况评估：心肌酶谱、12导联心电图、超声心动图，评估心脏情况。

（4）周围血管评估：颈动脉、椎动脉、锁骨下动脉、双下肢动脉、双下肢深静脉超声未见明显异常。

2. 异常检查结果提示

血脂异常：TC 6.00mmol/L，TG 3.35mmol/L，LDL-C 3.72mmol/L，予他汀类药降脂治疗。

### 三、术前准备

1. 术前基础治疗

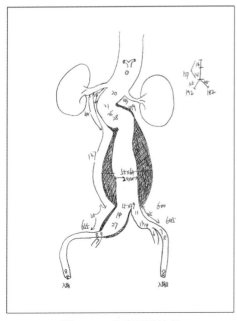

图13-4　术前测量结果

（1）既往无高血压病史，但仍需严格监测、控制血压，预防动脉瘤破裂。

（2）避免剧烈活动、咳嗽、便秘等可能增加腹压的情况。

2. 术前一般准备　完善术前检查，严格监测、控制血压，术前麻醉科常规会诊，沟通麻醉、手术配合事宜。术前禁食、禁水12小时，双侧腹股沟区及会阴备皮，备异体红细胞2U、血浆400ml，术前适当补液、水化，术前0.5小时给予预防性抗生素。

3. 手术专项准备——测量、规划　术前精确测量动脉瘤及入路各项解剖参数，包括瘤颈、动脉瘤、髂总动脉、髂外动脉、髂内动脉、股动脉等部位，精确制订手术计划，并预估使用支架参数，术前备齐可能所需支架型号及其他器械。测量结果如图13-4所示。

## 四、术前科室查房讨论

1．医疗方面　患者腹主动脉瘤诊断明确，最大直径约6cm，存在破裂风险，手术指征明确。特殊问题为合并右侧髂总动脉瘤。如行常规腔内修复，右侧髂腿需被锚定至右侧髂外动脉，右侧髂内动脉需行栓塞，牺牲其血供，存在盆腔脏器缺血、臀肌跛行等风险。同患者及家属沟通后，我们考虑可通过自制髂动脉分支支架系统（IBD）重建右侧髂内动脉。术前注意精确测量右侧髂总、髂内、髂外动脉解剖参数（直径、长度、角度、锚定区等信息），术中造影测量确认，精确设计分支开口位置、长度等细节。

2．护理方面

（1）术后持续心电监护、吸氧，密切监测生命体征变化。

（2）约束双下肢，左上肢伸直（如穿刺），避免双髋、左肘关节屈曲，保持关节伸直、压迫状态。

（3）定时观察穿刺点情况，包括有无出血、包块、瘀斑等。

（4）注意观察双下肢、左上肢动脉搏动等情况。

（5）另外，需注意术前避免在左上肢采血、输液，以免影响入路。

如有异常发现，及时通知手术医师或值班医师。

## 五、手术过程

1．患者取平卧位，左上肢外展，常规消毒铺巾；双侧股动脉穿刺置鞘，造影证实为股动脉（图13-5，图13-6），双侧股总动脉预置动脉缝合器；左侧肱动脉穿刺置鞘；静脉全身肝素化。

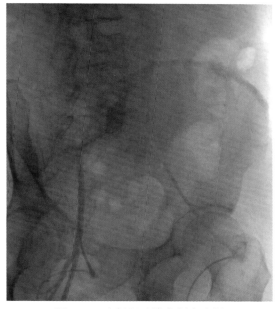

图13-5　右侧股动脉穿刺点造影

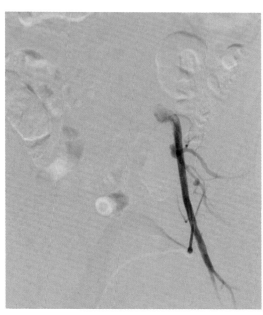

图13-6　左侧股动脉穿刺点造影

2．腹主动脉造影，见肾下腹主动脉瘤，右侧髂总动脉瘤诊断明确，进一步测量确认主要解剖参数（图13-7，图13-8）。

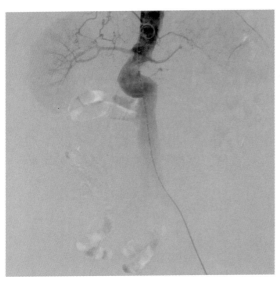

图13-7　腹主动脉近端造影

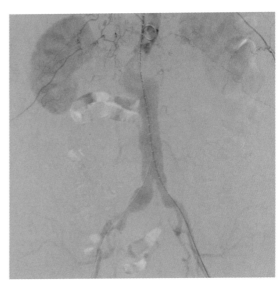

图13-8　腹主动脉远端造影

3．导入主动脉支架主体（25-16-166mm），自左侧股动脉入路进入，造影定位肾动脉位置，精确释放于肾动脉以下位置（图13-9）。

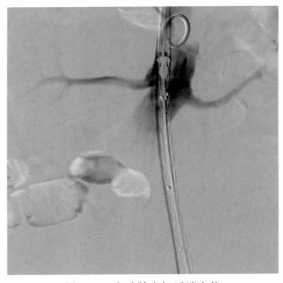

图13-9　主动脉支架近端定位

4. 取16-10-120mm髂腿覆膜支架、7-50mm覆膜支架，体外部分释放髂腿近端，于髂腿近端开窗；将7-50mm覆膜支架裁短，修剪后与髂腿行端-侧吻合；吻合口以弹簧圈标记，制成IBD（图13-10～图13-12）。

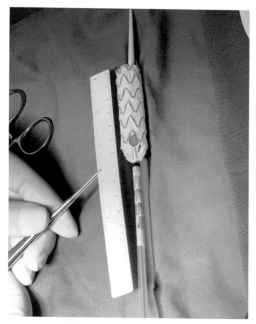

图13-10　髂支支架开窗

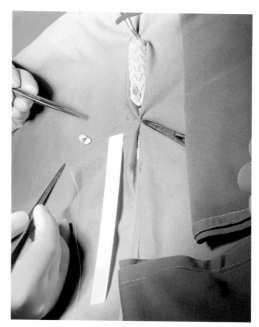

图13-11　髂支支架缝制分支

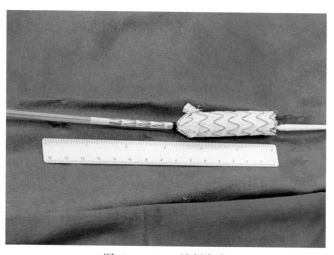

图13-12　IBD缝制完成

5. 右侧股动脉入路，选择进入主体支架短臂，首先导入16-16-95mm髂腿，与主体支架短臂衔接；随后完全释放主体支架长臂（图13-13，图13-14）。

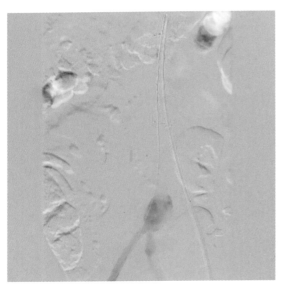
图 13-13　右侧髂动脉分叉定位

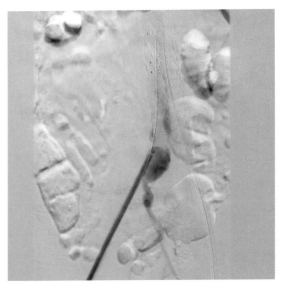
图 13-14　接驳右侧髂腿后造影

6. 自右侧股动脉入路导入前述分支支架，分支开口定位于右侧髂内动脉开口上方，方向朝向髂内动脉开口，完全释放（图 13-15）。

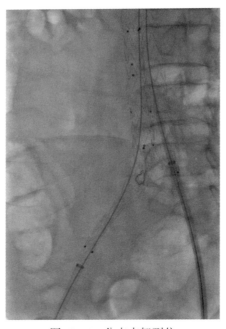
图 13-15　分支支架到位

7. 自左侧肱动脉入路，经腹主动脉支架主体、右侧髂腿，预制分支支架而后进入右侧髂内动脉内，交换工作导丝，取 8-50mm 覆膜支架连接右侧髂内动脉及分支动脉，8mm 球囊扩张髂内支架连接处（图 13-16，图 13-17）。

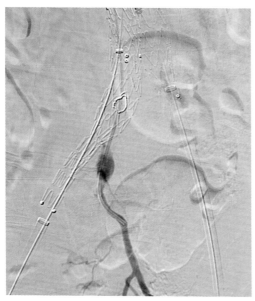
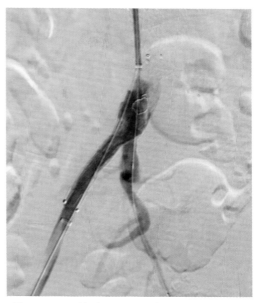

图 13-16　经分支支架进入右侧髂内动脉　　　　图 13-17　置换导丝后导入髂内动脉覆膜支架

8. 大球囊贴附所有支架连接处，支架两端锚定区。

9. 再次造影示腹主动脉瘤、右侧髂内动脉瘤隔绝完全，双侧髂内动脉血流通畅，近端主动脉少量Ⅱ型内漏，考虑可随访观察（图 13-18）。

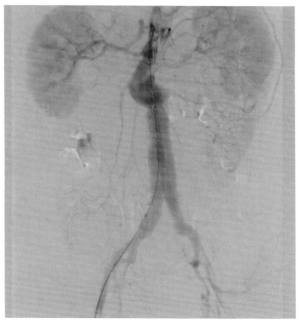

图 13-18　术毕支架整体造影

10. 撤出左侧肱动脉导丝、导管，小切口解剖显露左侧肱动脉穿刺点，直视下用血管缝线缝合左侧肱动脉穿刺点。双侧股动脉穿刺点用缝合器关闭，外予加压包扎。

11. 手术顺利，术中麻醉效果好，术中出血量少，心率、血压平稳，术后拔除气管插管，安返病房。

## 六、术后处理

密切观察生命体征、腹部症状与体征、双下肢与左上肢动脉搏动、左肘部切口等情况。常规给予心电监护、氧气吸入24小时；双侧腹股沟穿刺点加压包扎24小时。术后前3天常规检查血常规、肝肾功能、凝血功能、心肌酶谱等。术后给予低分子量肝素抗凝治疗。

## 七、随访

术后定期随访动脉瘤情况，一般术后1个、3个、6个、12个月各随访1次，之后1年随访1次，目前患者仍在早期随访过程中。

## 八、病例术后点评及相关文献、指南解读

本例患者涉及远端锚定区的处理。患者右侧髂总动脉瘤，右侧髂总动脉不适合作为远端锚定区，需要把右侧的远端锚定区延伸到右侧髂外动脉。考虑到患者对活动要求较高，术者决定重建右侧髂内动脉，选择的重建方式为自制髂动脉分支支架。术者选取直径16-10-120mm的髂腿，保留了近端约4cm长度作为与右侧近端髂腿的接驳部分。部分释放近端覆膜支架部分后，用精细电灼在髂腿上开直径约1cm窗。取7mm直径viabhan覆膜支架用来制备分支支架的分支部分。分支部分在髂腿的发出角度要与髂内动脉发出角度近似，分支部分的长度一般大于5mm，以保证足够的重叠长度。但分支长度过长也不利于分支的充分展开，以及释放后通过分支选入髂内动脉。将修剪好的分支部分缝到髂腿开窗的位置上，注意用X线下显影好的金属丝缝合到窗口上用来作为定位。将制备好的分支支架回收至髂腿外鞘中，注意避免支架回收过程中的扭曲。释放过程中，注意将金属丝标记好的分支对准髂内动脉开口释放。术者通过肱动脉于分支处接驳8mm覆膜支架以重建髂内动脉。

随着人们平均寿命的延长，腹主动脉瘤在人群中的患病率有所提升。仅在美国就有约110万人患有腹主动脉瘤。近年来，腹主动脉瘤的外科治疗技术得到了迅速的发展。在1991年，Parodi等首次报道了应用覆膜支架治疗腹主动脉瘤，1993年分叉型覆膜支架得以应用，1996年有研究报道了腹主动脉"开窗"技术，在2006年更适合人体生理特点的髂动脉分支支架在临床上应用。在腔内治疗因为其微创、快捷而广受欢迎的同时，我们也越来越关注到腔内治疗远期预后的问题。在一项长达8年的腔内介入与开放手术的配对研究中，研究者们分析了近4万例患者后发现腔内治疗的远期再干预率与动脉瘤破裂率要明显高于开放手术。瘤颈的扩张是重要的因素，术后支架锚定区瘤颈的扩张很容易导致动脉瘤内I型内漏的发生。人们开始更加重视近远端锚定区的选择与处理，在髂总动脉扩张的病例中，越来越多的术者放弃了传统的"喇叭腿"支架的应用，选择应用平行支架技术或分支支架技术把远端锚定区放在更为健康的髂外动脉。在近端锚定区较短的情况下，人们选择应用"开窗"或分

支支架技术将近端锚定区延伸到肾上腹主动脉，甚至在近端锚定区长度足够的情况，有术者应用Endoanchor以加固近端锚定，尽量避免远期的瘤颈扩张。在需要将远端锚定区延伸到髂外动脉的情况下，2018年的北美血管外科学会指南已明确提出至少需重建一侧髂内动脉以尽量保护盆腔血供，避免臀肌跛行的发生。同时该指南还1A类推荐分支支架重建髂内动脉血供。

国外已应用成品的髂动脉分支支架多年，成品的髂动脉分支支架可以先进行髂动脉分支支架的放置。术中建立股动脉－股动脉导丝通路，先行髂动脉分支支架部分释放，解除导丝缠绕后，通过对侧股动脉穿过分支部分置入髂内动脉覆膜支架。这样避免了肱动脉的入路，减少了穿刺点的并发症。近年来，国内也有成品髂动脉分支支架上市。但在很多情况下，没有合适的成品髂动脉分支支架，需要术者在术中自制髂动脉分支支架。术中自制分支支架较为灵活，但对术者提出了更高的要求。术中自制髂动脉分支支架可以用一个髂腿配一个小直径覆膜分支的"卜"字形结构，也可以用一个髂腿接两个小直径分支的"人"字形结构，需要根据髂动脉瘤的形态正确选择。常用的"卜"字形结构中，分支位置的选择需避开髂腿骨架，近端、远端均需预留足够的接驳长度，远端需留够长度以便在半释放的情况下调整角度重建髂内动脉。我们可以用导丝头端或抓捕器头端标记分支开口的位置。

髂动脉分支支架的效果还是比较理想的。在2020年，Giosdekos等发表了一篇总结了36个研究1502例患者应用髂动脉分支支架的荟萃分析。患者平均随访期为6个月，技术成功率达到了97.3%，在整个随访期间的内漏发生率为12.7%，随访期间的通畅率达到了94.3%，臀肌跛行的发生率仅为2.15%。研究表示，髂动脉分支支架技术是一个可靠的重建髂内动脉的方式。该研究总结了6种不同的髂动脉分支支架，存在一定的混杂，我们期待更大样本且更长随访时间的结果。同时，在髂总动脉较短且髂总动脉不扩张的病例中，髂动脉分支支架的应用受到了限制。内嵌的分支技术是一个方向，也许将来更适合人体解剖学的分支支架技术能够解决类似问题。

## 参 考 文 献

［1］LEDERLE F A，JOHNSON G R，WILSON S E，et al. Prevalence and associations of abdominal aortic aneurysm detected through screening. Aneurysm Detection and Management（ADAM）Veterans Affairs Cooperative Study Group［J］. Ann Intern Med，1997，126（6）：441-449.

［2］PARODI J C，PALMAZ J C，BARONE H D. Transfemoral intraluminal graft implantation for abdominal aortic aneurysms［J］. Ann Vasc Surg，1991，5（6）：491-499.

［3］GREENBERG R K，WEST K，PFAFF K，et al. Beyond the aortic bifurcation：branched endovascular grafts for thoracoabdominal and aortoiliac aneurysms［J］. J Vasc Surg，2006，43（5）：879-886.

［4］SCHERMERHORN M L，BUCK D B，O'MALLEY A J，et al. Long-term outcomes of abdominal aortic aneurysm in the medicare population［J］. N Engl J Med，2015，373（4）：328-338.

［5］MEHTA M，HENRETTA J，GLICKMAN M，et al. Outcome of the pivotal study of the Aptus endovascular abdominal aortic aneurysms repair system［J］. J Vasc Surg，2014，60（2）：275-285.

［6］CHAIKOF E L，DALMAN R L，ESKANDARI M K，et al. The society for vascular surgery practice guidelines on the care of patients with an abdominal aortic aneurysm ［J］. J Vasc Surg, 2018, 67（1）: 2-77. e2.

［7］ ODERICH G S, GREENBERG R K. Endovascular iliac branch devices for iliac aneurysms ［J］. Perspect Vasc Surg Endovasc Ther, 2011, 23（3）: 166-172.

［8］ GIOSDEKOS A, ANTONOPOULOS C N, SFYROERAS G S, et al. The use of iliac branch devices for preservation of flow in internal iliac artery during endovascular aortic aneurysm repair ［J］. J Vasc Surg, 2020, 71（6）: 2133-2144.

［9］ WANHAINEN A, VERZINI F, VAN HERZEELE I, et al. Editor's choice—European Society for Vascular Surgery（ESVS）2019 clinical practice guidelines on the management of abdominal aorto-iliac artery aneurysms ［J］. Eur J Vasc Endovasc Surg, 2019, 57（1）: 8-93.

# 病例十四

## 腹主动脉瘤腔内修复 + 副肾动脉重建

### 一、病例摘要

患者，男性，63岁。主因"检查发现腹主动脉瘤1周"入院。

现病史：患者1周前无明显诱因自觉上腹部不适，伴后背胀满感，平卧位下自行发现脐上方附近搏动性腹内肿物，无明显腹痛、腹泻、恶心呕吐。于当地医院完善腹主动脉超声，见腹主动脉近脐部上方瘤样扩张，宽约5cm，长约8cm，管壁中膜增厚，壁内数个稍强回声，瘤体内部混杂血流信号，考虑腹主动脉瘤、腹主动脉内膜增厚并斑块形成。

既往史：2年前体检行冠状动脉造影发现冠状动脉粥样硬化性心脏病（简称冠心病），评估病变后未行介入治疗，其后长期服用阿托伐他汀20mg每晚1次、阿司匹林0.1g每天1次；否认近期劳力性心绞痛、心悸、喘憋、端坐呼吸、夜间阵发性呼吸困难等不适；肝血管瘤30年，定期复查；甲状腺功能减退1年，长期口服左甲状腺素钠100μg每天1次；否认高血压、糖尿病等慢性病史，20年前曾行双侧扁桃体切除术。

查体：腹平，脐周偏上部可见搏动，触诊可及以脐左上部为中心，约8cm×10cm范围搏动性包块，无压痛；全腹部无反跳痛、肌紧张。双侧肱动脉、桡动脉搏动良好，双侧股动脉、腘动脉、足背动脉、胫后动脉搏动良好。

辅助检查：CTA示自$L_2$水平以下腹主动脉下段瘤样扩张，管腔最宽处约5cm。余主动脉及分支管壁多发钙化及非钙化斑块，管腔多发轻度狭窄。左肾上极见副肾动脉，左侧双肾动脉（图14-1，图14-2）。

入院诊断：腹主动脉瘤，冠状动脉粥样硬化性心脏病，甲状腺功能减退，肝血管瘤，双侧扁桃体切除术后。

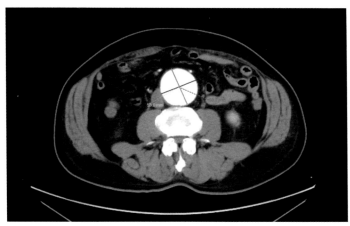

图14-1　主动脉CTA（轴位）

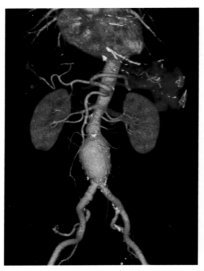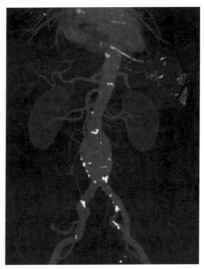

图14-2　主动脉CTA（重建）

## 二、术前检查

1. 术前完善常规检查　心肺功能评估，外周血管评估，并对可能存在的合并症进行相应检查和会诊，对异常结果及时分析、处理。

（1）一般实验室检查：完善血常规、血型、肝肾功能、血脂、输血八项、凝血功能、尿常规、便常规等常规化验。

血型：ABO A 型，RhD 阳性。

全血细胞分析：WBC $4.70\times10^9$/L，NEUT% 58.0%，HGB 130g/L，HCT 39.4%，PLT $162\times10^9$/L。

肝肾功能＋血脂：$K^+$ 4.0mmol/L，$Na^+$ 141mmol/L，$Ca^{2+}$ 2.14mmol/L，Cr（E）81μmol/L，ALT 10U/L，Alb 40g/L，TBil 8.6μmol/L，DBil 4.0μmol/L，AST 18U/L，TC 2.57mmol/L，LDL-C 1.40mmol/L。

凝血功能：PT 12.1秒，APTT 28.0秒，D-dimer 0.57mg/L FEU。

便常规＋隐血：WBC 阴性，OB 阴性。

尿常规：WBC 阴性。

甲状腺功能：未见明显异常。

（2）肺功能评估

动脉血气分析：pH 7.43，$PCO_2$ 40mmHg，$PO_2$ 78mmHg，$SO_2$ 95.3%。

肺部CT示双肺下叶多发斑片条索影，肺部感染不除外，请结合临床；右肺多发微小结节，请随诊；两肺门多发肿大淋巴结；双侧胸膜局部增厚。

（3）心脏情况评估

心肌酶谱：CK 100U/L，CK-MB-mass ＜ 0.5μg/L，cTnI ＜ 0.017μg/L，NT-proBNP 83pg/ml。

12导联心电图：未见明显异常。

超声心动图：心脏各房室内径正常；升主动脉增宽；左心室收缩功能及室壁运动未见异常；各瓣膜形态结构及启闭未见异常；无心包积液；彩色多普勒血流显像及频谱多普勒示各瓣膜血流速度未见明显增快，各瓣膜见少量反流束。

（4）周围血管评估

颈动脉、椎动脉彩色多普勒超声：双侧颈动脉粥样硬化伴斑块形成，左侧椎动脉阻力增高。

锁骨下动脉彩色多普勒超声：右侧锁骨下动脉起始处斑块形成。

下肢动脉彩色多普勒超声：双下肢动脉粥样硬化伴多发斑块形成。

2. 异常检查结果提示　常规检查未见明显异常。

## 三、术前准备

1. 术前基础治疗

（1）严格监测、控制血压。

（2）避免剧烈活动、咳嗽、便秘增加腹压的情况。

（3）围术期继续阿司匹林、他汀类药物等冠心病二级预防措施。

2. 术前特殊准备　既往冠心病史，重点注意心脏情况，请心内科、麻醉科协助诊治及评估手术风险。

（1）心内科会诊：患者目前考虑稳定型冠心病，规律二级预防，暂无冠状动脉造影指征；充分交代围术期急性冠脉综合征风险，手术首选腔内微创＋全麻手术，缩短手术时间，降低心脏风险，我科随诊。

（2）麻醉科会诊：患者高龄、血管手术、冠心病病史，围术期心血管手术风险增高，加强监测；若手术时间较长，创伤大，建议术前联系ICU备床；根据手术需求计划围术期抗凝治疗，术后尽早恢复阿司匹林治疗。

3. 术前一般准备　完善术前检查，严格监测、控制血压，术前麻醉科常规会诊，沟通麻醉、手术配合事宜。术前禁食、禁水12小时，双侧腹股沟区、会阴、左上肢备皮，备异体红细胞2U、血浆400ml，术前适当补液、水化，术前0.5小时给予预防性抗生素。

4. 手术专项准备——测量、规划　术前精确测量动脉瘤及入路各项解剖参数，包括瘤颈、动脉瘤、髂总动脉、髂外动脉、髂内动脉、股总动脉等部位，测量时尤其注意左侧副肾动脉（或称双支肾动脉）情况，仔细测量瘤颈情况，合理规划锚定区，精确制订手术计划，并预估使用支架参数，术前备齐可能所需支架型号及其他器械。测量结果如图14-3所示。

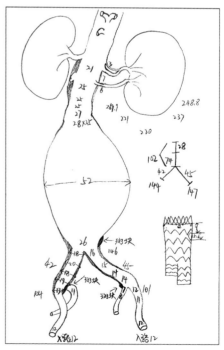

图14-3　术前测量结果

### 四、术前科室查房讨论

1. 医疗方面　患者腹主动脉瘤诊断基本明确，直径5.2cm，结合中国人身材、体型、血管解剖特点，考虑直径相对较大，且瘤腔内无附壁血栓，存在破裂风险，手术指征存在。治疗方面既往冠心病病史，经心内科、麻醉科会诊，首选腔内微创治疗。该患者主要治疗难点在于副肾动脉处理问题。其左侧下方副肾动脉直径较粗，如主动脉支架直接将下方副肾动脉覆盖，因肾动脉血管的解剖特点，肾前、肾内动脉分支间缺少相互间的吻合，可能面临相应供血区肾缺血、梗死风险。因副肾动脉附近腹主动脉管壁相对健康，可考虑通过"开窗"技术，重建下方副肾动脉，但手术难度较大，术前需精确测量、规划，并向患者及其家属交代副肾动脉重建失败可能。

2. 护理方面

（1）术后持续心电监护、吸氧，密切监测生命体征变化。

（2）约束双下肢、左上肢，避免双髋、左肘关节长期屈曲，确保穿刺点压迫确切。

（3）定时观察穿刺点情况，包括有无出血、包块、瘀斑等。

（4）注意观察，特别注意有无腰痛、血尿、发热等肾梗死表现。

（5）术前避免在左上肢采血、输液，以免影响入路。

如有异常发现，及时通知手术医师或值班医师。

### 五、手术过程

1. 麻醉成功后，患者仰卧位，双侧腹股沟、左上肢常规消毒铺巾。

2. 行双侧股动脉穿刺，置入导管鞘，造影证实穿刺部位位于股动脉，分别预置两把缝合器后，重新置入10F导管鞘；同时左侧肱动脉穿刺，置入导管鞘，造影证实左侧锁骨下动脉通畅（图14-4，图14-5）。

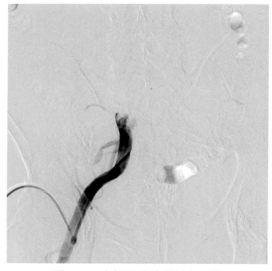

图14-4　右侧股动脉穿刺点造影

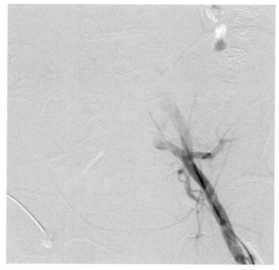

图14-5　左侧股动脉穿刺点造影

3．静脉给予肝素（80IU/kg），全身肝素化。

4．导丝、猪尾导管自右侧股动脉鞘上行至$T_{12}$水平；金标猪尾导管自左侧股动脉鞘入路置于$T_{12}$水平；造影示，肾下腹主动脉瘤，瘤体最大直径约5cm，左侧肾动脉开口低，左侧副肾动脉开口距动脉瘤起始段约1cm，肠系膜上动脉及双侧髂内动脉显影良好（图14-6，图14-7）。

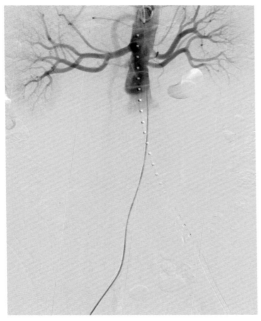

图14-6　腹主动脉近端造影

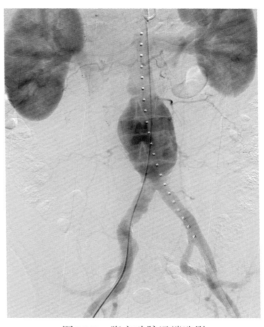

图14-7　腹主动脉远端造影

5．取覆膜支架（28-16-166mm）于体外半释放，按术前测量预估的左侧副肾动脉位置开窗，开窗点距离近端覆膜区边缘10mm，开窗直径约5mm，将标志物缝合固定于开窗位置上下覆膜处以备术中定位，完成吻合后重新回收至大鞘内（图14-8）。

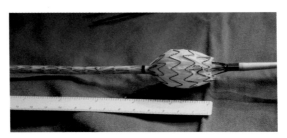

图14-8　主体支架开窗

6．右侧股动脉置换超硬导丝，沿导丝引入自制开窗支架系统，近端放置于左侧肾动脉下方、左侧副肾动脉上方，将预先缝制标志点定位左侧副肾动脉，部分释放支架近端（图14-9）。

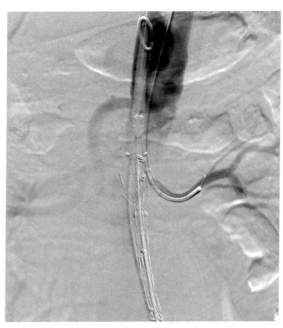

图14-9　开窗部位体内定位与定向

7. 自左侧肱动脉入路，0.035导丝、椎动脉导管、长导管鞘配合，自预开窗选入左侧副肾动脉，造影示对位良好，左侧副肾动脉未见明显狭窄，开窗选入右侧副肾动脉（图14-10）；更换0.014导丝建立工作通路，自导丝引入球囊扩张支架（图14-11）。

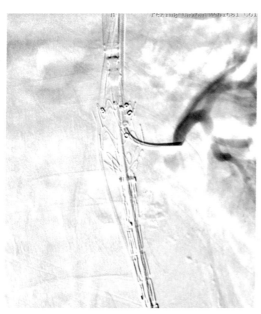

图14-10　经开窗选入右侧副肾动脉

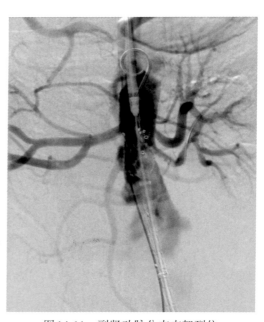

图14-11　副肾动脉分支支架到位

8. 继之完全释放主体支架近端，牢固锚定；随后精确定位、释放副肾动脉支架（图14-12）。

9. 造影示左侧副肾动脉显影良好，支架位置良好，未见内漏、成角；完整释放自制开窗支架系统，造影示支架内及肠系膜上动脉、双肾动脉显影良好（图14-13）。

10. 自右侧股动脉导丝配合导管选择进入主体支架短臂，交换为超硬导丝，置入右侧髂

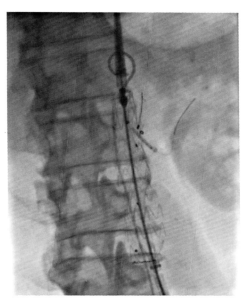

图14-12　完全释放支架近端

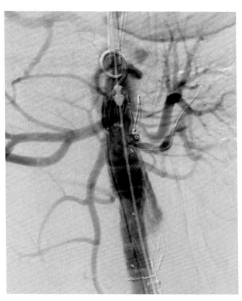

图14-13　副肾动脉支架释放后造影

腿（16-16-124mm），支架接驳主体支架短臂两节，远端位于髂内、髂外动脉开口上方释放；完全释放主体支架直至长臂打开（图14-14）。

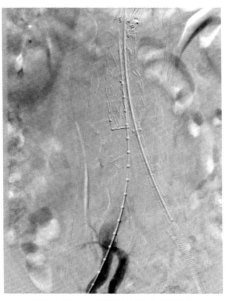

图14-14　右侧髂动脉分叉定位

11．以大动脉球囊扩张支架近端、双侧髂支、髂支远端以及支架各连接处，扩张完毕后造影示，主动脉、髂动脉及左侧副肾动脉内支架位置、形态良好，肠系膜上动脉和双侧肾动脉、左侧副肾动脉、双侧髂内动脉均通畅，双侧髂支走行顺畅，未见明显成角，流速满意。可疑微量Ⅱ型内漏，可观察随诊（图14-15，图14-16）。

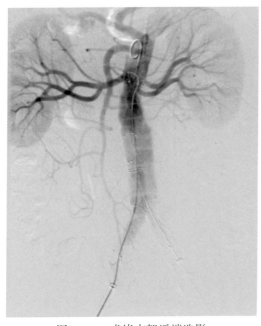

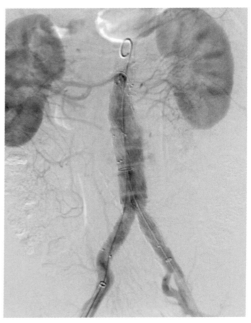

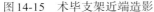

图14-15　术毕支架近端造影　　　　　　　图14-16　术毕支架远端造影

12．撤出输送导管，收紧预埋缝线，局部加压包扎。左侧肱动脉穿刺点加压包扎。

13．手术顺利，术中出血不多，未输血；查体双侧足背动脉、桡动脉搏动满意；术后患者安返病房。

## 六、术后处理

密切观察生命体征、腹部症状与体征、双下肢与左上肢动脉搏动、双侧股动脉、左侧肱动脉穿刺点等情况。常规给予心电监护、氧气吸入24小时；双侧腹股沟、左上肢穿刺点加压包扎24小时。术后前3天常规检查血常规、肝肾功能、凝血功能、心肌酶谱等。术后继续给予抗血小板＋他汀类药物治疗。

## 七、随访

术后定期随访动脉瘤情况，一般术后1个、3个、6个、12个月各随访1次，之后1年随访1次，目前仍在随访过程中。

## 八、病例术后点评及相关文献、指南解读

目前文献中关于腹主动脉瘤腔内修复是否需要重建副肾动脉（accessory renal artery，

ARA）的研究都是基于一些小规模病例报道，也有个别病例数较多的研究。在一项较大规模的随访研究中，Joshua等回顾性分析并随访了27个月（平均）的426例腹主动脉瘤腔内修复术（EVAR）患者，有69例患者发现了ARA。术中覆盖了45根ARA，并通过手术为29例患者保留了ARA。对比发现，覆盖ARA的病例组普遍具有较短的瘤颈，84%被覆盖ARA的患者出现了部分的肾梗死，但是在长期随访过程中，是否覆盖ARA并没有造成估测肾小球滤过率（eGFR）出现显著性的差异。在术后内漏发生率、再次手术、难治性高血压等方面也没有显著性差异。上述报道为我们带来了疑问：如果说中长期随访没有显著性差异，是不是在EVAR术中，当需要时，ARA可以被覆盖？这一问题也是大家的关注点。George等总结了既往的106篇文献，其中5篇直接或简洁地回答了我们关心的问题。在不同的研究中，覆盖ARA带来肾部分梗死的比例差异较大，但共同点是都没有发生肌酐、肾小球滤过率的显著性变化，没有出现肾衰竭或者恶性高血压等。Maurer等回顾性分析了181例患者，他们均接受了EVAR。其中121例患者接受了术后3个月的随访。在所有患者中，10.5%的患者（19例）覆盖了ARA。ARA研究表明，是否封闭ARA既不影响术后急性肾损伤（acute kidney injury，AKI）的发生，也与术后3个月慢性肾病（chronic kidney disease，CKD）的发生不相关。还有更多的报道证实，是否封闭ARA对术后eGFR的影响较小。Lucie Salomon等通过单中心回顾性研究分析了184例患者（其中有ARA的患者为25例），平均随访时间为41.6个月。研究表明，肾上锚定是术后肾功能下降的独立危险因素（多因素分析），是否封闭ARA并不影响术后肾功能的发展变化。有研究者试图为上述结果提供解释，可能是在ARA封闭后，仍有逆向的经肾包膜的供血为ARA所在区域提供血供。关于封闭ARA是否引起肾功能异常还有更多的文献报告，Jagajan Karmacharya等回顾性分析了1998—2003年的550例接受EVAR的患者，其中35例患者发现了ARA，这一比例低于前面的几项研究。在覆盖了ARA的患者中，7例患者出现了部分肾梗死，但似乎对患者的肾功能没有明显的影响，这部分患者对于ARA的覆盖耐受良好。所有ARA被覆盖的患者没有出现难以控制的高血压。没有患者术后需要接受透析或临时血液滤过等治疗。

关于ARA是否需要提前栓塞，大家有一些分歧。有研究表明（Jagajan Karmacharya等）ARA与内漏的发生没有关联，不需要提前超选并栓塞，也有研究回顾了提前栓塞ARA，进而更好地预防术后内漏发生。

虽然大多数研究以及综述都报道ARA的覆盖不会使患者在肾功能损害、术后内漏发生率、再次手术、难治性高血压等方面出现差异，但ARA是否能随意地被覆盖，还是在需要时谨慎地覆盖，我们需要听到一些对立面的声音。Emanuel R等报道，在254例开窗EVAR患者中，56例患者（22%）因手术需要，给予了计划性ARA封闭，16例患者保留了副肾动脉，其余患者为对照组。封闭ARA的患者有着更高的重大不良事件（major adverse event，MAE）发生率，（$P=0.04$）并且具有更高的AKI（$P=0.02$）发生率。在3年随访时发现，相比对照组及保留了ARA的患者，术中被覆盖了ARA的患者有着更高的肾功能下降（renal function deterioration，RFD）率（$P<0.001$）。也有另一项研究表明，不论是否封闭ARA，仅仅是因为合并ARA，EVAR术后肾功能异常的风险就会升高。

上述研究为我们带来了反思的声音，影像学检查上能看到明确的部分肾梗死，并且有研究表明术后肾梗死的发生率可能高达84%，可能仅通过肌酐水平来评估eGFR是不够的，可能需要肾血流图（肾放射性核素显像）等检查来评估肾功能才更为科学。另外随访的时间也很重要，在前述的研究中，很多随访时间是相对较短的，在更长的随访过程中，可能更有助于发现问题。有研究表明，术后超声随访对于腹主动脉瘤腔内修复术后了解患者内脏分支动脉情况具有良好的随访效果和重要的价值，对于ARA的患者，在支架主体封闭ARA后，是否还存在血流，超声评价可能带来获益。另外，副肾动脉的直径、供血区域都是重要的参考信息，不同直径的动脉、不同大小的供血区域将为我们带来不同的临床决策。

　　总之，ARA在EVAR术中是一个需要认真分析评估的要素，既往文献中较多的研究表明是否封闭ARA并不影响术后肾功能、内漏以及再手术、高血压等结果，但也有不同的研究结论。当我们面对具体的病例时，不能简单地照搬文献的结论，而应在充分了解、参考的情况下，依据患者具体的病情，包括动脉瘤的各项要素，结合ARA的粗细、供血区域的大小，以及患者基础肾功能的情况等，为患者制订个性化的诊疗方案。

## 参 考 文 献

［1］GREENBERG J I, DORSEY C, DALMAN R L, et al. Long-term results after accessory renal artery coverage during endovascular aortic aneurysm repair［J］. Journal of Vascular Surgery, 2012, 56（2）: 291-297.

［2］ANTONIOU G A, KARKOS C D, ANTONIOU S A, et al. Can an accessory renal artery be safely covered during endovascular aortic aneurysm repair?［J］Interactive Cardiovascular & Thoracic Surgery, 2013, 12（6）: 1025-1027.

［3］MAURER K, VERLOH N, L LÜRKEN, et al. Kidney failure after occlusion of accessory renal arteries in endovascular abdominal aneurysm repair［J］. CardioVascular and Interventional Radiology, 2019, 52（6）: 1687-1694.

［4］MONT L, AGAG G, MALAKHIA A, et al. Impact of accessory renal artery coverage on renal function during endovascular aortic aneurysm repair［J］. Annals of Vascular Surgery, 2020, 71（2 Suppl 1）: 402-410.

［5］OZSVATH K J, KARMACHARYA, SCHER L, et al. Outcomes of accessory renal artery occlusion during endovascular aneurysm repair-Discussion［J］. Journal of Vascular Surgery, 2006, 43（1）: 12-13.

［6］TENORIO E R, KRKKINEN J M, MARCONDES G B, et al. Impact of intentional accessory renal artery coverage on renal outcomes after fenestrated-branched endovascular aortic repair［J］. Journal of Vascular Surgery, 2020, 73（3）: 805-818.

［7］SADEGHI-AZANDARYANI M, ZIMMERMANN H, KORTEN I, et al. Altered renal functions in patients with occlusion of an accessory renal artery after endovascular stenting of an infrarenal aneurysm［J］. Journal of Vascular Surgery, 2017, 65（3）: 635-642.

［8］TRAN, K, MCFARLAND, G, SGROI, M, et al. Duplex ultrasound surveillance of renal branch grafts after fenestrated endovascular aneurysm repair［J］. Journal of Vascular Surgery, 2019, 70（4）: 1048-1055.

# 病例十五

# 合并肾动脉狭窄腹主动脉瘤腔内修复

## 一、病例摘要

患者，男性，64岁。因"右腰部疼痛6月余"入院。

现病史：患者6个月前起无明显诱因出现右腰部疼痛，外院平扫CT提示腹主动脉瘤，最大直径约5cm，建议大型综合医院就诊。后于我院就诊，行主动脉CTA提示主动脉及其分支管壁粥样硬化改变；双侧肾动脉开口水平以下至髂总动脉分叉处腹主动脉管腔呈瘤样扩张，最宽处管径约5cm，伴附壁血栓形成；左侧肾动脉起始处重度狭窄，建议可考虑观察。但其后患者仍间断有腰痛症状，未发现其他原因，拟行手术治疗入院。

既往史：高血压30年，氨氯地平、阿罗洛尔、吲达帕胺三联降压药物，血压控制尚可；长期大量吸烟史。

查体：腹软，全腹未见明显隆起，脐周可及搏动性包块，直径约5cm，腰部叩击痛（－）；双侧上肢、下肢肢体远端动脉搏动正常。

辅助检查：CTA示腹主动脉瘤样扩张伴附壁血栓形成，左侧肾动脉起始处重度狭窄，左侧肾动脉分支过早；左侧髂总动脉及髂内动脉管腔中度狭窄（图15-1）。

入院诊断：腹主动脉瘤；左侧肾动脉狭窄；慢性肾功能不全；高血压病。

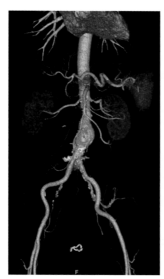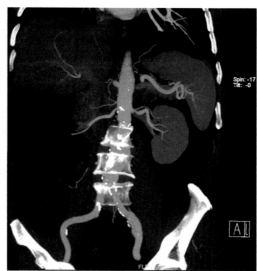

图15-1　主动脉CTA（重建）

## 二、术前检查

1. 术前完善常规检查

（1）一般实验室检查：血 Cr（E）137μmol/L，其余常规检查未见明显异常。

（2）肺功能评估：肺 CT 平扫未见明显异常。

（3）心脏情况评估：12 导联心电图、心肌酶谱均未见明显异常。

超声心动图：LVEF 70%，心脏高血压继发性退行性改变（左心房增大、轻度二尖瓣关闭不全、左心室肥厚、升主动脉及主动脉根部增宽、主动脉瓣退行性变、主动脉瓣轻度关闭不全）。

（4）肾功能评估

肾血流功能显像：肾小球滤过率为 39.53ml/min，右肾 17.39ml/min，左肾 22.14ml/min；双肾血流灌注及功能较差。

肾及肾动脉彩色多普勒超声检查：双肾形态大小正常；左侧肾动脉起始段流速增快，考虑狭窄 50%～70%；右侧副肾动脉可见。

2. 异常检查结果提示　患者双肾功能不全，慢性肾病（chronic kidney disease，CKD）3 期，高血压病不能除外肾动脉狭窄因素相关或参与。左肾功能仍相对较好，开通左侧肾动脉具有一定价值，可考虑在处理腹主动脉瘤同期开通左侧肾动脉。

## 三、术前准备

1. 术前基础治疗

（1）严格监测、控制血压，避免血压过高或剧烈波动。

（2）避免咳嗽、便秘、剧烈活动。

（3）继续使用既往慢性肾病所使用药物，并避免使用可能有肾损害的相关药物。

2. 术前一般准备　入院后完善术前检查，严格监测、控制血压，术前麻醉科会诊。术前禁食、禁水 12 小时，双侧腹股沟区及会阴备皮，备异体红细胞 2U、血浆 400ml，口服降压药物至手术当天早晨，术前适当补液，注意水化，术前 0.5 小时给予预防性抗生素。

3. 手术专项准备——测量、规划　术前精确测量动脉瘤及入路各项解剖参数（直径、长度等），包括瘤颈、动脉瘤、髂总动脉、髂外动脉、髂内动脉等部位；评估左侧肾动脉狭窄部位、狭窄程度；术前精确制订手术计划，并预估使用支架参数，术前备齐可能所需支架型号及其他器械。测量结果如图 15-2 所示。

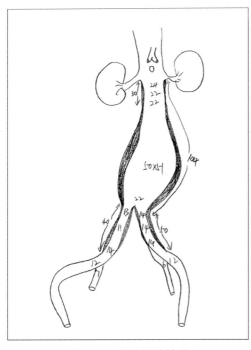

图 15-2　术前测量结果

## 四、术前科室查房讨论

1. 医疗方面　患者老年男性，临床症状以腰痛为著，长期难治性高血压史，影像学检查提示肾下腹主动脉瘤，左侧肾动脉狭窄。患者腰痛症状无其他明确病因，可疑为症状性腹主动脉瘤，存在治疗指征；肾动脉中重度狭窄、慢性肾功能不全诊断明确，左肾功能相对较好，处理左侧肾动脉狭窄性病变预期获益较高，亦存在手术指征。结合术前影像学检查，该患者肾下腹主动脉近端锚定区无明显瘤样扩张，瘤颈未见明显成角，手术拟同期完成腹主动脉瘤腔内隔绝、左侧肾动脉球囊扩张支架置入；术中主动脉支架近端需精确定位，避免遮盖左侧肾动脉开口。

2. 护理方面

（1）围术期遵医嘱适当水化，至少涵盖术前12小时至术后12小时，控制输液速度在1ml/（kg·h）左右。围术期严格监测尿量、出入量，警惕造影剂肾病，肾功能不全加重风险。

（2）术后严格监测生命体征、腹部体征、双下肢血供情况。

（3）穿刺点加压包扎、卧床制动，确保穿刺点压迫确切。

如有异常，及时通知手术医师或值班医师。

## 五、手术过程

1. 患者取平卧位，全麻成功后，双侧腹股沟消毒、铺无菌单。

2. 双侧股动脉入路，置入8F血管鞘，造影明确穿刺点位于股动脉；双侧均预埋两把缝合器，更换10F血管鞘（图15-3，图15-4）。

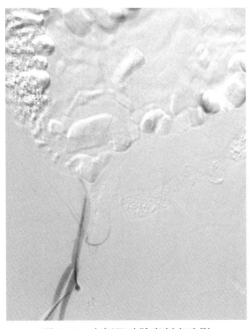
图15-3　右侧股动脉穿刺点造影

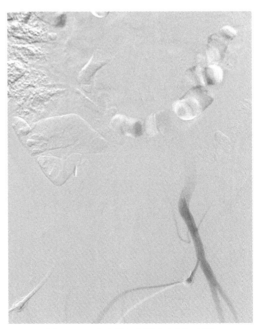
图15-4　左侧股动脉穿刺点造影

3．静脉全身肝素化（肝素钠80IU/kg静脉入壶）。

4．经右侧股动脉入路，导入普通猪尾导管于T$_{12}$水平，造影见肾下腹主动脉瘤，左侧肾动脉重度狭窄。进一步测量、确认具体参数（图15-5，图15-6）。

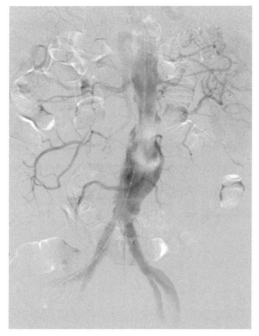

图15-5　腹主动脉近端造影

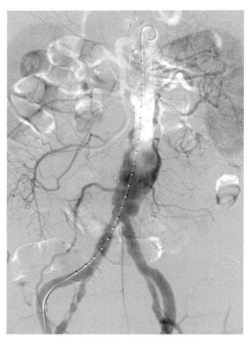

图15-6　腹主动脉远端造影

5．导丝配合Guiding导管、多功能导管选择进入左侧肾动脉，置换超硬导丝，将Guiding导管推入左侧肾动脉开口内，造影测量肾动脉直径；引入球囊扩张支架1枚（6-18mm），准确释放肾动脉球囊扩张支架，支架横跨左侧肾动脉开口处，近端位于主动脉内（图15-7～图15-9）。

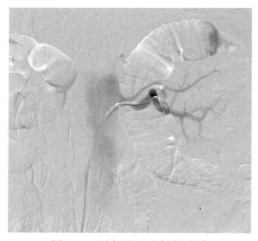

图15-7　选择进入左侧肾动脉

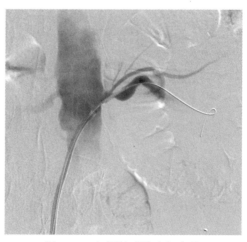

图15-8　左侧肾动脉支架定位

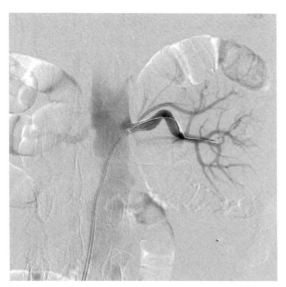

图15-9　左侧肾动脉支架植入术后

6. 经右侧股动脉入路，引入超硬导丝，导入主动脉覆膜支架主体（28-16-145mm），近端标志点位于肾动脉下方（图15-10）。

7. 将支架近端部分释放，经左侧股动脉入路，导丝配合猪尾导管，超选入主体支架短臂侧，置换超硬导丝，造影确认左侧髂总动脉分叉；继续接驳髂腿1根（16-16-124mm），支架远端锚定于左侧髂总动脉分叉处近端（图15-11）。

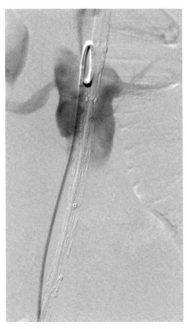

图15-10　主动脉支架近端定位

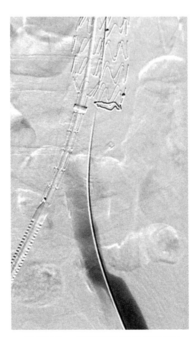

图15-11　左侧髂动脉分叉定位

8. 将主动脉覆膜支架完全释放，见右侧支架远端进入左侧髂总动脉约1cm，锚定不充分，遂于远端继续接驳髂腿1根（16-16-93mm）（图15-12）。

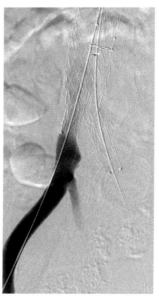

图15-12　完全释放右侧髂腿

9. 以大动脉球囊扩张支架近远端以及连接处，复查造影示：主动脉支架、左侧肾动脉支架位置良好；肠系膜上动脉、双侧肾动脉、双侧髂总动脉血流通畅；未见内漏，未见造影剂外溢（图15-13，图15-14）。

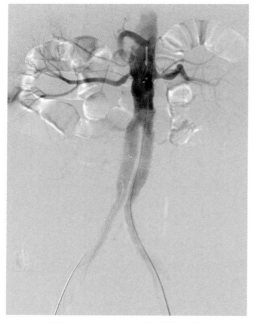

图15-13　术毕支架近端造影

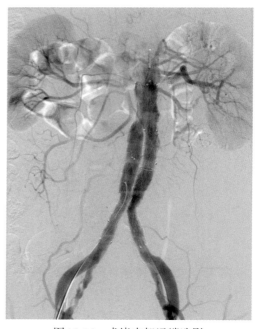

图15-14　术毕支架远端造影

10. 清点纱布、器械无误，撤出导丝、导管、血管鞘。收紧预埋缝线，局部外敷料加压包扎；查双侧股动脉搏动正常。术毕全麻清醒，安返病房。

## 六、术后处理

密切观察生命体征、腹部症状与体征、双侧腹股沟穿刺点、双下肢动脉搏动等情况。定时监测出入量、尿量，适当水化，预防造影剂肾病。常规给予心电监护、氧气吸入24小时；卧床24小时，24小时后下地；术后第1天常规检查血常规、肝肾功能、凝血功能、心肌酶谱等。术后肾功能未见明显恶化，未见明显并发症。患者于术后第3天顺利出院。

## 七、随访

术后定期随访，一般术后1个、3个、6个、12个月各随访1次，之后1年随访1次，图15-15和图15-16为术后半年复查CTA结果。

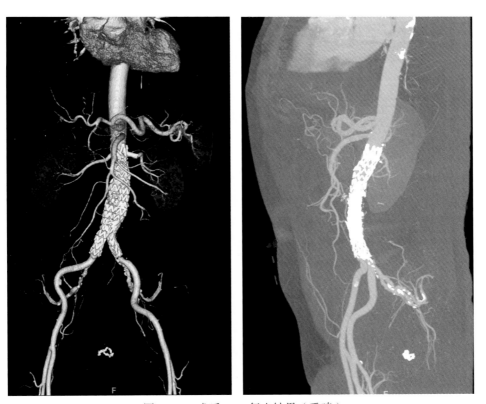

图15-15　术后CTA复查结果（重建）

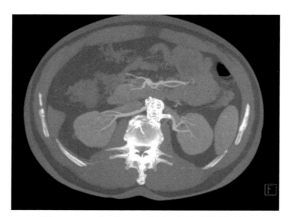

图 15-16　术后 CTA 复查（肾动脉情况）

## 八、病例点评及相关文献、指南解读

主动脉瘤常合并肾动脉狭窄，腔内修复治疗后出现肾功能下降也较为常见，各种不同的支架设计对肾功能的影响也不尽相同。两种不同的支架设计思路：肾上锚定和肾下锚定对肾功能的影响存在差别，Miller 对比两种锚定方式发现对肾功能的影响没有统计学差异。

有研究对比了腹主动脉瘤患者术后 2 年内的 AKI 风险和 CKD 发生、发展情况，并将上述随访与未手术动脉瘤患者对比。发现 EVAR 术后发生 CKD 的风险主要有以下三个方面：①主动脉瘤颈，②术前肾动脉狭窄＞50%，③术后发生 AKI。依据文章结果，我们应当更加重视那些术前合并肾动脉狭窄的患者。对于 EVAR 的患者，其同期置入肾动脉支架的指征可能需要比单纯肾动脉狭窄的患者更宽。这一推论来源于至少两个因素：① EVAR 术肾上锚定常可能对二期放置肾动脉支架造成困难；②即使是术前合并中度的肾动脉狭窄（＞50%），也可能引发术后 2 年内新发的 CKD。

肾上锚定支架释放后，会存在部分患者裸支架覆盖肾动脉开口，虽然并不会造成肾功能的损害，但会对后期再行肾动脉支架的置入造成技术上的困难。有文献表明置入腹主动脉支架后，在 2 年随访过程中，患者的肾动脉角度会发生显著的变化。根据研究数据，在置入腹主动脉支架后，肾动脉平均会向上向主干方向位移 17mm，其从腹主动脉发出的角度平均会向前位移 15 ～ 30 分钟（按照 12 点均分方向）。

此患者我们采取了同期处理肾动脉狭窄与腹主动脉瘤的方式，并且先行肾动脉支架置入，再处理腹主动脉瘤，优势有二：一是避免了置入腹主动脉支架后再处理肾动脉的技术困难，二是肾动脉支架置入后增加了放置主动脉支架时的定位精确度。有文献报道，腹主动脉瘤腔内修复手术合并无意中遮盖/部分遮盖肾动脉的情况约有 28%，说明即使是部分遮盖肾动脉，仍然会对肾血流造成明显的影响。对于肾动脉狭窄的患者，可能更难以耐受无意中的肾动脉遮盖，故术前预先置入肾动脉支架可能是一个更好的选择。

也有文献通过对腹主动脉瘤腔内修复术患者进行随访，发现是否同期置入肾动脉支架是术后 30 天发生急性肾损伤（AKI）或急性肾衰竭（acute renal failure，ARF）的独立危险因素，当然在回顾性分析中，需要置入支架的患者可能本身已经合并了基础肾动脉的狭窄或潜在肾功能异常，而未置入肾动脉支架的患者可能本身并无肾疾病或肾功能异常。但我们仍然应该警惕并依据今后更多的研究，在探讨腹主动脉瘤腔内修复术的同时，思考是否应该同期处理肾动脉狭窄病变，这是急需探讨并十分重要的问题。

当拟对腹主动脉瘤患者行腹主动脉瘤腔内修复术时，决定是否置入肾动脉支架可能还取决于肾动脉的角度。有文献报道，在胸腹主动脉瘤中，肾动脉根据发出的角度分为 A ～ D 四个类型：A 型为基本水平发出，B 型为向上方发出，C 型为向下方发出，D 型为先向下发出并转而向上方延伸。根据研究结果表明，B 型和 D 型肾动脉是术后发生术中肾动脉丢失或早期肾动脉闭塞的独立危险因素。研究建议对于 B 型和 D 型肾动脉应该开窗 / 支架重建。这个研究是针对胸腹主动脉瘤患者的，但对于腹主动脉瘤患者也具有启发意义。

对于腹主动脉瘤合并肾动脉狭窄的患者，如果术中没有重建，术后一旦出现肾动脉狭窄病变进展甚至闭塞，开通手术是否具有获益，有一篇文献报道值得参考。研究表明，EVAR 术后肾动脉闭塞的患者，只要肾还有一定的灌注和血流，哪怕是长时间的闭塞和缺血，积极地开通仍能得到较好的肾功能恢复，很多超过 24 小时时间窗的患者也取得了较好的术后效果。所以，如果术中没有放置肾动脉支架，在严密随访的同时，如果发现肾动脉病变进展甚至闭塞，仍然应该积极处理。

腹主动脉瘤腔内修复术后随访常依赖动脉 CTA，CTA 的实施具有一定的限制，并且对患者存在潜在的影响，尤其是对术前已经合并肾动脉狭窄甚至慢性肾病的患者，CTA 随访频次受到局限。研究表明，术后超声随访对于腹主动脉瘤腔内修复术后了解患者内脏分支动脉情况具有良好的随访效果和重要的价值。对于术后随访期间，肾动脉收缩期最大血流速度（peak systolic velocity，PSV）进行性升高的患者，应当及时完善 CTA 或造影，并考虑必要时给予干预治疗。

对是否需要分期处理肾动脉狭窄和腹主动脉瘤尚无定论，但有研究表明治疗顺序对腹主动脉瘤的治疗结果无明显影响。如条件具备，可考虑同期处理，通过一次手术为患者解决两处问题，避免多次手术；但需根据整体情况权衡决定，不能一概而论。

## 参 考 文 献

［1］MILLER L. E，RAZAVI M. K，LAL B. K. Suprarenal versus infrarenal stent graft fixation on renal complications after endovascular aneurysm repair［J］. Journal of Vascular Surgery，2019，61（5）：1340-1349.

［2］STATIUS，VERG，MAIRUHU R，et al. Determinants of acute kidney injury and renal function decline after endovascular abdominal aortic aneurysm repair［J］. European Journal of Vascular & Endovascular Surgery the Official Journal of the European Society for Vascular Surgery，2017，54（6）：712-720.

［3］ENGLAND，A，BUTTERFIELD，J. S，ASHLEIGH R. Incidence and effect of bare suprarenal stent struts crossing renal ostia following evar［J］. European Journal of Vascular and Endovascular Surgery，2016，32（5），523-528.

［4］MAUREL B，LOUNES Y，AMAKO M，et al. Changes in renal anatomy after fenestrated endovascular aneurysm repair-science direct［J］. European Journal of Vascular & Endovascular Surgery the Official Journal of the European Society for Vascular Surgery，2017，53（1）：95-102.

［5］LENNART VAN DE VELDE BSC，BM A B，EJD A，et al．Partial renal coverage in endovascular aneurysm repair causes unfavorable renal flow patterns in an infrarenal aneurysm model［J］．Journal of Vascular Surgery，2018，67（5）：1585−1594.

［6］NEJIM，B，ARHUIDESE，I，RIZWAN，M，et al．Concurrent renal artery stent during endovascular infrarenal aortic aneurysm repair confers higher risk for 30-day acute renal failure［J］．Journal of Vascular Surgery，2017，65（4）：1080−1088.

［7］ENRICO G，GIANLUCA F，RODOLFO P，et al．Renal artery orientation influences the renal outcome in endovascular thoraco-abdominal aortic aneurysm repair［J］．European journal of vascular and endovascular surgery：the official journal of the European Society for Vascular Surgery，2018，56（3）：382-390.

［8］TRAN K，MCFARLAND G，SGROI M，et al．Duplex ultrasound surveillance of renal branch grafts after fenestrated endovascular aneurysm repair［J］．Journal of Vascular Surgery，2019，70（4）：1048−1055.

［9］BA RIL D T，LOOKSTEIN R A，JACOBS T S，et al．Durability of renal artery stents in patients with transrenal abdominal aortic endografts［J］．Journal of Vascular Surgery，2007，45（5），915−921.

# 病例十六

## 合并颈动脉狭窄腹主动脉瘤腔内修复

### 一、病例摘要

患者，男性，65岁。主因"检查发现腹主动脉瘤8月余"入院。

现病史：患者8个月前因"消化道出血"于当地医院行CT检查，偶然发现腹主动脉瘤，未进一步诊治。否认发热、恶心、呕吐，否认腹痛，腹胀等不适。2周前，为进一步诊治至我科门诊，查腹主动脉CTA示腹主动脉及右侧髂总动脉管腔瘤样扩张伴腔内附壁血栓形成，腹主动脉瘤最大直径约6cm，右肾占位，不除外恶性。患者先后就诊于我院血管外科与泌尿外科，泌尿外科建议先行处理腹主动脉瘤，我科门诊考虑患者腹主动脉瘤诊断明确，直径较大，存在破裂风险，有手术指征。

既往史：12年前出现"右侧脑梗"，予溶栓治疗，现遗留左侧上下肢活动障碍。发现高血压12年，最高为182/91mmHg，现口服厄贝沙坦150mg每天1次，平时血压（140～150）/（80～90）mmHg。发现冠心病12年，外院CTA提示："冠状动脉三支病变，陈旧性心肌梗死"（具体不详）。2个月前于我院心超提示：左心室射血分数（M型）43%，节段性室壁运动异常（下后壁、室间隔）。现口服阿托伐他汀10mg每晚1次，美托洛尔12.5mg每天2次，氯吡格雷75mg每天1次，单硝酸异山梨酯20mg每天2次治疗。8个月前外院CT示右肾占位及左肾上腺结节，未处理。否认传染病史，否认重大手术、外伤及输血史，否认药物、食物过敏史。

查体：腹平软，未见明显局部隆起，脐左侧可扪及搏动性包块，边界不清，无压痛。全腹部无压痛、反跳痛、肌紧张。双侧桡动脉搏动对称、有力，双侧股动脉、腘动脉、胫后动脉、足背动脉搏动可触及。

辅助检查：CTA示胸主动脉溃疡，左侧双支肾动脉，腹主动脉及分支多发钙化及非钙化斑块，腹腔干起始处、左侧下位肾动脉起始处及双侧髂内动脉管腔中重度狭窄，余管腔轻、中度狭窄。L$_2$下缘至L$_5$上缘水平腹主动脉及右侧髂总动脉管腔瘤样扩张，腹主动脉瘤腔见环周低密度影。右肾上极占位，肾癌可能；左肾上腺结节，腺瘤可能（图16-1，图16-2）。

诊断：腹主动脉瘤，胸主动脉溃疡，高血压（3级，极高危），冠状动脉粥样硬化性心脏病，陈旧性心肌梗死，陈旧性脑梗死，右肾占位，左肾上腺结节。

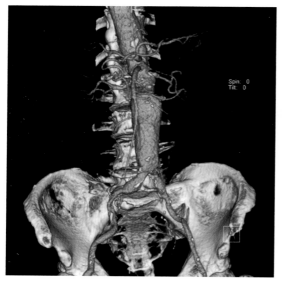

图 16-1　主动脉CTA（重建）

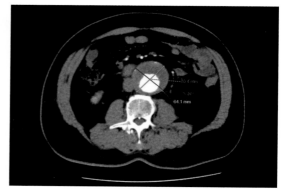

图 16-2　主动脉CTA（轴位）

## 二、术前检查

术前完善常规检查

（1）一般实验室检查

血型：ABO B型，RhD阳性。

全血细胞分析：WBC 5.75×10⁹/L，NEUT% 64.8%，HGB 142g/L，HCT 41.1%，PLT 181×10⁹/L。

肝肾功能＋血脂：K⁺ 3.9mmol/L，Na⁺ 139mmol/L，Ca²⁺ 2.28mmol/L，ALT 17U/L，Cr（E）85μmol/L，Alb 41g/L，AST 19U/L，TC 4.86mmol/L，TG 1.03mmol/L，LDL-C 3.56mmol/L。

凝血功能：PT 12.3秒，APTT 26.1秒，D-dimer 4.64mg/L FEU，Fbg 2.67g/L。

输血八项：HBcAb阳性，HBsAb阳性，其余为阴性。

（2）肺功能评估

动脉血气分析：pH 7.42，PCO₂ 37mmHg，PO₂ 79mmHg，SO₂ 95.7%。

胸部CT平扫：右肺斜裂旁微小结节，建议随诊；左肺尖、左肺上叶下舌段、右肺中叶内侧段、右肺下叶胸膜下少许斑片条索影；双肺上叶肺气肿改变；右肺下叶肺大疱可能；双侧斜裂胸膜局限性增厚；主动脉及其分支动脉粥样硬化后改变；左侧肾上腺结合部结节，右肾上极占位，建议进一步检查；胆囊壁增厚，胆汁淤积可能；扫描范围内腹主动脉局部明显增宽，请结合病史考虑。

（3）心脏情况评估

心肌酶谱：CK 100U/L，CK-MB-mass 0.9μg/L，cTnI 0.025μg/L，NT-proBNP 797pg/ml。

12导联心电图：窦性心律，陈旧下壁心肌梗死。

超声心动图：节段性室壁运动异常（下后壁、室间隔），左心增大，轻度二尖瓣关闭不全，左心室收缩功能减低，左心室松弛功能减低，室间隔基部增厚，升主动脉增宽，主动脉瓣及二尖瓣后叶瓣环退行性变，轻度主动脉瓣关闭不全。

（4）周围血管评估

颈动脉、椎动脉彩色多普勒超声：双侧颈动脉粥样硬化伴斑块形成，右侧颈内动脉闭塞，左侧颈内狭窄大于75%，左侧椎动脉阻力增高。

锁骨下动脉彩色多普勒超声：左侧锁骨下动脉粥样硬化伴斑块形成。

下肢动脉彩色多普勒超声：双下肢动脉粥样硬化伴斑块形成。

肾动脉彩色多普勒超声：腹主动脉流速减低，双侧肾动脉阻力增高，患者腹腔肠气重，左肾下支副肾动脉探查受限。

（5）其他特殊检查：既往脑梗死病史，颈动脉病变，加查头部MRI：双侧半卵圆中心、双侧脑室旁多发斑点状异常信号影，非特异性白质改变，慢性缺血可能；双侧尾状核头及桥脑异常信号影，软化灶可能。

心肌梗死病史，多血管病变，加查12导联动态心电图未见明显异常。

## 三、术前准备

1. 术前基础治疗

（1）嘱避免增加腹部压力动作（如剧烈活动、用力排便、咳嗽、咳痰等）。

（2）患者既往高血压病史，严格监测、控制血压，降低动脉瘤破裂风险。

（3）冠心病、心肌梗死、脑梗死病史，严格应用抗血小板＋他汀类药物，并遵相关科室意见完善其他用药，预防围术期心脑血管事件。

（4）动脉血氧分压偏低，雾化吸入，预防肺部并发症。

（5）遵多科会诊意见，完善其他伴随疾病相关检查及治疗。

2. 术前特殊准备　既往合并症多，涉及多器官、多系统，请多学科会诊，协助诊治，按会诊意见严格执行。

（1）泌尿外科会诊：患者腹主动脉瘤，合并右肾及右肾上腺占位，右肾癌及右肾上腺瘤可能，综合考虑，建议先行腹主动脉瘤手术，待手术恢复后尽快泌尿外科就诊。

（2）内科会诊：建议复查一次心电图明确有无动态变化，若无动态变化，无急性冠脉综合征（acute coronary syndrome，ACS）证据，限期手术，无绝对手术禁忌证。但需充分交代围术期心肌梗死、心律失常、心力衰竭风险，充分控制血压，保持容量稳定，血钾4.0mmol/L左右，若有胸闷、心悸等不适及时复查心电图及心肌酶谱；若无禁忌继续目前降脂、降压、单硝酸异山梨酯及美托洛尔治疗，因术后拟行长期抗凝，建议继续氯吡格雷抗血小板治疗，我科随诊。

（3）麻醉科会诊：老年男性，美国麻醉医师协会（American Society of Anesthesiologists，ASA）分级Ⅲ级，限期手术；继续追踪动态心动图、24小时尿Ca及相关检查结果，如有异常，建议完善内分泌、泌尿外科、心内科会诊，评估相关风险，指导围术期治疗；患者高龄，既往合并高血压、脑梗死、肺气肿，颈动脉闭塞重度狭窄，手术及麻醉风险高，充分交代围术期脑血管事件，如心肌梗死、脑梗死、心律失常、心力衰竭、脑出血、术后呼吸系统感染、脱机拔管困难可能；患者多发牙齿脱落，残余牙齿松动，充分交代气管插管导致牙齿脱落可能；依据术中情况决定是否返ICU治疗。

（4）神经内科会诊：患者脑梗死史明确，长期规律口服二级预防药物。患者属于脑血管疾病高危人群，从我科角度无手术禁忌证，但存在围术期再发脑卒中事件的风险，向患者及家属充分交代；患者合并颈动脉狭窄，跟踪头颈CTA结果，贵科进一步评估干预指征；患者心房颤动史不明确，建议完善动态心电图检查。脑血管抗栓治疗方面，如未获得明确心房颤动证据，结合患者消化道出血病史，建议长期服用氯吡格雷75mg每天1次，如获得心房颤动证据，进一步完善头MRI＋T2*检查，随诊评估抗凝方案；贵科继续诊治原发病；我科随诊。

（5）内分泌科会诊：患者肾上腺腺瘤有无功能不详，若上述肾上腺功能评估结果回报有异常再请我科会诊。患者目前口服血管紧张素Ⅱ受体阻断剂（angiotensin Ⅱ receptor blocker，ARB）和β受体阻断剂，无法评估肾素－血管紧张素－醛固酮系统，若病情允许请停用ARB 1个月，停用β受体阻断剂2周后完善立位醛固酮、肾素活性、血管紧张素Ⅱ。完善肾上腺增强CT＋三维重建。若血钾＜3.5mmol/L，完善24小时尿钾；患者入院监测血压仍偏高，请内科会诊调整用药；我科随诊。

3. 术前一般准备　术前1天麻醉科、ICU会诊，完善术前麻醉相关准备，ICU预留床位。术前与患者及其家属充分沟通病情，交代手术风险，完善谈话签字。术前禁食、禁水12小时，双侧腹股沟区及会阴备皮，备异体红细胞2U、血浆400ml。口服降压药物、抗血小板及心脏相关用药，至手术当天早晨。术前适当补液、水化，术前0.5小时给予预防性抗生素。

4. 手术专项准备——测量、规划　术前精确测量动脉瘤及入路各项解剖参数，包括瘤颈、动脉瘤、髂总动脉、髂外动脉、髂内动脉、股动脉等部位，精确制订手术计划，并预估使用支架参数，术前备齐可能所需支架型号及其他器械。测量结果如图16-3所示。

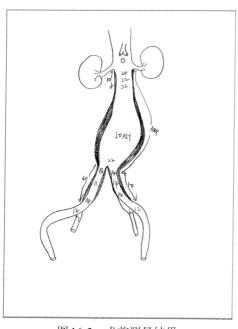

图16-3　术前测量结果

## 四、术前科室查房讨论

1. 医疗方面　患者腹主动脉瘤解剖条件尚可，可行常规腹主动脉瘤腔内修复术。患者主要问题为合并症多，主要是既往心脑血管疾病病史明确，围术期再发心肌梗死、脑梗死等风险高，遵相关科室医嘱完善检查及二级预防。右侧颈内动脉已闭塞，左侧颈内动脉重度狭窄，围术期存在脑梗死风险，但3个月内无新发脑梗死、脑缺血症状，手术紧迫性不强，可在充分交代风险的基础上，先行腹主动脉瘤手术。与麻醉科加强沟通，术中注意避免血压过低和剧烈波动。术后患者恢复一段时间后，限期行左侧颈动脉内膜剥脱术。通过我科手术去除动脉瘤、颈动脉狭窄等危险因素，为后续泌尿外科处理肾占位病变创造条件。

2. 护理方面　早期返ICU严密监护、过渡，稳定后尽快脱机拔管，后返普通病房。

（1）持续心电监护、吸氧，密切监测生命体征变化，尤其注意血压情况，避免过高、过低及剧烈波动。

（2）密切注意有无心肌梗死、脑梗死相关症状、体征。

（3）约束双下肢，保持髋关节伸直、压迫状态。

（4）定时观察穿刺点情况，包括有无出血、包块、瘀斑等。

（5）定时观察下肢血供，足背动脉搏动等情况。

如有异常发现，及时通知手术医师或值班医师。

## 五、手术过程

1. 行双侧股动脉穿刺，置入8F血管鞘，造影证实穿刺部位位于股动脉。两边分别预置缝合器后，重新置入10F血管鞘（图16-4，图16-5）。

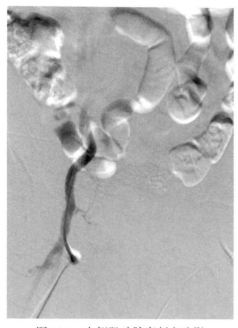 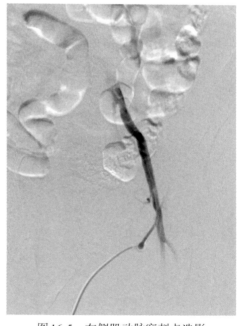

图16-4　右侧股动脉穿刺点造影　　　　图16-5　左侧股动脉穿刺点造影

2. 因术前检查发现颈动脉病变，术中行主动脉弓造影评估，导丝、猪尾导管自右侧股动脉血管鞘上行至主动脉弓，行头颈部动脉造影，提示右侧颈内动脉闭塞，左侧颈内动脉狭窄（图16-6）。

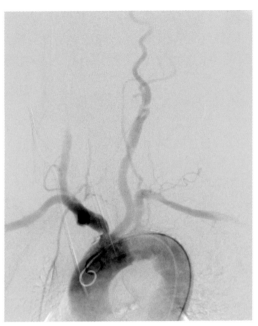

图 16-6　主动脉弓造影

3. 腹主动脉下段 $T_{12}$ 水平，猪尾导管自左侧股动脉鞘入路置于 $T_{12}$ 水平；造影：肾下腹主动脉瘤，右侧肾动脉开口低，左肾双支动脉，其中下支中度狭窄，右侧肾动脉、左侧肾动脉上支及肠系膜上动脉显影良好，双侧髂内动脉重度狭窄（图 16-7，图 16-8）。

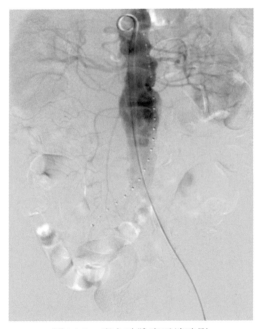

图 16-7　腹主动脉瘤近端造影

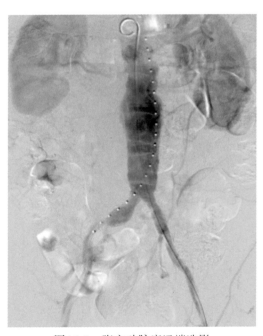

图 16-8　腹主动脉瘤远端造影

4. 自右侧股动脉入路置换超硬导丝，沿导丝进入主体支架（36-16-170mm），覆膜区定位右肾动脉开口释放主体支架直至主体支架短臂打开（图16-9，图16-10）。

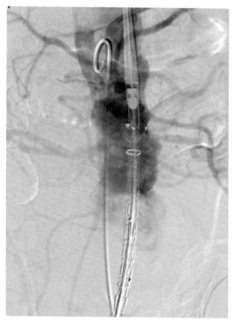 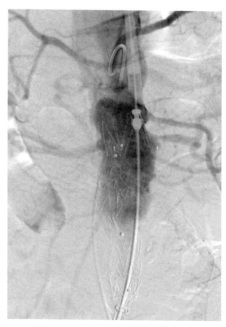

图16-9　主动脉支架近端定位　　　　　　　图16-10　主动脉支架近端释放

5. 自左侧股动脉导丝配合导管选择进入主体支架短臂，交换为超硬导丝，置入左侧髂腿（16-16-93mm），支架接驳主体支架短臂两节，远端位于髂内、髂外动脉开口上方释放；完全释放主体支架直至长臂打开（图16-11）。

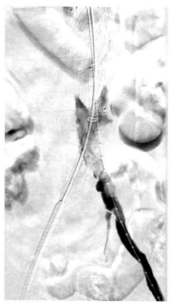

图16-11　左侧髂总动脉分叉定位

6. 以大动脉球囊扩张支架近端、双侧髂支远端以及支架各连接处，扩张完毕后造影：主动脉支架位置良好，肠系膜上动脉、双侧肾动脉、髂内动脉均通畅，可见少量 I 型内漏，右肾动脉显影同前。双侧髂支走行顺畅，未见明显成角，流速满意（图16-12，图16-13）。

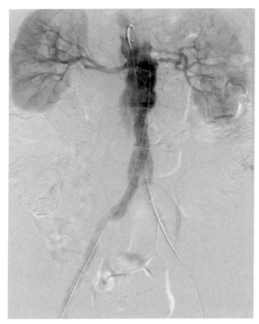 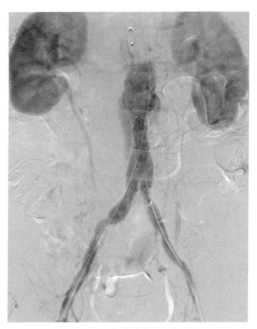

图16-12 术毕支架近端造影　　　　　图16-13 术毕支架远端造影

7. 清点器械无误，撤出输送导管，收紧预埋缝线。局部外敷料包扎。查双侧股动脉搏动正常；术后全麻清醒，安返病房。

## 六、术后管理

术后早期返ICU过渡，密切监护，维持呼吸、循环稳定，早期脱机拔管。密切观察生命体征、腹部体征、神经系统症状与体征、穿刺点、下肢动脉搏动情况。清醒并返普通病房后，常规给予心电监护、氧气吸入24小时，卧床制动、穿刺点加压包扎24小时，预防性抗生素使用至术后24小时。早期恢复抗血小板、他汀及其他心脑血管用药，警惕心脑血管并发症，并密切观察。术后前3天常规检查血常规、肝肾功能、凝血功能、心肌酶谱等指标。

患者恢复良好，顺利出院。2周后再次住院，行左侧颈动脉内膜剥脱术，以降低脑梗死风险。随后就诊于泌尿外科行肾占位病变相关治疗。

## 七、随访

术后定期随访动脉瘤情况，一般术后1个、3个、6个、12个月各随访1次，之后1年随访1次，图16-14为术后复查CTA结果（3个月）。

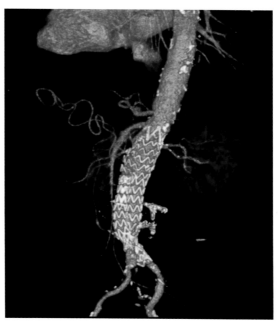

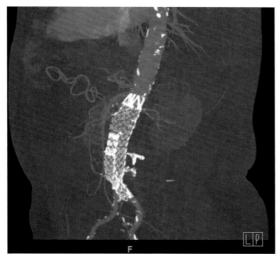
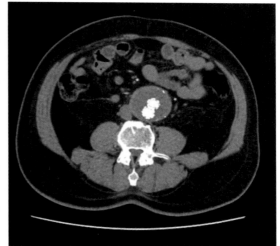

图16-14　术后CTA复查结果

## 八、病例术后点评及相关文献、指南解读

本例患者系老年男性，因消化道出血体检发现无症状性腹主动脉瘤及右肾可疑恶性占位，术前评估发现右侧颈内动脉闭塞，左侧颈内动脉狭窄（＞75%），既往高血压、陈旧脑梗死，否认入院前6个月内脑卒中或短暂性脑缺血发作。患者高龄，合并症较多，其诊疗决策重点在于腹腔恶性肿瘤疾病及全身多发血管病变的诊治优先级评估。

对于合并腹腔恶性肿瘤的腹主动脉瘤患者，其诊疗策略需根据具体病情的危重及紧迫程度作个体化评估与决策。血管疾病及恶性肿瘤疾病的病情评估，需就相应疾病的具体情况行针对性分析。对于主动脉瘤患者，破裂主动脉瘤需立即行急诊手术治疗，而症状性主动脉瘤患者亦应在尽快完善必要术前优化性评估后限期行手术治疗，且若条件允许需在重症监护病房或其他具有同等或相近病情监测及开展急危重抢救的环境下等待术前评估完善。针对恶性肿瘤性病变，若存在肿瘤相关的严重压迫、梗阻或活动性出血症状，亦需考虑及早期或急诊干预。诊疗先后顺序决策的矛盾点通常在于，若先行手术治疗腹腔恶性肿瘤性病变，因手术操作及术后相关并发症，可能会增加围术期及术后主动脉瘤破裂风险；而先行手术干预腹主动脉瘤，则可能因术后恢复等病情需要延误恶性肿瘤病变的手术治疗。因此2018年欧洲血管外科学会在相关指南中指出，若相关病情允许，且解剖条件适宜，优先推荐合并腹部恶性肿瘤的腹主动脉瘤患者优先行腹主动脉瘤腔内隔绝术，并于术后2周内二期行恶性肿瘤手术。腔内手术的微创性及较短的术后恢复时间有助于最大限度缩短分期手术间的等待时间，同时尽可能降低血管置入物感染风险。本例合并腹部恶性肿瘤患者无症状性肾下腹主动脉瘤最大直径为6cm，存在限期手术指征，右肾可疑恶性病变暂无明显临床症状，考虑肾肿瘤手术过程中肾动脉解剖游离及全身麻醉期间血压、腹腔压力波动，可能增加围术期主动脉瘤破裂风险，因此计划先行手术治疗腹主动脉瘤，二期于泌尿外科完善专科恶性肿瘤手术治疗。

血管合并症方面，患者术前评估提示右侧颈内动脉闭塞，左侧颈内动脉＞75%狭窄，需重点警惕围术期脑卒中风险。非颈动脉手术围术期脑卒中风险与患者原发病情、合并症及拟行手术的复杂程度，以及自前次脑卒中或短暂性脑缺血发作出现后拟行手术的时机有关。高龄、糖尿病、心血管合并症、既往脑卒中，以及心、肺、肾等重要脏器功能不全均有报道与围术期脑卒中风险增加相关，其中既往脑卒中病史、手术计划距离前次脑卒中的时间间隔与围术期脑卒中风险增加显著相关。因此对于合并颈动脉狭窄，尤其是症状性颈动脉狭窄患者的手术决策，需予重点关注。相关研究在心脏外科手术如冠状动脉旁路移植手术中，对合并颈动脉狭窄患者的手术时机选择进行了较为深入的研究。对于合并症状性颈动脉狭窄且狭窄程度达到手术干预指征（＞50%）的患者，于冠状动脉旁路移植术前或与旁路移植术同期行颈动脉内膜剥脱术能够降低围术期脑卒中风险；对于合并无症状性颈动脉狭窄的患者，旁路移植术前预防性颈动脉内膜剥脱或同期手术无法显著性降低围术期脑卒中风险，亦有相关研究者认为对于无近期脑卒中或脑缺血症状、拟行心脏手术的患者，术前常规筛查颈动脉狭窄可能无法取得有意义的临床获益。但相关研究同时指出，对于无症状颈动脉狭窄患者中的高风险亚群，如双侧重度狭窄（＞70%）或一侧重度狭窄合并对侧闭塞，预防性颈动脉内膜剥脱或同期手术可能存在一定程度的临床获益。非心脏外科手术的相关研究亦有类似结论。对于合并症状性颈动脉狭窄的患者，在大动脉手术或非心血管手术前先行预防性颈动脉内膜剥脱，可降低围术期脑卒中风险；对于合并无症状性颈动脉狭窄的病例，有回顾性研究报道无症状性颈动脉狭窄程度并未与围术期脑卒中风险明确相关。另有一项前瞻性研究报道，术前针对无症状性颈动脉狭窄行预防性内膜剥脱术并不能显著性降低围术期脑卒中风险。但值得注意的是，受研究队列容量或研究设计所限，上述针对非心脏外科手术的临床研究均未针对双侧无症状性狭窄或合并一侧闭塞的重度狭窄（即无症状性狭窄中的脑卒中高风险亚群）进行亚组分析，在这一亚组患者中，预防性颈动脉内膜剥脱术的临床获益尚不明确，需根据具体病例作个体化决策。本例患者无症状性腹主动脉瘤及右肾恶性占位性病变均存在限期手术指征，合并一侧颈内动脉闭塞，对侧颈内动脉重度狭窄，近期无狭窄侧颈内动脉相关脑缺血症状，考虑患者虽属脑卒中相对高风险亚组，但颈动脉围术期心率、血压波动可能增加主动脉瘤破裂风险，故经审慎术前评估，计划先行介入手术处理主动脉病变，术后尽早行左侧颈内动脉内膜剥脱术，术后计划限期泌尿外科行肾肿瘤手术治疗。患者高龄，重要脏器储备功能相对有限，围术期注意水化，积极术前心肺功能优化，主动脉腔内修复术中尽量避免血压明显波动，尤其慎防术中低血压所致颅脑低灌注及相关脑卒中风险。术后重症监护病房过渡，密切监测生命体征及神经系统症状体征，术后按需抗血小板用药，因合并消化道出血病史，需警惕出血症状加重或新发其他系统出血。术前与患者及其家属充分交代病情，明确分期手术及阶段性诊疗计划，完善知情同意。

## 参 考 文 献

［1］KOUVELOS G N，PATELIS N，ANTONIOU G A，et al．Management of concomitant abdominal aortic aneurysm and colorectal cancer［J］．J Vasc Surg，2016，63（5）：1384-1393．

［2］KUMAR R，DATTANI N，ASAAD O，et al．Meta-analysis of outcomes following aneurysm repair in patients with synchronous intra-abdominal malignancy［J］．Eur J Vasc Endovasc Surg，2016，52（6）：747-756．

［3］WANHAINEN A，VERZINI F，VAN HERZEELE I，et al．Editor's choice—European Society for Vascular Surgery（ESVS）2019 clinical practice guidelines on the management of abdominal aorto-iliac artery aneurysms［J］．Eur J Vasc Endovasc Surg，2019，57（1）：8-93．

［4］MAEDA K，OHKI T，KANAOKA Y，et al．Current surgical management of abdominal aortic aneurysm with concomitant malignancy in the endovascular era［J］．Surg Today，2016，46（8）：985-994．

［5］CHAIKOF E L，DALMAN R L，ESKANDARI M K，et al．The Society for Vascular Surgery practice guidelines on the care of patients with an abdominal aortic aneurysm［J］．J Vasc Surg，2018，67（1）：2-77．e2．

［6］LIAPIS C D，KAKISIS J D，DIMITROULIS D A，et al．Carotid ultrasound findings as a predictor of long-term survival after abdominal aortic aneurysm repair：a 14-year prospective study［J］．Journal of Vascular Surgery，2003，38（6）：1220-1225．

［7］NAYLOR A R，RICCO J B，DE BORST G J，et al．Editor's choice—management of atherosclerotic carotid and vertebral artery disease：2017 clinical practice guidelines of the European Society for Vascular Surgery（ESVS）［J］．Eur J Vasc Endovasc Surg，2018，55（1）：3-81．

［8］KURVERS H A J M，VAN DER GRAAF Y，BLANKENSTEIJN J D，et al．Screening for asymptomatic internal carotid artery stenosis and aneurysm of the abdominal aorta：comparing the yield between patients with manifest atherosclerosis and patients with risk factors for atherosclerosis only1 1Competition of interest：none［J］．Journal of Vascular Surgery，2003，37（6）：1226-1233．

［9］AXELROD D A，STANLEY J C，UPCHURCH G R，et al．Risk for stroke after elective noncarotid vascular surgery［J］．J Vasc Surg，2004，39（1）：67-72．

［10］SHARIFPOUR M，MOORE L E，SHANKS A M，et al．Incidence，predictors，and outcomes of perioperative stroke in noncarotid major vascular surgery［J］．Anesth Analg，2013，116（2）：424-434．

［11］JORGENSEN M E, TORP-PEDERSEN C, GISLASON G H, et al. Time elapsed after ischemic stroke and risk of adverse cardiovascular events and mortality following elective noncardiac surgery［J］. JAMA, 2014, 312（3）: 269-277.

［12］NAYLOR A R, MEHTA Z, ROTHWELL P M, et al. Carotid artery disease and stroke during coronary artery bypass: a critical review of the literature［J］. Eur J Vasc Endovasc Surg, 2002, 23（4）: 283-294.

［13］D'AGOSTINO R S, SVENSSON L G, NEUMANN D J, et al. Screening carotid ultrasonography and risk factors for stroke in coronary artery surgery patients［J］. Ann Thorac Surg, 1996, 62（6）: 1714-1723.

［14］NAYLOR A R, BOWN M J. Stroke after cardiac surgery and its association with asymptomatic carotid disease: an updated systematic review and meta-analysis［J］. Eur J Vasc Endovasc Surg, 2011, 41（5）: 607-624.

［15］ROTHWELL P M, ELIASZIW M, GUTNIKOV S A, et al. Analysis of pooled data from the randomised controlled trials of endarterectomy for symptomatic carotid stenosis［J］. The Lancet, 2003, 361（9352）: 107-116.

［16］SONNY A, GORNIK H L, YANG D, et al. Lack of association between carotid artery stenosis and stroke or myocardial injury after noncardiac surgery in high-risk patients［J］. Anesthesiology, 2014, 121（5）: 922-929.

［17］BALLOTTA E, RENON L, DA GIAU G, et al. Prospective randomized study on asymptomatic severe carotid stenosis and perioperative stroke risk in patients undergoing major vascular surgery: prophylactic or deferred carotid endarterectomy?［J］Ann Vasc Surg, 2005, 19（6）: 876-881.

［18］EUROPEAN STROKE O, TENDERA M, ABOYANS V, et al. ESC Guidelines on the diagnosis and treatment of peripheral artery diseases: Document covering atherosclerotic disease of extracranial carotid and vertebral, mesenteric, renal, upper and lower extremity arteries: the Task Force on the Diagnosis and Treatment of Peripheral Artery Diseases of the European Society of Cardiology（ESC）［J］. Eur Heart J, 2011, 32（22）: 2851-2906.

# 病例十七

# 合并肾功能不全腹主动脉瘤腔内修复

## 一、病例摘要

患者，男性，83岁。主因"发现腹部搏动性肿块2年余"入院。

现病史：患者无意中发现腹部搏动性肿块，无腹痛、腰背痛、腹胀、下肢疼痛、麻木等不适。就诊于外院，腹部B超示腹主动脉瘤，直径约6.0cm，后就诊于我院。

既往史：高血压6年，血压最高150/80mmHg，目前规律服用非洛地平7.5mg每天1次，血压可控制在130/80mmHg左右；慢性肾功能不全6年，长期服用复方α酮酸、松龄血脉康胶囊及碳酸氢钠，血清肌酐水平波动在200～300μmol/L。长期大量吸烟、饮酒史。

查体：腹部偏左可触及直径约8cm搏动性包块。

辅助检查：我院腹部CT平扫示腹主动脉及其分支多发钙化，双肾动脉水平以下腹主动脉瘤样扩张，最宽处直径约7.2cm（图17-1）。

入院诊断：腹主动脉瘤，高血压病（1级，高危），慢性肾功能不全（Ⅳ期）。

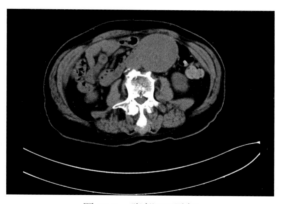

图17-1　腹部CT平扫

## 二、术前检查

1. 术前完善常规检查

（1）一般实验室检查

血型：ABO B型，RhD阳性。

155

全血细胞分析：WBC 5.73×10$^9$/L，NEUT% 59.2%，HGB 95g/L，HCT 29.1%，PLT 216×10$^9$/L。

肝肾功能＋血脂：K$^+$ 4.7mmol/L，Na$^+$ 141mmol/L，Ca$^{2+}$ 2.15mmol/L，Cr（E）305μmol/L，ALT 7U/L，AST 11U/L，TBil 8.9μmol/L，DBil 3.1μmol/L，Alb 40g/L，TG 0.62mmol/L，HDL-C 1.41mmol/L，LDL-C 2.24mmol/L。

凝血功能：PT 13.0秒，APTT 32.2秒，Fbg 4.24g/L，D-dimer 1.63mg/L FEU。

尿常规：pH 8.0，WBC 阴性，BLD 阳性。

便常规＋隐血：WBC 阴性，OB 阴性。

输血八项：HBcAb 阳性，HBsAb 阳性，其余为阴性。

（2）肺功能评估

动脉血气分析：pH 7.46，PO$_2$ 87mmHg，PCO$_2$ 35mmHg，SO$_2$ 95.5%。

胸部CT平扫：双侧胸廓对称。双肺纹理增重，双肺下叶胸膜下少许斑片影，右肺下叶钙化点。气管支气管通畅，两肺门及纵隔未见明确肿大淋巴结。心影不大。双侧胸膜增厚。

（3）心脏情况评估

心肌酶谱：CK 58U/L，CK-MB-mass 1.3μg/L，cTnI＜0.017μg/L，NT-proBNP 1251pg/ml。

12导联心电图：窦性心律，T波改变。

超声心动图：主动脉瓣退行性变。

（4）周围血管评估

颈动脉、椎动脉彩色多普勒超声：双侧颈动脉粥样硬化伴斑块形成，右侧椎动脉阻力增加。

锁骨下动脉彩色多普勒超声：右侧锁骨下动脉起始处斑块形成。

肾动脉彩色多普勒超声：右侧肾动脉显示不清，左侧肾动脉可见部分未见明显异常。

下肢动脉彩色多普勒超声：双下肢动脉粥样硬化伴斑块形成。

下肢深静脉彩色多普勒超声：双下肢深静脉未见明显血栓。

（5）特殊检查

双侧肾大小及皮质厚度超声测量：右肾8.9cm×4.2cm×4.2cm，皮质厚0.5cm；左肾8.8cm×4.7cm×4.4cm，皮质厚0.6cm。双肾形态未见异常，皮质回声增强，皮髓质分界不清，肾盂、肾盏未见扩张。双肾体积稍小，伴双肾弥漫性病变。

2. 对异常结果分析与处理

（1）患者术前血压控制不佳，暂继续非洛地平7.5mg控制，监测血压、血糖谱。请内科会诊，意见：可将非洛地平更换为硝苯地平30mg每天1次，美托洛尔加量至6.25mg每12小时1次进一步控制心率，必要时可酌情增加美托洛尔剂量，目标血压130/80mmHg，心率60～70次/分。遵嘱执行。

（2）肾功能不全：Cr 305μmol/L，尿素（Urea）16.54mmol/L。

肾内科会诊：①围术期水化方案，术前12小时开始予氯化钠0.5～1ml/（kg·h）水化，术后同剂量水化12小时。水化期间维持出入量平衡、电解质稳定，警惕容量负荷过多继发急性心力衰竭等风险；②患者CKD4期（肌酐清除率16ml/min），造影剂可能造成造影剂肾病、AKI甚至肾衰竭等风险，目前尚无有效预防措施，需与患者及其家属充分交代病情。

肾内科会诊意见：①患者目前无肾替代治疗指征，建议监测病情变化，如术后出现严重电解质异常、严重酸中毒、BUN明显升高、尿量少容量负荷难以纠正等情况，可随时联系血液透析室会诊；②非透析治疗方面，长期服用叶酸片、甲钙胺、碳酸氢钠、复方α酮酸等，肾内科门诊随诊。

（3）腹主动脉瘤解剖条件评估，因肾功能不全，避免行CTA，行无造影剂磁共振血管造影（MRA）检查（图17-2，图17-3）。

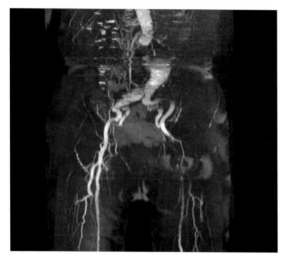 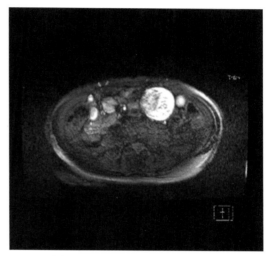

图17-2　无造影剂MRA（重建）　　　　图17-3　无造影剂MRA（轴位）

## 三、术前准备

1. 术前一般治疗　控制血压，监测生命体征平稳。

2. 术前特殊准备　肾方面，完善肾图，估算肾小球滤过率，肾内科会诊，术前充分水化。考虑患者腹主动脉瘤较大，手术风险较高，术前充分交代风险并完善谈话签字。充分交代肾损伤、终生透析风险，术后拟返ICU。

3. 术前一般准备　入院后完善术前检查，严格监测、控制血压，术前内科、麻醉科会诊。术前禁食、禁水12小时，双侧腹股沟区及会阴备皮，备异体红细胞2U、血浆400ml，口服降压药物至手术当天早晨，术前精确补液，自术前12小时开始水化［1ml/（kg·h）］，术前0.5小时给予预防性抗生素。与患者及其家属交代手术风险及可能并发症并签字。

麻醉科会诊意见：①肾和血压方面，请按相关科室意见处理；②高血压导致容量欠、老年人血管张力低、慢性肾功能不全导致的容量耐受差，围术期心血管事件风险高，包括ACS、心力衰竭、脑梗死、恶性心律失常等；③围术期电解质紊乱相关风险高；④请与患者及其家属充分沟通相关风险，医务处备案，必要时律师公证；⑤我科术中行有创动脉监测，备血管活性药物，必要时给予中心静脉导管放置；⑥若出血风险大，请联系血库备红细胞和血浆，必要时备血小板。遵嘱执行。

### 四、术前科室查房讨论

1. **医疗方面** 患者高龄，一般情况较差，合并高血压、肾功能不全，手术风险较高，术前需充分交代风险，围术期加强并发症、合并症防治。对肾功能不全，建议围术期严格水化，可使用N-乙酰半胱氨酸口服，术中严格限制造影剂用量，以预防造影剂肾病。

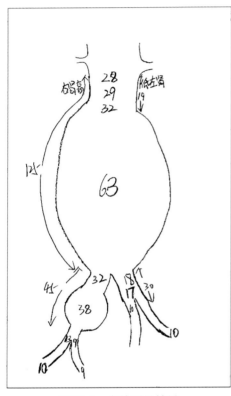

图17-4 术前测量结果

在手术方面，主要问题为患者术前因肾功能不全未行CTA检查，对瘤腔、入路附壁血栓、管腔实际直径判断方面可能存在一定误差，术中需精确造影，并结合术前CT仔细分析，保证测量精度。

2. **护理方面**

（1）术后持续心电监护、吸氧，密切监测生命体征变化。

（2）约束双下肢，保持穿刺处关节伸直、压迫状态。

（3）定时观察穿刺点情况，包括有无出血、包块、瘀斑等。

（4）定时观察下肢血供，足背动脉搏动等情况。

（5）肾功能不全，遵医嘱持续水化，严格控制输液速度，警惕心力衰竭等。

如有异常发现，及时通知手术医师或值班医师。

3. **手术专项准备——测量、规划** 术前根据CT平扫、无造影剂MRA精确测量动脉瘤及入路各项解剖参数（直径、长度等），精确制订手术计划，并预估使用支架参数，术前备齐可能所需支架型号及其他器械。测量结果如图17-4所示。

### 五、手术过程

1. 麻醉成功后，患者仰卧位，双侧腹股沟常规消毒铺巾。

2. 左侧腹股沟区逆行穿刺进入左侧股动脉，置入8F血管鞘，造影证实穿刺点位于左侧股总动脉（图17-5）；右侧腹股沟区逆行穿刺进入右侧股动脉，置入导管鞘，造影明确穿刺点位于右侧股总动脉（图17-6）；双侧股动脉均预埋两把缝合器，更换10F导管鞘；全身静脉肝素化。

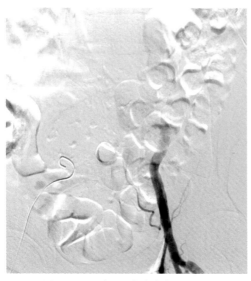
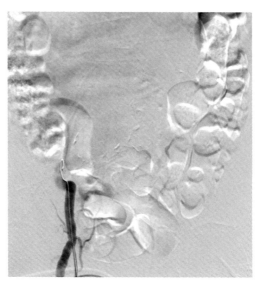

图 17-5　左侧股动脉穿刺点造影　　　　　　　图 17-6　右侧股动脉穿刺点造影

3. 经左侧股动脉入路，导丝、导管配合上行，达 $T_{12}$ 水平，造影显示：肾下腹主动脉瘤，右侧髂总动脉瘤，入路动脉迂曲（图 17-7，图 17-8）。

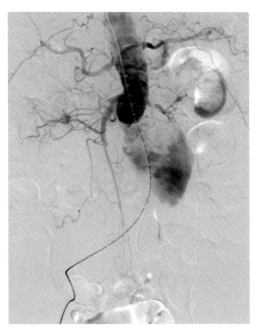
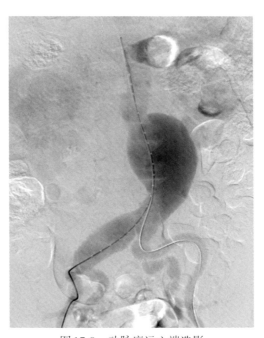

图 17-7　动脉瘤近心端造影　　　　　　　　　图 17-8　动脉瘤远心端造影

4. 经左侧股总动脉"翻山"进入右侧髂内动脉，以弹簧圈栓塞右侧髂内动脉（图 17-9，图 17-10）。

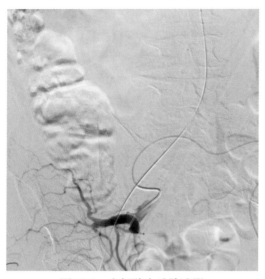

图17-9 右侧髂内动脉造影

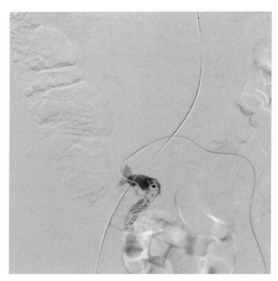

图17-10 右侧髂内动脉栓塞

5. 经右侧股动脉入路，引入超硬导丝。导入主动脉覆膜支架主体（36-16-170mm），精确定位支架近端于双肾动脉下方，释放主体至其分叉处（图17-11，图17-12）。

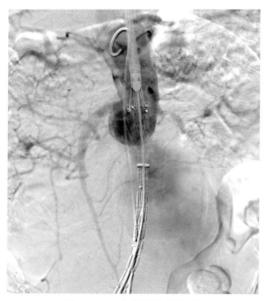

图17-11 支架近心端定位

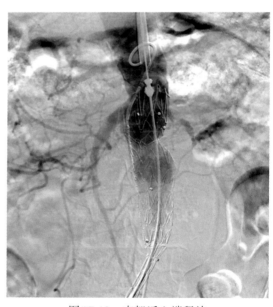

图17-12 支架近心端释放

6. 经左侧股动脉入路，导丝、导管配合，经覆膜支架短臂开口，选择进入覆膜支架内，引入超硬导丝，后导入左侧髂腿（16-24-93mm），远端进一步接驳1根髂腿（16-20-93mm），远端定位于左侧髂总动脉分叉处上方，准确释放。完全释放主动脉腹膜支架主体，向右侧髂动脉内接驳髂腿（16-13-120mm）（图17-13，图17-14）。

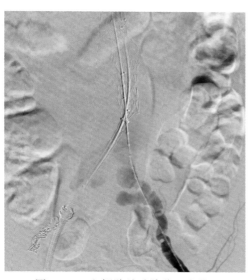

图 17-13　左侧髂总动脉分叉定位

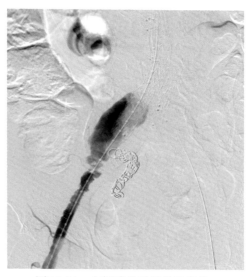

图 17-14　右侧髂总动脉分叉定位

7. 以大球囊扩张支架近端、双侧髂支远端以及支架各连接处。扩张完毕后造影：主动脉支架位置良好，肠系膜上动脉和双侧肾动脉、左侧髂内动脉均通畅，双侧髂支走行顺畅，未见明显成角，流速满意；未见明显内漏（图 17-15）。因右侧髂动脉扭曲，撤去管腔内导丝、导管结构后，再次造影明确（图 17-16）。

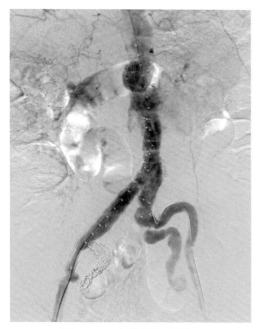

图 17-15　术毕整体造影

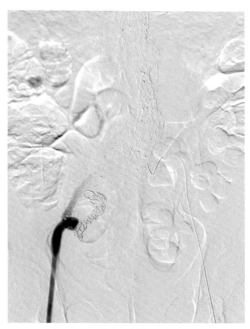

图 17-16　右侧髂外动脉造影

8. 撤出输送导管，收紧穿刺点预埋缝线，局部外敷料，加压包扎；术后返ICU。

## 六、术后处理

密切观察生命体征、腹部体征、穿刺点、下肢动脉搏动情况，常规给予心电监护、氧气吸入24小时，卧床制动、穿刺点加压包扎24小时，预防性抗生素使用至术后24小时。术后继续严格水化［生理盐水1ml/（kg·h），持续输注至少12小时］，继续口服N-乙酰半胱氨酸，监测出入量。术后第1天、第3天常规检查血常规、肝肾功能、凝血功能等，密切注意患者血肌酐变化水平。术后第1天血肌酐332μmol/L，第3天326μmol/L，肾功能未见明显恶化。出院后于门诊随诊，术后2周血肌酐329μmol/L，未见造影剂肾病表现。

## 七、随访

术后定期随访动脉瘤情况，一般术后1个、3个、6个、12个月各随访1次，之后1年随访1次。因患者合并慢性肾功能不全，为预防造影剂肾病，可采用CT平扫、彩色多普勒超声等方法随访，如发现存在明确问题，再考虑行CTA或血管造影明确。图17-17为术后3个月CT平扫结果，动脉瘤未见明显增大；血肌酐水平为335μmol/L，可继续随访。

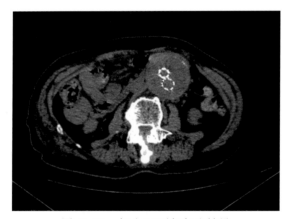

图17-17　术后CT平扫复查结果

## 八、病例术后点评及相关文献、指南解读

本例患者为一例合并肾功能不全的腹主动脉瘤患者，术前采用平扫CT、无造影剂MRA代替CTA及术前水化等方式预防造影剂肾病。术中严格限制造影剂用量，术后继续前述预防措施，并密切观察、随访肾功能情况，经上述措施，患者未发生造影剂肾病。在手术方面，该患者术前无CTA影像，术中需精确造影并结合术前平扫CT，细致评估动脉瘤解剖情况。该患者造影提示右侧髂动脉入路迂曲，术中需警惕入路损伤、夹层、破裂等。术毕需全部撤出管腔内支撑结构后再造影，警惕髂支打折、闭塞可能。下面我们将通过此病例，主要讨论肾功能不全患者的腹主动脉瘤腔内修复术（EVAR）围术期管理，即应采取何种策略降低造

影剂肾病的风险。

造影剂肾病,现在又称为对比剂急性肾损伤,是一种造影剂(对比剂)导致的急性肾损伤,通常可逆,但病情进展可能导致不良结局。其发病机制尚未完全明确,动物研究表明可能是造影剂的血管收缩和细胞毒作用引起急性肾小管坏死,另外肾前性因素或肾小管内阻塞可能也有一定促进作用。该病的主要表现为血清肌酐水平升高,偶见少尿。肌酐升高(大多为轻度升高)通常在使用造影剂后24～48小时内出现,并于3～7天内开始下降。少尿(如有)则通常在使用造影剂后即刻出现。如果患者本身有慢性肾病基础,则少尿和肌酐升高可能更为明显。也可能有其他表现,如高钾血症、酸中毒和高磷血症等。

造影剂肾病的诊断是在排除其他病因后,基于典型临床表现而诊断的。一般影像学检查、穿刺病理学检查等方法意义不大,特殊情况下可考虑行超声、肾活检以鉴别。鉴别诊断包括肾动脉粥样硬化栓子、缺血性急性肾小管坏死、急性间质性肾炎,药物相关肾病等。该病的危险因素包括基础肾功能不全、蛋白尿、糖尿病等。与操作相关的危险因素包括造影剂的剂量和类型、特定操作(动脉内/静脉内、介入性/诊断性血管造影)。较低剂量的造影剂(<125ml)通常更安全,但并非全无风险。晚期肾病患者可安全使用极少量造影剂(<10ml)检查动静脉瘘。但对于血清肌酐浓度大于5mg/dl(440μmol/L)的糖尿病患者,使用低至20～30ml的造影剂即可能存在风险。在造影剂类型方面,早期高渗造影剂肾毒性大,已很少使用。目前应用的常见造影剂为低渗造影剂,渗透压比第一代低,但仍比血浆高,常用的有非离子型造影剂(碘海醇、碘佛醇和碘帕醇)和离子型造影剂(碘克沙酸)。等渗造影剂如碘克沙醇,为非离子型,与血浆等渗。文献报道,在高风险患者中,碘克沙醇比低渗造影剂(尤其是碘海醇)具有更低的AKI风险。也有文献报道,与其他低渗造影剂相比,碘海醇可能增加急性肾损伤风险。

另外,介入性操作比诊断性操作导致造影剂肾病的风险更高,与静脉内操作相比,动脉内使用造影剂的操作风险更高。

在造影剂肾病的预防方面,肾功能接近正常的患者发生风险较低,除保证容量外,无须采取特殊预防措施。而对于所有存在风险的患者,可采取如下措施进行预防。①造影剂选择方面首选低渗或等渗造影剂,不使用高渗造影剂;②控制造影剂用量并避免短时间内重复造影检查(<48小时);③操作前保证容量,操作前水化并持续至操作后。推荐使用等张盐水,住院患者术前可以1ml/(kg·h)的速率持续输注6～12小时、操作中持续输注、术后继续输注6～12小时。

总之,在涉及使用造影剂的检查或治疗性操作,尤其是EVAR这种造影剂用量总体偏多的手术前,系统评估危险因素,提前识别高危患者,围术期适当水化,选用等渗或低渗造影剂,严格控制造影剂用量,避免短时间内反复操作,对于预防造影剂肾病可能有一定帮助。

## 参 考 文 献

[1] PARFREY P S, GRIFFITHS S M, BARRETT B J, et al. Contrast material-induced renal failure in patients with diabetes mellitus, renal insufficiency, or both. A prospective controlled study [J]. N Engl J

Med, 1989, 320（3）: 143-149.

［2］PERSSON P B, HANSELL P, LISS P. Pathophysiology of contrast medium-induced nephropathy［J］. Kidney Int, 2005, 68（1）: 14-22.

［3］SCHWAB S J, HLATKY M A, PIEPER K S, et al. Contrast nephrotoxicity: a randomized controlled trial of a nonionic and an ionic radiographic contrast agent［J］. N Engl J Med, 1989, 320（3）: 149-153.

［4］RUDNICK M R, BERNS J S, COHEN R M, et al. Nephrotoxic risks of renal angiography: contrast media-associated nephrotoxicity and atheroembolism—a critical review［J］. Am J Kidney Dis, 1994, 24（4）: 713-727.

［5］MARENZI G, ASSANELLI E, CAMPODONICO J, et al. Contrast volume during primary percutaneous coronary intervention and subsequent contrast-induced nephropathy and mortality［J］. Ann Intern Med, 2009, 150（3）: 170-177.

［6］KIAN K, WYATT C, SCHON D, et al. Safety of low-dose radiocontrast for interventional AV fistula salvage in stage 4 chronic kidney disease patients［J］. Kidney Int, 2006, 69（8）: 1444-1449.

［7］MANSKE C L, SPRAFKA J M, STRONY J T, et al. Contrast nephropathy in azotemic diabetic patients undergoing coronary angiography［J］. Am J Med, 1990, 89（5）: 615-620.

［8］MOORE R D, STEINBERG E P, POWE N R, et al. Nephrotoxicity of high-osmolality versus low-osmolality contrast media: randomized clinical trial［J］. Radiology, 1992, 182（3）: 649-655.

［9］ENG J, WILSON R F, SUBRAMANIAM R M, et al. Comparative effect of contrast media type on the incidence of contrast-induced nephropathy: a systematic review and meta-analysis［J］. Ann Intern Med, 2016, 164（6）: 417-424.

［10］ASPELIN P, AUBRY P, FRANSSON S G, et al. Nephrotoxic effects in high-risk patients undergoing angiography［J］. N Engl J Med, 2003, 348（6）: 491-499.

［11］KUSHNER F G, HAND M, SMITH S C, et al. 2009 focused updates: ACC/AHA guidelines for the management of patients with ST-elevation myocardial infarction（updating the 2004 guideline and 2007 focused update）and ACC/AHA/SCAI guidelines on percutaneous coronary intervention（updating the 2005 guideline and 2007 focused update）a report of the American College of Cardiology Foundation/American Heart Association Task Force on Practice Guidelines［J］. J Am Coll Cardiol, 2009, 54（23）: 2205-2241.

［12］KHWAJA A. KDIGO clinical practice guidelines for acute kidney injury［J］. Nephron Clin Pract, 2012, 120（4）: 179-184.

［13］MUELLER C, BUERKLE G, BUETTNER H J, et al. Prevention of contrast media-associated nephropathy: randomized comparison of 2 hydration regimens in 1620 patients undergoing coronary angioplasty［J］. Arch Intern Med, 2002, 162（3）: 329-336.

［14］WEISBORD S D, GALLAGHER M, JNEID H, et al. Outcomes after Angiography with Sodium Bicarbonate and Acetylcysteine［J］. N Engl J Med, 2018, 378（7）: 603-614.

# 病例十八

## 合并造影剂过敏腹主动脉瘤腔内修复

### 一、病例摘要

患者，男性，82岁。主因"体检发现腹主动脉瘤7年余"入院。

现病史：患者7年前于我院接受结肠癌术后复查腹部CT时发现腹主动脉瘤。无腹痛、腹胀、腹部包块、腰痛、恶心、呕吐等。无胸痛、胸闷、呼吸困难。予非手术治疗，定期复查。2个月前于我院行腹部CT平扫，提示腹主动脉局限性扩张（较大截面直径约5cm），考虑动脉瘤。现为行手术治疗收入院。

既往史：高血压病史10余年，血压最高200/80mmHg，未规律控制。11年前右半结肠癌行手术及化疗，未见复发。6年前行胃癌手术，未见复发。双眼白内障术后2年，前列腺增生病史10余年，陈旧性肺结核病史50余年。有输血史、对增强CT造影剂过敏史（皮肤表现为主，具体不详）。

查体：腹平，未见明显局部隆起，无胃肠型、蠕动波。上腹部偏右侧有一长约10cm手术瘢痕。中上腹部可触及明显搏动性包块，大小约4cm×5cm。全腹部无反压痛、反跳痛、肌紧张。肠鸣音4次/分。腹部听诊可闻及血管杂音。双侧肱动脉、桡动脉搏动好，双侧股动脉、腘动脉、足背动脉、胫后动脉搏动均可触及。

辅助检查：我院腹部CT平扫＋胰腺薄层扫描示腹主动脉局限性扩张（较大截面直径约5.1cm），部分层面腔内似可见条片状略低密度，考虑动脉瘤（图18-1，图18-2）。

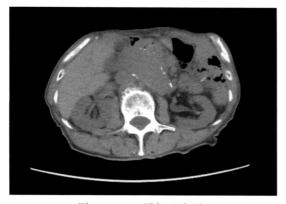

图18-1　CT平扫（瘤颈）

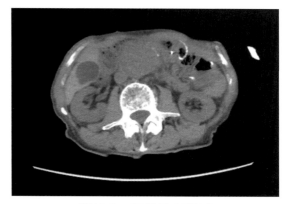

图18-2　CT平扫（瘤体）

入院诊断：腹主动脉瘤，高血压病（3级，极高危），左眼老年性白内障，左眼部分晶状体悬韧带断裂，右眼青光眼性视神经病变，右眼人工晶体眼，结肠癌术后，胃癌术后，前列腺增生症。

## 二、术前检查

1. 术前完善常规检查

（1）一般实验室检查

血型：ABO A型，RhD 阳性。

全血细胞分析：WBC $4.69 \times 10^9$/L，NEUT% 53.4%，HGB 112g/L，HCT 34.2%，PLT $183 \times 10^9$/L。

肝肾功能＋血脂：$K^+$ 3.9mmol/L，$Na^+$ 141mmol/L，$Ca^{2+}$ 2.06mmol/L，Cr（E）77μmol/L，ALT 8U/L，AST 18U/L，Alb 33g/L，TBil 10.4μmol/L，DBil 3.7μmol/L，TC 3.46mmol/L，TG 0.37mmol/L，LDL-C 1.43mmol/L。

凝血功能：PT 12.7秒，APTT 30.3秒，Fbg 2.20g/L，D-dimer 2.50mg/L FEU。

输血八项：均为阴性。

尿常规：pH 6.5，WBC 阴性，BLD 阴性。

便常规＋隐血：OB 阴性。

（2）肺部情况评估

动脉血气分析：pH 7.42，$PCO_2$ 36mmHg，$PO_2$ 163mmHg，$SO_2$ 97.8%。

胸部CT平扫：双肺间质纹理增厚，大致同前；双肺多发斑片条索影，肺尖为著，大致同前；双肺多发微结节，部分钙化，大致同前；双肺肺大疱，大致同前；纵隔多发小淋巴结；主动脉及冠状动脉粥样硬化；双侧胸膜局部增厚。

（3）心脏情况评估

心肌酶谱：CK 78U/L，CK-MB 0.9μg/L，cTnI＜0.017μg/L，NT-proBNP 351pg/ml。

12导联心电图：窦性心律，正常心电图。

超声心动图：主动脉瓣退行性变，轻度主动脉瓣关闭不全，左心室松弛功能减退。

（4）周围血管评估

下肢动脉彩色多普勒超声：双下肢动脉粥样硬化伴斑块形成。

锁骨下动脉彩色多普勒超声：双侧锁骨下动脉粥样硬化伴右侧斑块形成。

颈动脉、椎动脉彩色多普勒超声：双侧颈动脉粥样硬化伴斑块形成，双侧椎动脉阻力增高。

上肢动脉彩色多普勒超声：双上肢动脉未见明显异常。

肾动脉彩色多普勒超声：双侧肾动脉未见明显异常。

（5）特殊检查

碘过敏试验：阴性。

2. 异常结果分析及处理　患者高龄，既往病史复杂，合并症多，并有造影剂过敏病史，请相关科会诊，指导诊疗。

（1）变态反应科医师会诊：患者诊断造影剂过敏可能，选择造影剂需谨慎。予造影剂前

1小时行苯海拉明40mg和甲泼尼龙20mg抗过敏治疗。治疗期间同时予抑酸药物护胃治疗，预防激素不良反应。造影时密切关注皮肤、呼吸、消化道反应，如有可疑过敏，立即停药处理。

（2）ICU医师会诊：患者高龄男性，既往基础病多，围术期心脑血管意外风险高，需充分告知患者及其家属病情及手术风险。术后返ICU监护。

### 三、术前准备

1. 术前一般治疗

（1）严格监测、控制血压。

（2）广泛动脉粥样硬化，口服他汀类药物，并预防近远期心脑血管事件。

（3）前列腺增生病史，应用前列腺相关药物，缓解排尿费力。

（4）保持排便通畅，避免便秘。

2. 术前特殊准备　患者既往可疑造影剂过敏病史，按造影剂过敏患者处置，遵变态反应科医嘱，完善围术期准备。造影前1小时给予苯海拉明40mg和甲泼尼龙20mg抗过敏治疗，同时予抑酸药物护胃治疗，提前熟悉造影剂过敏常见表现并与患者沟通，术中及时发现可能的过敏迹象，以便及时处理。

3. 术前一般准备　入院后完善术前检查，严格监测、控制血压，术前麻醉科、ICU会诊。术前禁食、禁水12小时，双侧腹股沟区及会阴备皮，备异体红细胞2U、血浆400ml，口服降压药物至手术当天早晨，术前适当补液、水化，备齐抗过敏药物，按变态反应科医嘱，造影前给予。术前0.5小时常规给予预防性抗生素。与患者及其家属交代手术风险及可能并发症并签字。

### 四、科室术前查房讨论

1. 医疗方面

（1）患者既往可疑造影剂过敏病史，再次使用造影剂可能发生过敏，遵变态反应科意见，术前应用相应药物加以预防。术中、术后密切观察有无过敏表现。提前与麻醉科沟通，做好严重过敏反应预案。

（2）因造影剂过敏，术前未行CTA检查，动脉瘤解剖情况评估受限，警惕附壁血栓、入路狭窄等问题，术中造影进一步明确，结合术前平扫CT，综合评估、测量相关参数。

2. 护理方面

（1）术后密切观察、询问有无过敏相关表现，备肾上腺素、气管插管等抢救药物、设备。

（2）术后予心电监护、氧气吸入，密切观察生命体征变化。

（3）卧床制动，穿刺点加压包扎，观察穿刺点、下肢血供。

如有异常发现，及时通知手术医师或值班医师。

3. 手术专项准备——测量、规划　术前精确测量动脉瘤及入路各项解剖参数（直径、长度等），包括瘤颈、动脉瘤、髂总动脉、髂外动脉、髂内动脉等部位，精确制订手术计划，

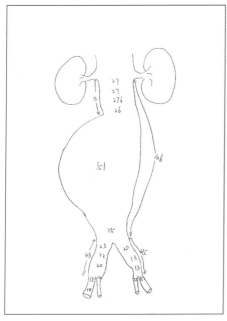

图 18-3　术前测量结果

并预估使用支架参数，术前备齐可能所需支架型号及其他器械。测量结果如图18-3所示。

## 五、手术过程

术前给予造影剂前1小时给予苯海拉明40mg和甲泼尼龙20mg抗过敏治疗，之后开始正常手术治疗。

1. 麻醉成功后，患者仰卧位，双侧腹股沟常规消毒铺巾。

2. 右侧腹股沟区逆行穿刺进入右侧股动脉，置入8F血管鞘，造影明确穿刺点位于右侧股总动脉（图18-4）；左侧腹股沟区逆行穿刺进入左侧股动脉，置入8F血管鞘，造影证实穿刺点位于左侧股动脉（图18-5）；双侧股动脉均预埋两把缝合器，更换10F血管鞘；全身静脉肝素化。

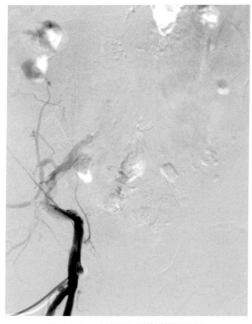

图 18-4　右侧股动脉穿刺置鞘

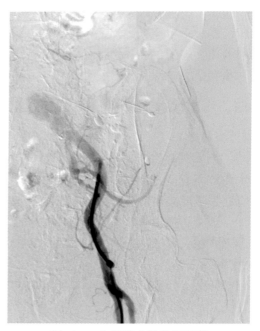

图 18-5　左侧股动脉穿刺置鞘

3. 经左侧股动脉入路，导丝、导管配合上行，达T$_{12}$水平；右侧股动脉入路，导入金标猪尾导管；造影显示：肾下腹主动脉瘤，近端瘤颈较为扭曲，动脉瘤直径约5cm，双侧髂总动脉扩张（图18-6，图18-7）。

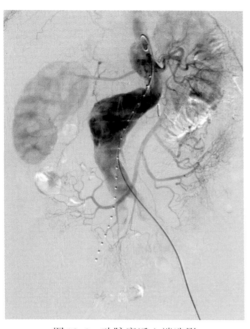

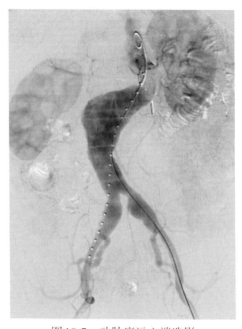

图18-6 动脉瘤近心端造影 图18-7 动脉瘤远心端造影

4. 经右侧股动脉入路，引入超硬导丝，导入主动脉覆膜支架主体（32-16-145mm），精确定位支架近端于双肾动脉下方，释放主体支架至其分叉处（图18-8）。

5. 经左侧股动脉入路，导丝、导管配合，经主体覆膜支架短臂开口，选择进入覆膜支架内，引入超硬导丝，造影定位左侧髂总动脉分叉（图18-9），后导入左侧髂腿（16-16-124mm），继之接驳髂腿（16-16-93mm），至左侧髂总动脉分叉处，保留左侧髂内动脉。

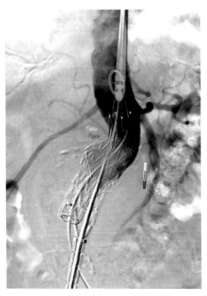

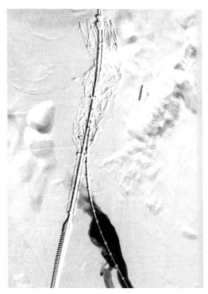

图18-8 支架近心端释放 图18-9 左侧髂总动脉分叉定位

6. 完全释放主动脉腹膜支架主体，造影定位右侧髂总动脉分叉（图18-10），向右侧髂动脉内接驳髂腿（16-24-95mm），保留右侧髂内动脉。

7. 以大球囊扩张支架近端、双侧髂支远端以及支架各连接处。扩张完毕后造影：主动脉支架位置良好，肠系膜上动脉和双侧肾动脉、双侧髂内动脉均通畅，双侧髂支走行顺畅，未见明显成角，流速满意，可见少量Ⅱ型内漏，考虑可随访观察（图18-11）。

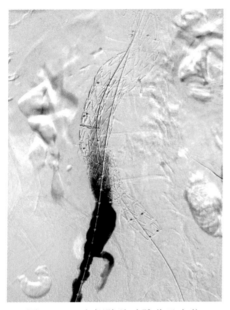

图18-10 右侧髂总动脉分叉定位

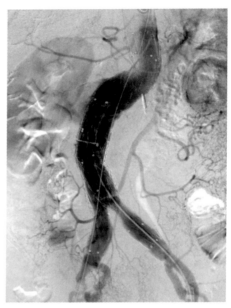

图18-11 术毕支架整体造影

8. 撤出输送导管，收紧穿刺点预埋缝线，触诊双侧股动脉搏动良好；穿刺点局部外敷料，加压包扎。

9. 手术顺利，出血量少，清点器械、纱布无误，全麻清醒后安返病房。

## 六、术后处理

密切观察生命体征、腹部体征、穿刺点、下肢动脉搏动情况，并密切观察有无休克、喘鸣、哮喘、瘙痒、皮疹等过敏表现，备齐抢救药品、设备。常规给予心电监护、氧气吸入24小时。卧床制动、穿刺点加压包扎24小时。术后第1天、第3天常规检查血常规、肝肾功能、凝血功能等。

## 七、随访

术后定期随访动脉瘤情况，一般术后1个、3个、6个、12个月各随访1次，之后1年随访1次，图18-12为术后3个月复查CTA结果。

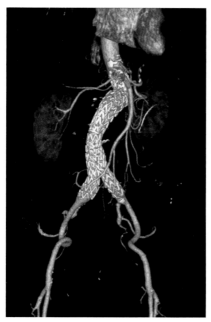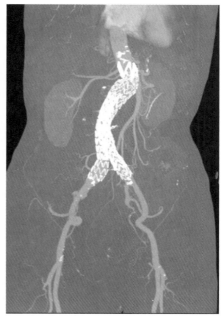

图18-12　术后CTA复查结果

## 八、病例术后点评及相关文献、指南解读

本例患者既往可疑碘造影剂过敏史，行介入治疗中使用造影剂可能发生过敏反应，严重者可危及生命。虽然患者术前碘过敏皮试结果为阴性，但仍不能除外术中使用造影剂引起全身过敏反应的可能性。变态反应科医师会诊建议予造影剂前使用苯海拉明和甲泼尼龙抗过敏治疗，造影时需密切关注患者的皮肤、呼吸、消化道反应。在术前预防和术中密切监护下，术者顺利完成了手术，患者未出现明显过敏反应。术后由于患者高龄、合并症重，且考虑到非速发型超敏反应的风险，患者仍需密切观察病情变化。对于有造影剂过敏史患者接受介入手术的围术期风险评估和管理，我们将进一步讨论。

碘造影剂是指在血管疾病的诊断和治疗中用于增强影像对比的三碘化苯衍生物。尽管单次使用引起不良反应的风险低，由于每年在世界大量使用，碘造影剂是诱发过敏和皮疹最常见的因素。造影剂相关不良反应可分为速发型超敏反应（1小时内发病）、非速发型超敏反应（用药后＞1小时发病）、化合物已知毒性引起的毒性反应（肾毒性、神经毒性等）、其他造影剂引起的不良反应（如慢性特发性荨麻疹）。

接受造影剂的患者有0.7%～3%会出现Ⅰ型超敏反应（速发型超敏反应），有0.02%～0.04%的介入手术患者会出现严重的过敏反应，致死性造影剂相关过敏反应发生率为0.00001%～0.00003%。发疹型非速发型超敏反应的发生率为0.5%～3%。造影剂相关超敏反应的主要危险因素是既往严重过敏反应史，既往过敏史患者再次接触同种造影剂时有21%～60%的风险再次出现过敏反应。其他可能的危险因素包括女性、肾功能不全、哮喘病史、药物过敏史、食物过敏史、接触性过敏史、使用白介素-2治疗等。多次接触造影剂会增加Ⅰ型超敏反应风险。

约70%的速发型超敏反应会在注射5分钟后出现，96%会在20分钟内表现。约70%的Ⅰ型超敏反应会出现瘙痒、荨麻疹、血管水肿，也可能出现严重的呼吸和心血管系统反应，如呼吸困难、支气管痉挛、心动过速、低血压、昏迷等，严重者可能致命。

接触造影剂后数小时到数天内可能出现斑丘疹，是非速发型超敏反应的典型表现。造影剂相关非速发型超敏反应一般较轻，但血管炎、Stevens-Johnson综合征、中毒性表皮坏死松解症、Ⅳ型超敏反应（迟发型超敏反应）也可能致命。Ⅰ型超敏反应中，血浆组胺、胰蛋白酶升高可明确诊断造影剂过敏，应尽早进行组胺检测，在症状出现1～2小时后检验胰蛋白酶水平。血浆组胺水平在过敏反应发生后5～10分钟达峰。

在Ⅰ型超敏反应缓解后，建议1～6个月后进行进一步过敏反应检测。先使用未稀释的造影剂进行皮肤针刺试验，然后使用生理盐水稀释10倍的造影剂进行皮试，15～20分钟后读取结果。对于非速发型超敏反应，应使用未稀释的造影剂进行针刺实验和皮试，48～72小时后观察结果。由于造影剂之间常有交叉过敏反应，建议同时使用多种造影剂进行皮试，有助于寻找皮试阴性造影剂用于后续检查及操作。其他体外实验包括嗜酸性粒细胞活化试验、淋巴细胞转化试验和活化试验等具有一定诊断价值，但其灵敏度和特异度尚未明确。

介入手术医师应了解如何处理速发型超敏反应，一般建议患者使用造影剂后观察20～30分钟。由于皮试的灵敏度差，特异度约为95%，不建议使用皮试作为无过敏史患者的筛查手段。如有既往造影剂过敏史的患者因治疗需要接受造影剂，建议首先进行过敏试验。如果患者有过敏史的造影剂皮试阳性，进一步应使用多种造影剂进行皮试，以期找到皮试阴性的造影剂，可以考虑选择结构完全不同的造影剂进行尝试。

对于有造影剂过敏史的患者，进行造影前预防性使用抗过敏药物的作用具有一定争议，但目前仍是广泛采用和推荐的措施。如果皮试未发现变应原造影剂，最常使用的预防性抗过敏药物为糖皮质激素（如泼尼松龙）和抗组胺药合用。预防性用药后仍然可能出现严重的过敏反应，因此医师仍应保持谨慎。

综上所述，随着近年来造影剂在影像、介入等检查和手术中的应用越来越多，造影剂相关过敏反应的发生率也随之增加。速发型临床表现包括荨麻疹或血管性水肿，非速发型临床表现主要为皮肤红斑。皮试和实验室检查有助于明确过敏诊断，如有患者皮试发现阳性造影剂应避免再次使用。有造影剂过敏史的患者接受造影前，首先应明确造影操作的必要性，尽可能选择结构不同的造影剂，预防性使用抗过敏药物，随时准备处理紧急过敏反应。

## 参 考 文 献

[1] BROCKOW K，RING J. Classification and pathophysiology of radiocontrast media hypersensitivity [J]. Chemical Immunology and Allergy，2010，95：157-169.

[2] KATAYAMA H，YAMAGUCHI K，KOZUKA T，et al. Adverse reactions to ionic and nonionic contrast media. A report from the Japanese Committee on the Safety of Contrast Media [J]. Radiology，1990，175：621-628.

［3］WEBB J A W，STACUL F，THOMSEN H S，et al. Late adverse reactions to intravascular iodinated contrast media［J］. European Radiology，2003，13（1）：181-184.

［4］BROCKOW K. Immediate and delayed cutaneous reactions to radiocontrast media［J］. Chemical Immunology and Allergy，2012，97：180-190.

［5］NAMASIVAYAM S，KALRA M K，TORRES W E，et al. Adverse Reactions to Intravenous Iodinated Contrast Media：An Update［J］. Current Problems in Diagnostic Radiology，2006，35（4）：164-169.

［6］KOBAYASHI D，TAKAHASHI O，UEDA T，et al. Asthma severity is a risk factor for acute hypersensitivity reactions to contrast agents：A large-scale cohort study［J］. Chest，2012，141（5）：1367-1368.

［7］CHOYKE P L，MILLER D L，LOTZE M T，et al. Delayed reactions to contrast media after interleukin-2 immunotherapy［J］. Radiology，1992，183（1）：111-114.

［8］GOKSEL O，AYDIN O，ATASOY C，et al. Hypersensitivity reactions to contrast media：Prevalence，risk factors and the role of skin tests in diagnosis-A cross-sectional survey［J］. International Archives of Allergy and Immunology，2011，155（3）：297-305.

［9］FUJIWARA N，TATEISHI R，AKAHANE M，et al. Changes in Risk of Immediate Adverse Reactions to Iodinated Contrast Media by Repeated Administrations in Patients with Hepatocellular Carcinoma［J］. PLoS ONE，2013，8（10）：e76018.

［10］BROCKOW K，ROMANO A，ABERER W，et al. Skin testing in patients with hypersensitivity reactions to iodinated contrast media-A European multicenter study［J］. Allergy：European Journal of Allergy and Clinical Immunology，2009，64（2）：234-241.

［11］IDÉE JM，PINÈS E，PRIGENT P，et al. Allergy-like reactions to iodinated contrast agents. A critical analysis［J］. Fundamental and Clinical Pharmacology，2005，19（3）：263-281.

［12］KALIMO K，JANSEN CT，KORMANO M. Allergological risk factors as predictors of radiographic contrast media hypersensitivity［J］. Annals of Allergy，1980，45（4）：253-255.

［13］BROWN M，YOWLER C，BRANDT C. Recurrent toxic epidermal necrolysis secondary to iopromide contrast［J］. Journal of Burn Care and Research 2013，34（1）：e53-e56.

［14］BROCKOW K，CHRISTIANSEN C，KANNY G，et al. Management of hypersensitivity reactions to iodinated contrast media［J］. Allergy：European Journal of Allergy and Clinical Immunology，2005，60（2）：150-158.

［15］BROCKOW K，SÁNCHEZ-BORGES M. Hypersensitivity to contrast media and dyes［J］. Immunol Allergy Clin North Am，2014，34（3）：547-564.

［16］KANNY G，PICHLER W，MORISSET M，et al. T cell-mediated reactions to iodinated contrast media：Evaluation by skin and lymphocyte activation tests［J］. Journal of Allergy and Clinical Immunology，2005，115（1）：179-185.

［17］THOMSEN H S，MORCOS S K. ESUR guidelines on contrast media［J］. Abdominal Imaging，2006，31（2）：131-140.

［18］KIM S H，JO E J，KIM M Y，et al. Clinical value of radiocontrast media skin tests as a prescreening and diagnostic tool in hypersensitivity reactions［J］. Annals of Allergy，Asthma and Immunology，2013，110（4）：258-262.

［19］BROCKOW K，RING J. Anaphylaxis to radiographic contrast media［J］. Current Opinion in Allergy and Clinical Immunology，2011，11（4）：326-331.

# 病例十九

# 髂总动脉瘤腔内修复术

## 一、病例摘要

患者，男性，63岁。主因"发现右侧腹部搏动性包块2月余"入院。

现病史：患者2个月前平躺时自行发现右侧腹部搏动性包块，直径约5cm左右，搏动频率同心率，无腹痛、腹胀等不适。就诊于当地医院行主动脉超声提示：右侧髂总动脉局限性扩张，内膜面毛糙，呈梭形，范围长约5.0cm，前后径3.2cm，左右径3.4cm，上段内径1.3cm，下段内径0.9cm，彩色多普勒血流成像（color Doppler flow imaging，CDFI）呈红蓝相间血流信号，探及动脉血流频谱。主动脉CTA提示右侧髂总动脉管腔局部增宽，呈瘤样改变。

既往史：患者1年多前因心悸就诊于外院，行动态心电图，发现心房颤动、室性期前收缩，间断口服稳心颗粒治疗。否认高血压、冠心病、糖尿病等慢性病史。否认药物、食物过敏史。

查体概述：腹部平坦、触软，腹部偏右可触及直径约5cm搏动性包块，无压痛，全腹部无反跳痛、肌紧张。双侧肱动脉、桡动脉搏动好，双侧股动脉、腘动脉、足背动脉、胫后动脉搏动均可触及。

辅助检查：CTA示主动脉及其分支多发钙化及非钙化斑块，右侧髂总动脉管腔局部增宽，呈瘤样改变，最宽处管径约3.8cm，附壁未见明显环形或半月形低密度影，右侧髂外动脉管腔略增宽，最宽处管径约1.5cm。左侧肾动脉过早分支，双侧可见副肾动脉（图19-1，图19-2）。

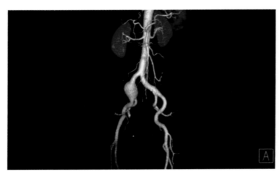

图19-1　主动脉CTA（重建）

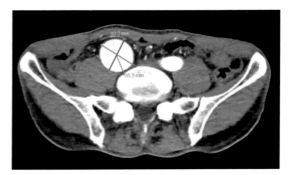

图19-2　主动脉CTA（轴位）

## 二、术前检查

1. 术前完善常规检查

（1）术前完善常规检查

血型：ABO O型，RhD 阳性。

全血细胞分析：WBC $6.67×10^9$/L，NEUT% 66.5%，HGB 131g/L，HCT 38.9%，PLT $167×10^9$/L。

肝肾功能＋血脂：$K^+$ 4.1mmol/L，$Ca^{2+}$ 2.23mmol/L，$Na^+$ 138mmol/L，Cr（E）75μmol/L，ALT 14U/L，AST 22U/L，Alb 44g/L，TC 4.53mmol/L，TG 0.57mmol/L，LDL-C 2.58mmol/L。

凝血功能：PT 11.6秒，APTT 30.5秒，D-dimer 0.52mg/L FEU。

红细胞沉降率：6mm/h。

输血八项：均为阴性。

尿常规：WBC 阴性，BLD 阴性。

便常规＋隐血：WBC 0/HPF，OB 阴性。

（2）肺功能评估

胸部正侧位X线片：双肺纹理增多。

肺功能：未见异常。

（3）心脏情况评估

心肌酶谱：CK 98U/L，CK-MB-mass ＜ 0.5μg/L，cTnI ＜ 0.017μg/L，NT-proBNP 91pg/ml。

12导联心电图：窦性心律，正常心电图。

超声心动图：主动脉瓣退行性变，轻度主动脉瓣关闭不全，左右心房、左心耳未见明确血栓回声，轻度二尖瓣关闭不全，轻度主动脉瓣关闭不全。

2. 异常检查结果提示　术前检查未见明确异常。

## 三、术前准备

1. 术前基础治疗

（1）患者既往阵发性心房颤动病史，请心内科会诊，遵照相应建议执行。

心内科会诊意见：考虑患者为有症状的阵发性心房颤动，目前暂无绝对手术禁忌证，血管外科可先行手术治疗；CHA2DS2-VASc评分为0，考虑无口服抗凝治疗指征；患者对生活质量要求较高，术后可考虑心内科就诊，评估药物及射频消融术治疗等相关事宜。

（2）避免咳嗽、便秘及剧烈活动，监测血压，预防动脉瘤破裂。

2. 术前一般准备　入院后完善术前检查，严格监测、控制血压，术前心内科、麻醉科会诊。术前禁食、禁水12小时，双侧腹股沟区及会阴备皮，备异体红细胞2U、血浆400ml，术前适当补液、水化，术前0.5小时给予预防性抗生素。

3. 手术专项准备——测量、规划　术前精确测量动脉瘤及入路各项解剖参数，包括髂总动脉、髂外动脉、股动脉、髂内动脉等部位，精确制订手术计划，并预估使用支架参数，术前备齐可能所需支架型号及其他器械。测量结果如图19-3所示。

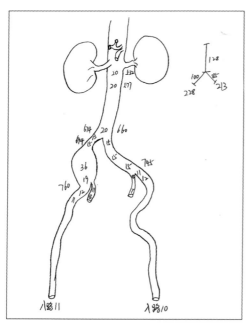

图 19-3　术前测量结果

# 四、术前科室查房讨论

## 1. 医疗方面

（1）患者孤立性右侧髂总动脉瘤明确，未合并腹主动脉瘤，左侧髂总动脉虽略扩张，但未达动脉瘤标准，而且右侧髂总动脉瘤近端瘤颈长度足够，可单独处理该病变。

（2）右侧髂总动脉已累及右侧髂内动脉瘤开口，需一期行右侧髂内动脉栓塞，以避免内漏情况，同时覆膜支架需延长覆盖至右侧髂外动脉。

（3）右侧髂外动脉存在连续迂曲情况，迂曲严重处主要集中在中间部位。考虑作为入路，置入覆膜支架应该可以胜任。但需注意的是，选择覆膜支架长度避免过长，以避免动脉严重迂曲部位复位后导致覆膜支架打折闭塞的情况发生，或者支架将动脉迂曲部位向远端推移，致动脉成角过大而发生急性血栓事件。

## 2. 护理方面

（1）术后持续心电监护、吸氧，密切监测生命体征变化。

（2）约束双下肢，并宣教，保持穿刺处关节处于伸直、压迫状态。

（3）定时观察穿刺点情况，包括有无出血、包块、瘀斑等。

（4）定时观察下肢血供，足背动脉搏动等情况。

（5）注意右侧臀部是否出现皮肤发绀、肌肉酸痛等缺血症状。

如有异常发现，及时通知手术医师或值班医师。

# 五、手术过程

1. 麻醉满意后，患者仰卧位，术野常规消毒铺巾。

2. 左侧腹股沟区逆行穿刺进入股动脉，置入导管鞘，造影明确穿刺点位于股动脉。置入导丝、导管配合上行达腹主动脉下段，选入右侧髂动脉。造影显示：右侧髂总动脉瘤形成，近端瘤颈长约2cm。于路图下穿刺右侧股动脉，置入导管鞘，预置血管缝合器（图19-4）。

3. 静脉给予普通肝素80IU/kg，全身肝素化。

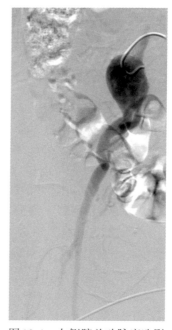

图 19-4　右侧髂总动脉瘤造影

4. 经左侧股动脉交换置入长导管鞘，VER 导管配合导丝选入右侧髂内动脉，于其主干末段置入弹簧圈行栓塞（图 19-5，图 19-6）。

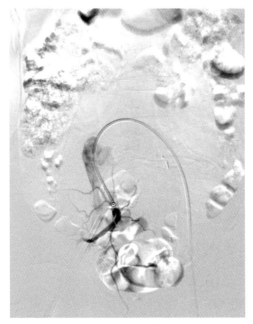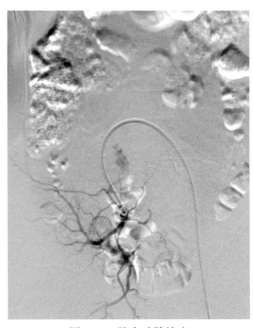

图 19-5　髂内动脉造影　　　　　　　　　　　图 19-6　髂内动脉栓塞

5. 经右侧股动脉入路，导入标记导管，测量动脉瘤及近远端锚定区血管长度、直径等信息（图 19-7）。

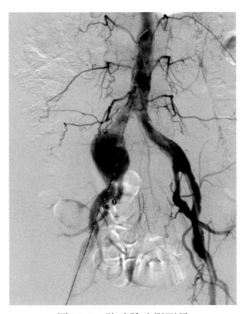

图 19-7　髂动脉造影测量

6. 经右侧股总动脉交换置入加硬导丝，沿导丝置入16-13-120mm覆膜支架，精确定位后释放（图19-8）。

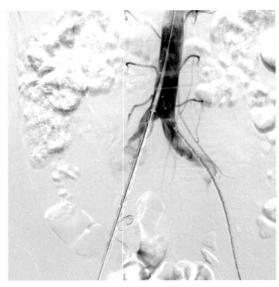

图19-8　支架定位

7. 造影显示，支架位置良好，右侧髂总动脉瘤瘤腔内可见少许Ⅰa型内漏（图19-9）。遂置入顺应性大球囊于右侧髂总动脉瘤远、近端锚定区贴附，再造影显示：右侧髂总动脉瘤隔绝良好（图19-10）。

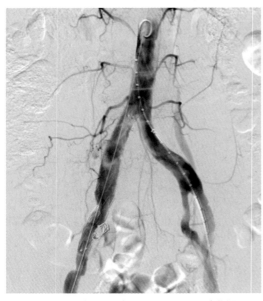

图19-9　支架释放后造影（Ⅰa型内漏）

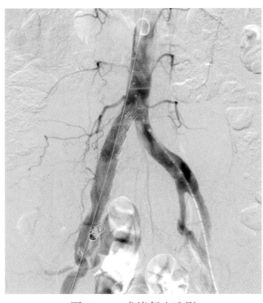

图19-10　术毕复查造影

8. 撤去导丝、导管鞘，血管缝合器封闭右侧股总动脉穿刺点，外加压包扎。血管闭合器封闭左侧股总动脉穿刺点，外加压包扎。触诊双侧足背动脉搏动可及。

9. 术中心率、血压平稳，出血量少，术后患者清醒后安返病房。

## 六、术后处理

密切观察生命体征、穿刺点、下肢动脉搏动、腹部症状与体征等情况。予心电监护、氧气吸入，卧床制动、穿刺点加压包扎24小时。术后第1天常规检查血常规、肝肾功能、凝血功能、心肌酶谱等。24小时后下地活动，避免剧烈活动。术后用药无特殊。

## 七、随访

术后定期随访动脉瘤情况，一般术后1个、3个、6个、12个月各随访1次，之后1年随访1次，观察有无动脉瘤内漏、复发，有无支架移位、打折等情况，目前该患者仍在随访过程中。

## 八、病例术后点评及相关文献、指南解读

本例患者是1例孤立性髂总动脉瘤的病例。髂动脉瘤可以单独发生，也可能与其他动脉瘤同时发生，如腹主动脉瘤、股动脉瘤。70%的髂动脉瘤发生于髂总动脉，20%发生于髂内动脉，10%发生于髂外动脉。孤立性髂动脉瘤在一般人群中的发病率约0.03%，在所有动脉瘤病例中所占比例＜2%。

髂动脉瘤的主要风险为破裂，其5年破裂率为14%～70%，而孤立性髂动脉瘤的破裂发生率为33%。一旦发生破裂，死亡率很高，开放性修复手术后的死亡率仍可高达30%，血管腔内修复手术可降低围术期的死亡率。所以，对于未达手术干预指征的髂动脉瘤患者，要注意监测其变化，尽量避免因破裂而被迫行急诊手术。急诊手术干预髂动脉瘤患者的围术期死亡率为20%～55%，而择期手术修复者则可降低至1%。

髂动脉瘤的手术指征包括：①破裂；②有明确相关的症状；③动脉瘤快速增长，6个月内增长≥7mm，或1年内增长＞1cm；④直径≥3cm。本患者右侧髂总动脉瘤最大径已达3.8cm，存在外科干预指征。

对于髂动脉瘤的外科干预，包括开放手术和腔内治疗两种形式。腔内修复的术后并发症较开放手术显著降低，因此对于条件合适者，腔内修复已成第一选择。对于孤立性髂总动脉瘤，选择单纯髂动脉瘤腔内修复（不涉及腹主动脉）的首要条件是其近端的正常髂总动脉长度≥15mm。本患者近端瘤颈约2cm，也满足条件。

对于本例孤立性髂总动脉瘤，注意点在于两处。第一，髂总动脉瘤已累及髂内动脉开口；第二，右侧髂动脉迂曲。髂动脉迂曲，在覆膜支架置入时可以通过加硬导丝矫正来解决入路迂曲的问题。但在选择支架时要注意支架长度，在保证远端锚定距离的基础上，尽量不要跨越远端迂曲段，以减少支架释放后出现打折而导致急性血栓事件。对于无法避免跨越迂曲段动脉的病例，建议在撤去加硬导丝时保留1根导管作为保护，若的确存在覆膜支架打折情况，则可通过导管再重新置入加硬导丝，植入支撑力较强的裸支架来纠正。入路评估可参

考北美血管外科学会推荐的标准及相应改良方法。

髂总动脉瘤已累及髂内动脉开口，因此为保证远端锚定区的长度，必须选择髂外动脉作为远端锚定区。这种情况下，髂内动脉就必须要进行相应处理，才能避免髂内动脉血液反流导致的内漏情况。我们可以有两种选择。一种是应用分支型髂动脉覆膜支架来进行髂内动脉重建。但是目前临床上尚无正式应用于髂内重建的分支型髂动脉覆膜支架产品，所以需要医师自行缝制。一般可采用人工血管或人工血管型支架作为髂内动脉分支，将预先选定的髂动脉覆膜支架在体外释放开，选择合适位置进行开窗，之后将人工血管于开窗处进行缝合，并在开窗处缝合多个金属标志物。再将缝合完成的复合支架重新装回支架释放鞘内。在体内释放开后，自近端将导丝选入自制的髂内动脉分支内，再选入髂内动脉，跨髂内动脉正常部位和缝合固定的分支支架之间再置入合适的覆膜支架，实现髂内动脉重建。另一种方法则相对简单一些，应用弹簧圈或者其他封堵装置将患侧的髂内动脉进行栓塞，再置入髂总动脉−髂外动脉的覆膜支架。进行髂内动脉栓塞的途径，可以选择对侧的股动脉入路，或者自肱动脉入路。当然，如果是应用封堵装置，由于其器械外径相对较粗，选择肱动脉入路，单纯进行经皮穿刺的话，穿刺点容易出现血肿或者假性动脉瘤，需要进行二期处理甚至再次手术干预；一般就直接选择肘部局部切开显露肱动脉，直视下穿刺肱动脉，最后血管缝线缝合关闭穿刺点，以避免出现穿刺部位的并发症。而采用股动脉入路，则可以考虑应用血管缝合器技术，满足整体微创治疗概念并减少手术时间，所以一般推荐从股动脉入路进行。如果条件合适，可以尝试病变同侧的股动脉入路，但可能存在一定的困难，故大多采用对侧股动脉入路。本例患者即选择从对侧股动脉入路，上行选入患侧的髂动脉，改用长导管鞘进行保护和支撑后，将导管选入患侧的髂内动脉，于髂内动脉的主干处进行栓塞，不要选入到髂内动脉的各分支内进行栓塞。

髂内动脉栓塞完成后，自患侧的股动脉鞘置入选择导丝和VER导管，通过病变进入腹主动脉，交换置入超硬导丝，最好将导丝头端置于肾动脉水平之上的主动脉内，如降主动脉，可以避免在后续的操作中不慎将导丝顶入肾动脉而导致肾包膜破裂、肾周出血。释放完覆膜支架后，注意同侧置入猪尾导管，置于腹主动脉下段进行造影，注意观察有无内漏以及髂动脉迂曲段是否造成支架折叠。撤去导管后以预置的血管缝合器封闭穿刺点，记得要检查穿刺点以远的股动脉搏动，如果不清晰，需要明确同侧足背动脉或胫后动脉搏动情况（当然，术前即需要明确足背动脉或胫后动脉情况）。如果仍然无法判断穿刺部位是否存在股动脉缝合失败致管腔闭塞，需要自对侧的股动脉鞘置入导管来造影明确。

该类患者术后需要密切复查，注意观察支架近端是否出现移位情况，以及髂内动脉栓塞是否满意，是否存在髂内动脉远期的内漏情况。

## 参 考 文 献

[1] KRUPSKI W C，SELZMAN C H，et al. Contemporary management of isolated iliac aneurysms [J]. J Vasc Surg，1998，28（1）：1-11.

[2] BRUNKWALL J，HAUKSSON H，et al. Solitary aneurysms of the iliac arterial system：an estimate of

their frequency of occurrence［J］．J Vasc Surg，1989，10（4）：381-384.

［3］SANDHU R S，PIPINOS I I．Isolated iliac artery aneurysms［J］．Semin Vasc Surg，2005，18（4）：209-215.

［4］RICHARDSON J W，GREENFIELD L J．Natural history and management of iliac aneurysms［J］．J Vasc Surg，1988，8（2）：165-171.

［5］HECHELHAMMER L，RANCIC Z，et al．Midterm outcome of endovascular repair of ruptured isolated iliac artery aneurysms［J］．J Vasc Surg，2010，52（5）：1159-1163.

［6］DESIRON Q，DETRY O，et al．Isolated atherosclerotic aneurysms of the iliac arteries［J］．Ann Vasc Surg，1995，9：62-66.

［7］JOHNSTON K W，RUTHERFORD R B，et al．Suggested standards for reporting on arterial aneurysms．Subcommittee on Reporting Standards for Arterial Aneurysms，Ad Hoc Committee on Reporting Standards，Society for Vascular Surgery and North American Chapter，International Society for Cardiovascular Surgery［J］．J Vasc Surg，1991，13（3）：452-458.

［8］WOLF F，LOEWE C，et al．Endovascular management performed percutaneously of isolated iliac artery aneurysms［J］．Eur J Radiol，2008，65（3）：491-497.

［9］KRISTMUNDSSON T，SONESSON B，et al．A novel method to estimate iliac tortuosity in evaluating EVAR access［J］．Journal of endovascular therapy：an official journal of the International Society of Endovascular Specialists，2012，19（2）：157-164.

# 病例二十

# 复杂巨大髂总动脉瘤腔内修复

## 一、病例摘要

患者，男性，59岁。主因"检查发现腹主动脉瘤及左侧髂动脉瘤1月余"入院。

现病史：1年前患者因左肾结石发作疼痛就诊于外院，行超声检查发现左侧髂动脉真性动脉瘤伴附壁血栓形成（具体不详）。无腹痛、腰背痛、腹胀、下肢疼痛、麻木等不适，未予诊治。1个月前于外院复查超声示腹主动脉远端真性动脉瘤，左侧髂总动脉真性动脉瘤并瘤内附壁血栓形成，累及长度约7.26cm，内径约5.22cm。进一步行腹部CTA检查示腹主动脉瘤、左侧髂总动脉瘤。目前仍无明显症状。

既往史：高血压4年余，血压最高140/90mmHg左右，口服苯磺酸氨氯地平5mg，每天1次降压治疗；否认冠心病、糖尿病等慢性病史。

查体：腹平坦，腹部偏左可触及直径约8cm搏动性包块，无压痛。双侧肱动脉、桡动脉搏动好，双侧股动脉、腘动脉、足背动脉、胫后动脉搏动均可触及。

辅助检查：外院CTA示腹主动脉、双侧髂总动脉、髂外动脉多发动脉粥样硬化斑块，腹主动脉下段动脉瘤，最大直径约3.0cm，左侧髂总动脉瘤，最大直径约6.0cm（图20-1，图20-2）。

入院诊断：腹主动脉瘤，左侧髂总动脉瘤，高血压病（1级，高危）。

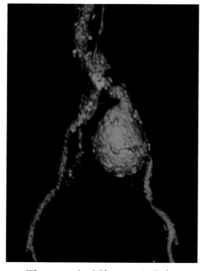 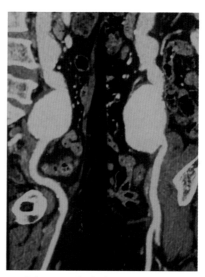

图20-1　主动脉CTA（重建）　　　　图20-2　主动脉CTA（轴位）

## 二、术前检查

1. 术前完善常规检查

（1）一般实验室检查

血型：ABO B 型，RhD 阳性。

全血细胞分析：WBC $5.60×10^9$/L，NEUT% 56.5%，HGB 131g/L，HT 40.1%，PLT $166×10^9$/L。

肝肾功能＋血脂：$K^+$ 3.8mmol/L，$Na^+$ 143mmol/L，$Ca^{2+}$ 2.20mmol/L，Cr（E）71μmol/L，ALT 11U/L，AST 12U/L，Alb 40g/L，TC 5.80mmol/L，TG 1.33mmol/L，HDL-C 0.85mmol/L，LDL-C 4.33mmol/L。

凝血功能：PT 11.6秒，Fbg 3.70g/L，APTT 24.5秒，D-dimer 0.88mg/L FEU。

输血八项：均为阴性。

尿常规：pH 5.0，WBC 阴性，RBC 阴性。

便常规＋隐血：WBC 阴性，OB 阴性。

（2）肺部情况评估

胸部高分辨CT：双肺间质病变；双肺多发微小、小结节，必要时进一步检查；右肺中叶、左肺上叶舌段条索影；主动脉、冠状动脉钙化。

（3）心脏情况评估

心肌酶谱：CK 58U/L，CK-MB-mass ＜ 0.5μg/L，cTnI ＜ 0.017μg/L。

12导联心电图：窦性心律，正常心电图。

超声心动图：升主动脉增宽，主动脉瓣增厚，左心室舒张功能减低（Ⅰ级）。

（4）周围血管评估

颈动脉、椎动脉彩色多普勒超声：双侧颈动脉粥样硬化伴斑块形成。

锁骨下动脉彩色多普勒超声：右侧锁骨下动脉起始处斑块形成。

肾动脉彩色多普勒超声：双侧肾动脉未见明显异常。

下肢动脉彩色多普勒超声：双侧股动脉粥样硬化伴斑块形成。

上肢动脉彩色多普勒超声：双上肢动脉未见明显异常。

下肢深静脉彩色多普勒超声：双下肢深静脉未见明显血栓。

2. 异常检查结果提示　术前检查未见明确异常。

## 三、术前准备

1. 术前基础治疗

（1）严格监测、控制血压。

（2）避免咳嗽、便秘及剧烈活动，监测血压，预防动脉瘤破裂。

2. 术前一般准备　入院后完善术前检查，严格监测、控制血压，术前请心内科、麻醉科会诊。术前禁食、禁水12小时，双侧腹股沟区及会阴备皮，备异体红细胞2U、血浆400ml，术前适当补液、水化，术前0.5小时给予预防性抗生素。

3. 手术专项准备——测量、规划　术前精确测量动脉瘤及入路各项解剖参数，包括近

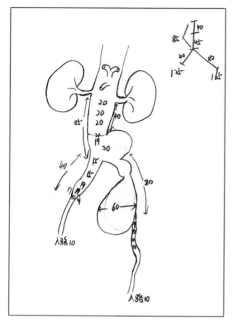

图20-3　术前测量结果

端瘤颈、腹主动脉瘤、右侧髂总动脉瘤、髂外动脉、股动脉、髂内动脉等部位，精确制订手术计划，并预估使用支架参数，术前备齐可能所需支架型号及其他器械。测量结果如图20-3所示。

### 四、术前科室查房讨论

1. 医疗方面　患者左侧髂总动脉巨大动脉瘤，直径约6cm，远超过目前主流指南关于髂总动脉瘤处理的指征（3cm），其诊断及手术指征均明确。另外，患者合并腹主动脉瘤，最大直径约3cm，因需处理左侧髂总动脉瘤，涉及近端锚定问题，以及左侧髂动脉支架植入术后可能对后续腹主动脉瘤治疗的影响，同时患者年龄较轻，预期生存期长，后续腹主动脉瘤继续增大风险高，故综合考虑此次手术按标准腹主动脉瘤腔内修复方式（腹主-双髂动脉支架植入）进行。

方案具体为：栓塞左侧髂内动脉，腹主动脉、双侧髂动脉覆膜支架植入，左侧髂腿远端锚定至髂外动脉。患者左侧髂总动脉瘤直径大，瘤腔内附壁血栓少、空间大，存在选择进入左侧髂内动脉开口困难的问题，必要时需经左侧肱动脉入路以利栓塞；瘤腔大，术后有Ⅱ型内漏风险，必要时需行瘤腔栓塞；另外，因动脉瘤直径大、附壁血栓少，需轻柔操作导丝、导管，警惕术中操作相关动脉瘤破裂风险。

2. 护理方面

（1）术后持续心电监护、吸氧，密切监测生命体征变化。

（2）约束双下肢，保持穿刺处关节伸直、压迫状态。

（3）定时观察穿刺点情况，包括有无出血、包块等。

（4）定时观察下肢血供，足背动脉搏动等情况。

（5）注意密切观察、询问腹部情况，警惕盆腔脏器缺血风险。

如有异常发现，及时通知手术医师或值班医师。

### 五、手术过程

1. 患者仰卧位，麻醉成功后，双侧腹股沟常规消毒铺巾。

2. 右侧腹股沟区逆行穿刺进入右侧股动脉，置入导管鞘，造影明确穿刺点位于右侧股动脉；左侧腹股沟区逆行穿刺进入左侧股动脉，置入导管鞘，造影证实穿刺点位于左侧股总动脉；双侧股动脉各预埋两把缝合器，更换10F导管鞘（图20-4，图20-5）。

3. 静脉给予肝素80IU/kg，全身静脉肝素化。

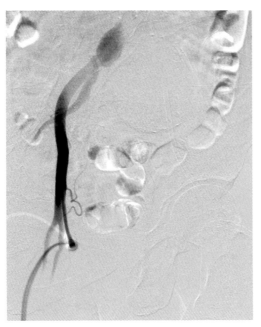
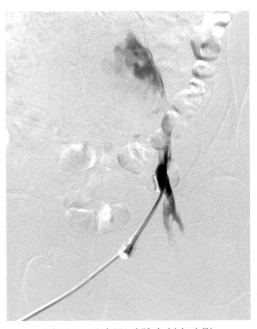

图20-4　右侧股动脉穿刺点造影　　　　　　图20-5　左侧股动脉穿刺点造影

4. 经右侧股动脉入路，导丝、导管配合上行，达$T_{12}$水平；左侧股动脉入路，导入金标猪尾导管；造影显示腹主动脉瘤，直径约3cm；左侧髂总动脉瘤，直径约6cm（图20-6，图20-7）。

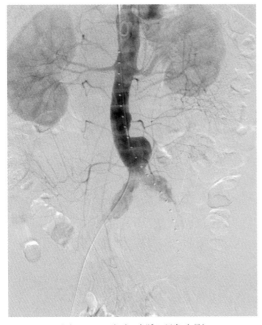
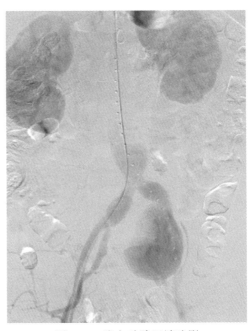

图20-6　腹主动脉近端造影　　　　　　图20-7　腹主动脉远端造影

5. 经右侧股动脉入路，以"眼镜蛇"导管配合导丝，"翻山"进入左侧髂总动脉，因瘤腔较大及角度原因，选择进入左侧髂内动脉困难（图20-8）。经左侧股动脉入路，以Simmons导管，配合导丝，选择进入左侧髂内动脉（图20-9）。以弹簧圈栓塞左侧髂内动脉（图20-10，图20-11）。

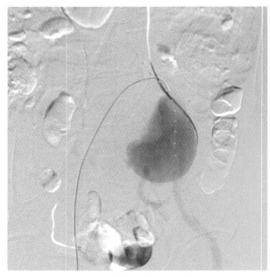

图20-8 "眼镜蛇"导管造影

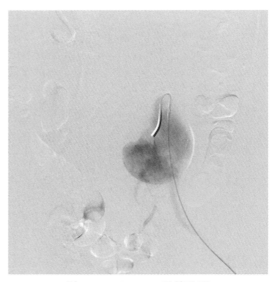

图20-9 Simmons导管造影

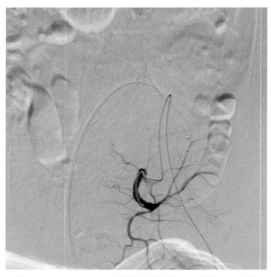

图20-10 Simmons导管选择进入左侧髂内动脉

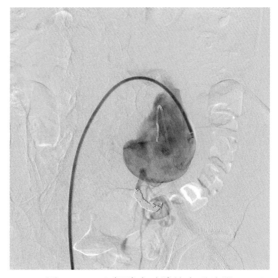

图20-11 左侧髂内动脉栓塞后造影

6. 经左侧股动脉入路，引入超硬导丝，导入主动脉覆膜支架主体（23-16-145mm），精确定位支架近端于双侧肾动脉下方，释放主体支架至其分叉处（图20-12，图20-13）。

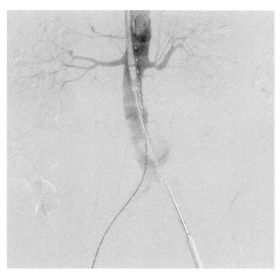

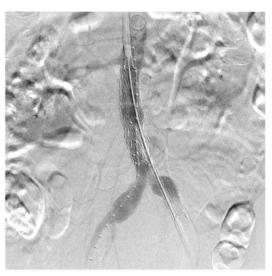

图20-12　主体支架近端定位　　　　　　　　　　图20-13　主体支架近端释放

7. 经右侧股动脉入路，导丝、导管配合，经覆膜支架短臂开口，选择进入覆膜支架内，引入超硬导丝，定位右侧髂总动脉分叉（图20-14）。后导入右侧髂腿（16-24-93mm），至右侧髂总动脉分叉处，保留右侧髂内动脉。

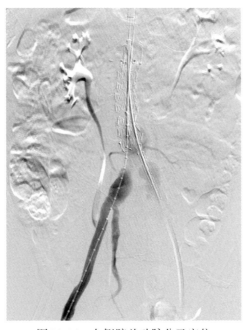

图20-14　右侧髂总动脉分叉定位

8. 完全释放主动脉腹膜支架主体，向左侧髂动脉内接驳髂腿（16-13-124mm），远端达左侧髂外动脉（图20-15）。

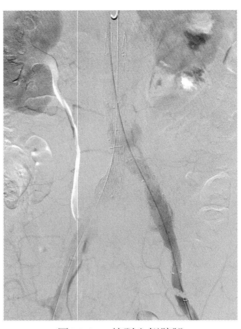

图 20-15　接驳左侧髂腿

9．以大球囊扩张支架近端、双侧髂支远端以及支架各连接处，扩张完毕后造影示主动脉支架、髂支均位置良好，走行顺畅；肠系膜上动脉、双侧肾动脉、右侧髂内动脉、双侧髂外动脉血流通畅，流速满意；腹主动脉瘤、左侧髂总动脉瘤均隔绝良好，腹主动脉瘤处经左侧腰动脉有少量Ⅱ型内漏，考虑可继续观察。左侧髂总动脉瘤处未见明显内漏（图20-16，图20-17）。

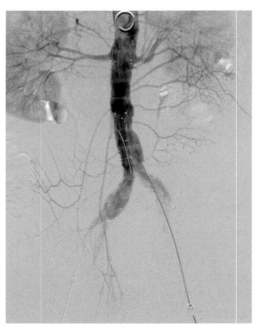

图20-16　术毕支架近端造影

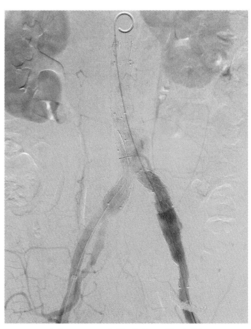

图20-17　术毕支架远端造影

10. 撤出输送导管，收紧穿刺点预埋缝线，局部外敷料，加压包扎。

11. 手术顺利，出血量约100ml，清点器械、纱布无误，安返病房。

## 六、术后处理

密切观察生命体征、穿刺点、下肢动脉搏动、腹部症状与体征等情况。予心电监护、氧气吸入、卧床制动、穿刺点加压包扎24小时。术后第1天常规检查血常规、肝肾功能、凝血功能、心肌酶谱等。24小时后下地活动，避免剧烈活动。继续严格监测、控制血压。患者恢复顺利，术后第2天顺利出院。

## 七、随访

术后定期随访动脉瘤情况，一般术后1个、3个、6个、12个月各随访1次，之后1年随访1次，观察有无动脉瘤内漏、复发，有无支架移位、打折等情况。目前仍在随访过程中。

## 八、病例术后点评及相关文献、指南解读

本例患者为1例典型的髂总动脉瘤患者，患者髂总动脉瘤直径很大，达到了6cm，破裂风险高，手术指征明确。同时合并腹主动脉瘤，后者直径尚未达手术指征，但后续有进一步进展风险，综合考虑近端锚定区问题及后续腹主动脉瘤进展风险，采用腹主动脉瘤腔内修复的方式进行了处理。因患者左侧髂总动脉瘤直径大，且没有附壁血栓，导丝、导管在瘤腔内活动度大、缺少支撑，导致选择进入左侧髂内动脉困难，但最终利用Simmons导管的角度选择、栓塞成功。术后效果良好，未见明显内漏等并发症。

腔内修复术已经成为髂总动脉瘤的常用治疗方法，安全性和成功率均较高。关于髂总动脉瘤手术方式选择问题，需根据其具体解剖条件来确定，包括累及部位、锚定区、分支动脉等情况。目前存在不少解剖分型，对于指导术式及不同文献之间进行横向比较具有一定意义。对于近端锚定区不足的孤立性髂总动脉瘤患者（长度＜1.5cm），可能需行主-髂单边或分叉型覆膜支架进行腔内修复。对于合并腹主动脉瘤的患者，需综合考虑腹主动脉瘤后续发展及破裂风险综合决定。本例患者年龄59岁，预期生存期较长，后续腹主动脉瘤进一步进展可能性较大，故术者将主-髂动脉瘤同期进行了腔内修复。

对于髂内动脉栓塞的风险，主要在于相应供血区缺血问题，包括臀肌跛行、结肠缺血、勃起功能障碍等。荟萃分析统计发现，对腹主动脉瘤腔内修复术中行髂内动脉栓塞的患者，臀肌跛行的总体发生率为27.9%，男性患者勃起功能障碍的发生率总体为10.2%；如以弹簧圈栓塞髂内动脉近端者，臀肌跛行发生风险较低（优势比0.12，95%可信区间0.03～0.48）。因此，如髂内动脉栓塞，建议尽量靠近其近端栓塞。原则上不建议双侧髂内动脉栓塞，但如必需栓塞双侧髂内动脉者，建议分期、分次栓塞（间隔1周左右），可降低栓塞相关并发症的发生风险。关于栓塞材料，使用封堵器封堵与弹簧圈栓塞均可考虑，使用前者可能缩短手术及X线透视时间。

对于髂内动脉栓塞的难易程度，主要取决于解剖情况，部分情况下髂内动脉可能栓塞困难，髂总动脉扩张或动脉瘤、髂总动脉长度短、髂动脉狭窄或闭塞、髂动脉迂曲等情况，导

致手术时间、透视时间及造影剂用量增加。Verzini等统计，腹主动脉瘤腔内修复术中，行髂内动脉栓塞失败的比例可达7%。对于瘤腔较大的动脉瘤，选择分支动脉（出瘤动脉）通常较为困难，主要原因在于导管难以贴壁，无合适支撑点借以调整角度和方向。此时，多需要借助不同弧度的导管，或更换入路（如上肢入路），以找到合适的角度、顺利进入髂内动脉。Zastrow等报道了一种通过对侧股动脉–同侧股动脉牵张导丝稳定长鞘，将长鞘开口定位于髂内动脉开口，以利于后续栓塞的方法，在困难情况下可以考虑。

总之，由于解剖条件复杂，髂内动脉栓塞有时可能存在一定难度，需灵活运用腔内技术，提高成功率。

**参 考 文 献**

［1］CHARISIS N，BOURIS V，RAKIC A，et al. A systematic review on endovascular repair of isolated common iliac artery aneurysms and suggestions regarding diameter thresholds for intervention［J］. J Vasc Surg，2021.

［2］WANHAINEN A，VERZINI F，VAN HERZEELE I，et al. Editor's choice—European Society for Vascular Surgery（ESVS）2019 clinical practice guidelines on the management of abdominal aorto-iliac artery aneurysms［J］. Eur J Vasc Endovasc Surg，2019，57（1）：8-93.

［3］BOSANQUET D C，WILCOX C，WHITEHURST L，et al. Systematic review and meta-analysis of the effect of internal iliac artery exclusion for patients undergoing EVAR［J］. Eur J Vasc Endovasc Surg，2017，53（4）：534-548.

［4］WOLPERT L M，DITTRICH K P，HALLISEY M J，et al. Hypogastric artery embolization in endovascular abdominal aortic aneurysm repair［J］. Journal of vascular surgery，2001，33（6）：1193-1198.

［5］RYER E J，GARVIN R P，WEBB T P，et al. Comparison of outcomes with coils versus vascular plug embolization of the internal iliac artery for endovascular aortoiliac aneurysm repair［J］. J Vasc Surg,2012,56(5)：1239-1245.

［6］ZASTROW C，MOTAGANAHALLI R L，MATSUMURA J S. Femoral-femoral stabilizing buddy wire for embolization of the internal iliac artery［J］. J Vasc Surg，2012，55（5）：1526-1528.

［7］VERZINI F，PARLANI G，ROMANO L，et al. Endovascular treatment of iliac aneurysm：Concurrent comparison of side branch endograft versus hypogastric exclusion［J］. J Vasc Surg，2009，49（5）：1154-1161.

病例二十一

# 自制髂动脉分支支架技术治疗髂总动脉瘤

## 一、病例摘要

患者，男性，70岁。发现右侧髂总动脉瘤、腹腔干动脉瘤2周。

现病史：患者因"血尿"于2周前查CT尿路造影发现右侧髂总动脉起始处管腔扩张膨隆，直径约2.6cm，可见较深管壁溃疡，另于腹腔干起始处局部可见管腔稍膨隆，直径约7.9mm，无腹痛、腰背痛等不适。

既往史：非梗阻性肥厚型心肌病20余年，口服螺内酯20mg每天1次、呋塞米30mg每天1次、氯化钾1g每天2次治疗；心房颤动10余年，4月前于外院接受射频消融术，口服胺碘酮0.2g每天1次、利伐沙班20mg每天1次治疗；8年前确诊为高尿酸血症，口服非布司他10mg每天1次治疗；2年前确诊为2型糖尿病，口服西格列汀片50mg每天1次治疗。

查体：腹平，未见明显局部隆起，腹部未触及搏动性包块，无压痛，全腹部无反跳痛、肌紧张。双上肢肱动脉、桡动脉搏动好，双下肢股动脉、腘动脉、胫后动脉、足背动脉搏动好。

辅助检查：CT尿路造影示腹主动脉及其分支多发粥样硬化样改变；直径约2.6cm，局部可见深大溃疡；另于腹腔干起始处局部可见管腔稍膨隆，直径约7.9mm，考虑动脉瘤形成（图21-1，图21-2）。

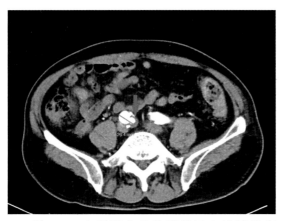

图21-1　右侧髂总动脉瘤伴巨大透壁溃疡（轴位）

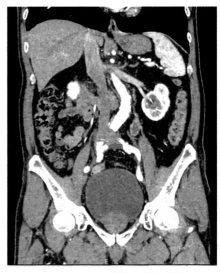

图21-2　右侧髂总动脉瘤伴巨大透壁溃疡（冠状位）

入院诊断：右侧髂总动脉瘤，右侧髂总动脉穿透性溃疡，腹腔干动脉瘤，非梗阻性肥厚型心肌病，心律失常，心房颤动，射频消融术后，2型糖尿病。

## 二、术前检查

1. **术前完善常规检查** 心肺功能评估，外周血管评估，并对可能存在的合并症进行相应检查和会诊，对异常结果及时分析、处理。

（1）一般实验室检查：血型，血常规，肝肾功能、血脂，凝血功能，输血八项，尿常规，便常规。

（2）肺功能评估：动脉血气分析、胸部X线/肺CT。

（3）心脏情况评估：心肌酶谱、12导联心电图、超声心动图。

（4）周围血管评估：颈动脉、椎动脉、锁骨下动脉、双下肢动脉、双下肢深静脉超声。

2. **异常检查结果提示** 既往非梗阻性肥厚型心肌病病史。复查超声心动图，提示：肥厚型心肌病（非梗阻性）左房增大，轻度二尖瓣关闭不全，升主动脉及主动脉窦部增宽，主动脉瓣退行性变，轻度主动脉瓣关闭不全，左室舒张功能减低（Ⅲ级）。

请内科会诊，指导病情评估和围术期处理。

会诊意见：患者非梗阻性肥厚型心肌病合并房颤，5个月前曾行射频消融术，后出现房颤复发，目前胺碘酮维持治疗，心室率控制可。患者围术期血栓栓塞、急性心衰、心搏呼吸骤停风险极高。若贵科无禁忌，继续当前抗凝和利尿补钾，充分告知上述事件风险。患者目前临床心功能尚可，无绝对手术禁忌；围术期维持容量及电解质平衡，血钾维持在4.0～4.5mmol/L，避免贫血、感染、发热等加重房颤诱因；建议胺碘酮继续0.2g每天1次口服，若出现快速房颤发作，首选评估容量、电解质、贫血、感染、手术应激等诱因。完善甲状腺功能、24小时动态心电图检查，必要时内分泌科会诊评估。

请重症监护病房（ICU）会诊，评估手术风险，提前备床。

会诊意见：患者高龄，合并肥厚型心肌病，围术期心脑血管事件、心律失常高风险，术后脱机拔管困难且高危，向患者及其家属充分交代病情。若需术后返ICU，提前联系、沟通床位。

## 三、术前准备

1. **术前基础治疗**

（1）严格监测、控制血压与心率、心律。

（2）避免剧烈活动、咳嗽、便秘等。

（3）继续内科疾病相关用药，遵相关科室意见完善术前准备。

2. **术前一般准备** 入院后完善术前检查，严格监测、控制血压与心率、心律，监测出入量，术前内科、麻醉科、ICU会诊。术前禁食、禁水12小时，双侧腹股沟区及会阴备皮，备异体红细胞2U、血浆400ml，术前适当补液、水化，术前0.5小时给予预防性抗生素。

3. 手术专项准备——测量、规划　术前精确测量右侧髂总动脉瘤、穿透性溃疡及入路动脉各项解剖参数，包括髂总动脉瘤直径，穿透性溃疡宽度、深度，近、远端锚定区直径等信息。精确制订手术计划并预估使用支架参数，术前备齐可能所需支架型号及其他所需器械。测量结果如图21-3所示。

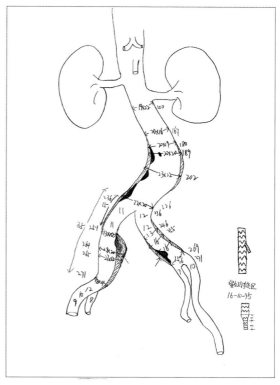

图21-3　术前测量结果

## 四、术前科室查房讨论

1. 医疗方面　患者无明显症状，检查偶然发现右侧髂总动脉瘤，直径约2.6cm，单纯就直径来讲，破裂风险可控；但局部合并深大穿透性溃疡，存在较高破裂风险，手术指征明确。从解剖角度，患者病变区邻近右侧髂内动脉开口，如行直接腔内修复，需直接栓塞右侧髂内动脉以避免内漏等并发症，但将损失右侧髂内动脉血供，存在一定盆腔、臀肌等处缺血风险。同时，患者本身右侧髂内动脉粗大，预估供血作用较为重要，重建必要性较强，可考虑行自制髂动脉分支支架系统（IBD）重建。另外，患者既往基础疾病多，尤其是心脏情况复杂，遵相关科室会诊意见完善围术期准备，充分交代手术相关风险。

2. 护理方面

（1）术后持续心电监护、吸氧，严格监测血压、心率、心律，避免血压过高或剧烈波动，如有心脏节律异常，随时通知值班医生。

（2）约束穿刺肢体，保持穿刺点压迫状态。

（3）定时观察穿刺点情况，警惕穿刺点出血、血肿等。

（4）注意观察腹部症状、体征及下肢血供等情况，警惕缺血相关并发症。

如有异常发现，及时通知手术医师或值班医师。

## 五、手术过程

1. 患者仰卧位，术野常规消毒铺巾。

2. 行双侧股动脉穿刺，造影证实为股总动脉（图21-4，图21-5），分别预置缝合器后，重新置入10F导管鞘。全身静脉肝素化。

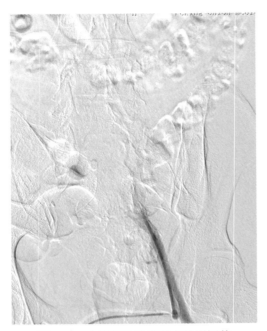 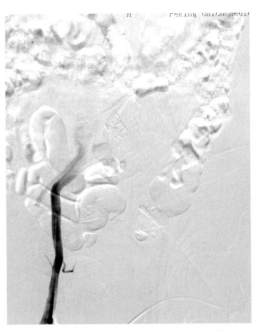

图21-4　左侧股动脉穿刺点造影评估　　　　　　图21-5　右侧股动脉穿刺点造影评估

3. 腹主动脉造影　示右侧髂总动脉瘤，伴末端穿透性溃疡形成，双侧髂动脉入路未见明显狭窄，双侧髂内动脉通畅（图21-6）。

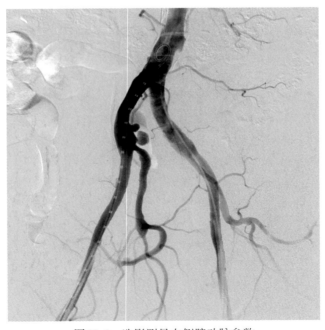

图21-6　造影测量右侧髂动脉参数

4．缝制IBD系统　取髂支覆膜支架（16-10-93mm）体外半释放，按术前预订测量位置开窗，开窗约6mm。另取覆膜支架（7-25mm）体外完全释放，修剪后以端－侧方式缝合于开窗部位，同时取弹簧圈固定于开窗部位以备术中显影定位。完成吻合后重新回收至原输送鞘内（图21-7）。

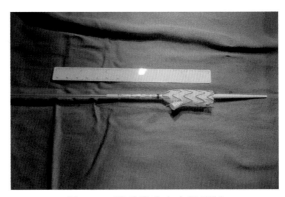

图21-7　髂动脉分支支架缝制

5．右侧股动脉入路置换工作导丝，引入自制IBD，定位于右侧髂内动脉开口上方释放支架（图21-8）。另经左侧股动脉鞘引入导丝导管"翻山"至右侧髂动脉支架内，并经自制IBD选择进入右侧髂内动脉，置换为硬导丝，以6-60mm球囊引入长鞘置于髂内动脉，引入8-50mm覆膜支架，近端位于右侧髂支内5mm，远端位于右侧髂内动脉，精确定位后释放，再以8-40mm球囊行后扩张。

6．以大动脉球囊扩张支架近远端、髂支远端，扩张完毕后造影：右侧髂动脉支架位置、形态良好，右侧髂总、髂外及髂内动脉通畅，动脉瘤隔绝良好，未见明显内漏（图21-9）。

7．撤出输送导管，清点器械、纱布无误，收紧预埋缝线，局部加压包扎。

8．术毕，手术顺利，术中出血量少，未输血，术后患者带气管插管安返ICU。

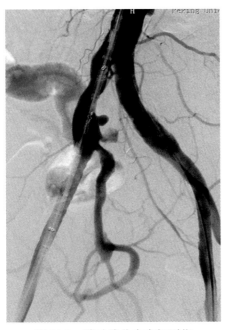

图21-8　髂动脉分支支架到位

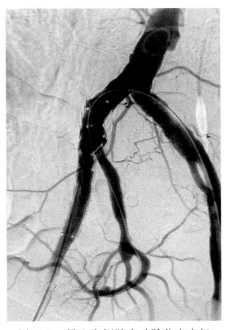

图21-9　导入右侧髂内动脉分支支架

## 六、术后处理

术后早期转ICU，密切观察生命体征，尤其是心脏相关情况，警惕心力衰竭、恶性心律失常；双下肢制动，警惕穿刺点出血等并发症；注意下肢血供、腹部体征，警惕缺血相关并发症；术后第1天、第3天常规检查血常规、肝肾功能、凝血功能、心肌酶谱等；用药方面，结合心脏抗凝需求，术后当晚即开始低分子量肝素抗凝，出院后过渡、恢复至利伐沙班20毫克/次，一天一次抗凝治疗。

## 七、随访

术后定期随访动脉瘤情况，一般术后1个、3个、6个、12个月随访1次，之后1年随访1次，目前该患者仍在随访过程中。

## 八、病例术后点评及相关文献、指南解读

本例患者是一例孤立性髂总动脉瘤的病例。髂动脉瘤的主要风险为破裂，其5年破裂率为14%～70%，而孤立性髂动脉瘤的破裂发生率为33%。一旦发生髂动脉瘤破裂，死亡率很高，开放性修复手术后的死亡率仍可高达30%，血管腔内修复手术可降低围术期的死亡率。

孤立性髂动脉瘤的手术指征包括：①破裂；②有明确相关的症状；③动脉瘤快速增长，6个月内增长≥7mm，或1年内增长＞1cm；④直径≥3cm。但是有一项回顾性研究通过对715处髂总动脉瘤的分析，发现破裂髂动脉瘤的中位直径为6cm，而＜3.8cm的髂动脉瘤无一破裂。因此，有学者提出，直径＜3.5cm的髂动脉瘤生长速度较慢，而且发生破裂的概率较低，对于这样的髂动脉瘤，允许接受继续临床随诊观察，而不用马上进行外科手术干预。但关于是否提高孤立性髂动脉瘤手术指征中3cm的阈值，尚需要更多的循证学证据。

当然，对于本例孤立性髂动脉瘤患者来说，我们测量其瘤体最大直径约2.6cm。单纯从瘤体直径的角度来讲，他是不满足手术指征的。但是，本例患者存在一个比较特殊的情况：髂总动脉瘤合并瘤壁内的穿透性溃疡。关于髂动脉瘤的动脉粥样硬化性溃疡的研究并不是很多，关于它的转归尚无定论。有学者应用CT的血管造影技术研究髂动脉的穿透性溃疡（penetrating ulcers of the iliac arteries，PUIA）发现，PUIA在进行CT扫描人群中的发生率为0.3%，诊断年龄为70.7±10.0岁，男性居多（82.3%），影像学检查随访平均时间为40.5个月。PUIA的发展很缓慢，而且导致有关症状的发生概率极低，为3%，在这组人群中没有发现PUIA导致动脉破裂和假性动脉瘤形成者。但是，这组患者在随访期间的死亡率较高，达到了20.6%，原因可能与他们同时合并较高的心血管疾病以及其他主动脉病变（如主动脉溃疡发生率达44%）有关。

鉴于目前缺乏关于髂动脉瘤合并穿透性溃疡转归的循证医学依据，所以我们术前与患者进行充分的沟通，患者表达了强烈的外科手术干预该髂动脉瘤的意愿。故此决定给予手术干预，并考虑采用腔内治疗的微创方式进行。

我们阅读、测量患者的增强CT可以看到，患者的腹主动脉虽然粥样硬化很严重，但管径尚无明显的扩张，而且髂动脉瘤近端的瘤颈部位长度为15mm，满足腔内治疗单纯处理髂

动脉瘤而无须借助腹主动脉的条件，这是第一点。第二点，髂总动脉邻近其远端分叉处的直径虽然没有达到动脉瘤标准，但其邻近髂内、外动脉分叉处的总体趋势为倒锥形，而且由于穿透性溃疡的存在，导致远端瘤颈的长度不足，所以髂内动脉的处理是关键点。第三点，如何处理髂内动脉？对于髂总动脉瘤累及髂内动脉，处理髂内动脉的方式有两种。一种是应用弹簧圈或者其他封堵装置将患侧的髂内动脉进行栓塞。如果动脉瘤已经累及髂内动脉主干，则需要进行患侧髂内动脉各分支动脉栓塞，或者在髂内动脉主干的远端进行填塞（动脉瘤累及髂内动脉分支的较少见）。如果动脉瘤没有累及髂内动脉主干，则建议尽量于其主干填塞以保留分支动脉，可以借助对侧髂内动脉系统或旋髂动脉、股深动脉系统的侧支循环来保证患侧的动脉血供。但是，髂内动脉栓塞会导致患侧的盆腔血供变差，可出现臀肌间歇性跛行（12% ～ 55%）和勃起功能障碍（1% ～ 13%）。结合患者动脉粥样硬化严重和患侧的髂内动脉偏粗的特点，考虑采用第二种方法：髂内动脉重建。目前介入微创方式下进行的髂内动脉重建为IBD，即髂动脉分支支架系统。该系统在髂动脉支架的主支上有一个旁支，主支支架向远端延伸进入髂外动脉，通过该旁支选入髂内动脉，再跨旁支支架与髂内动脉放置覆膜支架来重建髂内动脉血运。一项回顾性研究纳入了47例采用IBD方式重建的髂动脉瘤患者，手术成功率为97%，随访发现有5例患者的髂内动脉分支支架发生闭塞，但仅有1例患者出现了臀肌间歇性跛行和性功能障碍。另一项研究纳入了74例患者，该研究将IBD技术与髂内动脉栓塞技术相比较，发现虽然两者的二次干预概率相近，但IBD组的患者臀肌间歇性跛行症状发生率偏低（3% vs 19%）。

在自制髂内动脉分支支架的时候，要严格按照术前测量数据所选定的位置在髂动脉主支支架上进行开窗。缝合分支支架时，要在开窗部位缝合固定标记物，以方便释放主支支架后选入分支内。这个标记物，可以采用现有覆膜支架的标记物，如"8"字形金属标记，也可以采用显影良好的金属导丝，如EV3公司的鹅颈抓捕器头端的金属环。显影不佳，对于主支支架释放定位以及后续的分支支架超选，是令术者十分为难和困惑的重要原因。

对于本患者，其患侧的髂动脉整体来讲迂曲不是很严重，这是有利的一面，有利于髂支架的定位、释放，以及髂内动脉分支支架的超选。但其腹主动脉、髂动脉内动脉粥样硬化严重，可见较多的动脉内壁附壁血栓或是脂质斑块，尤其是髂总动脉瘤处的穿透性溃疡，需要注意在导丝、导管上行建立工作通路时避免对动脉内壁的刺激，以免使附壁血栓或脂质斑块脱落形成肢体远端动脉栓塞甚至是"蓝趾综合征"。由于髂总动脉瘤近端瘤颈长度刚好为15mm，所以主支支架的近端释放要求一定要精确，超出髂总动脉太多则会覆盖对侧髂动脉，后移太多则可能导致髂动脉瘤近端内漏情况发生。我们可以采用在显示屏上做标记，或是在跨腹主动脉-对侧髂总动脉处撑开一个球囊，来做同侧的髂总动脉近心端定位，以增加近端释放的成功率。

在完成腔内修复手术操作后，以预置的血管缝合器封闭穿刺点，之后记得要检查穿刺点以远的股动脉搏动，如果触诊不满意，需要即刻请手术台下人员协助触诊同侧足背动脉或胫后动脉搏动情况（当然，术前即需要明确足背动脉或胫后动脉情况）。如果依然无法判断，需要自对侧的股动脉鞘置入导管来造影明确该侧股动脉穿刺部位的缝合情况，以及髂、股、腘动脉是否存在栓塞。必要时需紧急行腹股沟处开放手术，显露股动脉，行穿刺部位的修补，或行取栓。

　　另外，患者的基础疾病较多，术前的评估以及术后的心、脑、肺、肾等重要脏器功能的评估、支持和预防性治疗等工作要及时跟进，以避免发生围术期有关并发症。术后也需要密切随诊复查，注意观察支架近端是否出现移位情况，以及重建髂内动脉是否出现狭窄、闭塞。

参 考 文 献

［1］ RICHARDSON J W，GREENFIELD L J. Natural history and management of iliac aneurysms［J］. J Vasc Surg，1988，8（2）：165-171.

［2］ HECHELHAMMER L，RANCIC Z，et al. Midterm outcome of endovascular repair of ruptured isolated iliac artery aneurysms［J］. J Vasc Surg，2010，52（5）：1159-1163.

［3］ JOHNSTON K W，RUTHERFORD R B，et al. Suggested standards for reporting on arterial aneurysms. Subcommittee on Reporting Standards for Arterial Aneurysms，Ad Hoc Committee on Reporting Standards，Society for Vascular Surgery and North American Chapter，International Society for Cardiovascular Surgery［J］. J Vasc Surg，1991，13（3）：452-458.

［4］ HUANG Y，GLOVICZKI P，et al. Common iliac artery aneurysm：expansion rate and results of open surgical and endovascular repair［J］. J Vasc Surg，2008，47：1203.

［5］ FLOHR T R，HAGSPIEL K D，et al. The natural history of penetrating ulcers of the iliac arteries［J］. J Vasc Surg，2016，63（2）：399-406.

［6］ WOLF F，LOEWE C，et al. Endovascular management performed percutaneously of isolated iliac artery aneurysms［J］. Eur J Radiol，2008，65（3）：491-497.

［7］ MARTY B，PERRUCHOUD C，et al. Atheroembolization：a harmful complication of therapeutic internal iliac artery occlusion［J］. J Vasc Surg，2002，36（5）：1062-1065.

［8］ FERREIRA M，MONTEIRO M，et al. Technical aspects and midterm patency of iliac branched devices［J］. J Vasc Surg，2010，51（3）：545-550.

［9］ VERZINI F，PARLANI G，et al. Endovascular treatment of iliac aneurysm：Concurrent comparison of side branch endograft versus hypogastric exclusion［J］. J Vasc Surg，2009，49（5）：1154-1161.

# 病例二十二

## 灵活使用髂支覆膜支架腔内修复头臂干动脉瘤

### 一、病例摘要

患者，男性，37岁。主因"声音嘶哑7个月，发现头臂干动脉瘤5个月"入院。

现病史：患者于7个月前无明显诱因出现声音嘶哑，伴干咳，无发热、头痛、头晕，无关节痛，外阴溃疡。5个月前行CTA提示头臂干动脉瘤并附壁血栓，局部溃疡，主动脉弓-降主动脉近端稍膨大，并多发溃疡形成。实验室检查示红细胞沉降率、C反应蛋白升高，诊断"贝赫切特综合征，动脉瘤（右头臂干胸主动脉）"，予甲泼尼龙1.0g连续3天激素冲击治疗，同时予环磷酰胺0.4g每周1次治疗，激素序贯减量至目前曲安奈德8mg每天1次。患者目前声音嘶哑无明显改善，炎性指标基本恢复正常。

既往史：5个月前外院就诊时发现高血压，目前硝苯地平30mg每天一次，具体情况不详。否认冠心病、糖尿病等慢性病史；同时外院就诊发现HBsAg阳性，予恩替卡韦0.5mg每天一次，抗病毒治疗。否认结核、伤寒、疟疾等传染病病史，否认重大手术、外伤及输血史，否认药物、食物过敏史。预防接种史不详。

查体：双上肢肱动脉、桡动脉搏动好，双下肢股动脉、腘动脉、足背动脉、胫后动脉搏动均可触及。

辅助检查：外院CTA示头臂干动脉瘤并附壁血栓，局部溃疡，主动脉弓-降主动脉近端稍膨大，并多发溃疡形成（图22-1～图22-3）。

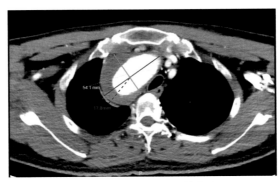

图22-1　头颈CTA（轴位）

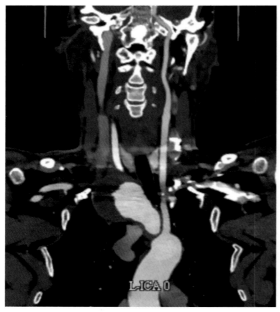

图 22-2　术前CTA（冠状位）

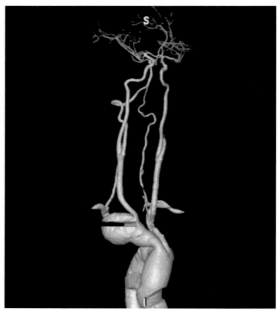

图 22-3　主动脉CTA

诊断：头臂干动脉瘤，声音嘶哑待查，贝赫切特综合征可能，高血压病，乙型肝炎病毒携带者。

## 二、术前检查

1. 术前完善常规检查

（1）一般实验室检查

血型：ABO A 型，RhD 阳性。

全血细胞分析：WBC $7.26\times10^9$/L，NEUT% 88.1%，HGB 139g/L，HCT 41.2%，PLT $222\times10^9$/L。

尿常规：阴性。

肝肾功能＋血脂：$K^+$ 3.4mmol/L，$Na^+$ 141mmol/L，$Ca^{2+}$ 2.26mmol/L，Cr（E）77μmol/L，ALT 12U/L，AST 11U/L，Alb 41g/L，TC 4.01mmol/L，TG 2.28mmol/L，LDL-C 2.32mmol/L。

输血八项：HBcAb 阳性，HBeAb 阳性，HBsAg 阳性＞250.00IU/ml，其余为阴性。

凝血功能：PT 12.5秒，INR 1.09，APTT 28.0秒，Fbg 3.94g/L。

红细胞沉降率：26mm/h。

超敏C反应蛋白（hs-CRP）：4.25mg/L。

（2）肺功能评估：胸部CT平扫示左肺下叶肺大疱；两肺门及纵隔、双侧腋下多发小淋巴结。

（3）心脏情况评估

心肌酶谱：CK 40U/L，CK-MB-mass＜0.5μg/L，cTnI＜0.017μg/L，NT-proBNP 27pg/ml。

12导联心电图：窦性心律，正常心电图。

超声心动图（心内科）：心脏结构与功能未见明显异常。

（4）周围血管评估

肾动脉彩色多普勒超声：双侧肾动脉未见明显异常。

锁骨下动脉彩色多普勒超声：双侧锁骨下动脉未见明显异常。

颈动脉、椎动脉彩色多普勒超声：右侧颈总动脉支架内血流通畅，右侧椎动脉血流逆转，需除外锁骨下动脉窃血综合征。

下肢动脉彩色多普勒超声：双下肢动脉未见明显异常。

下肢深静脉彩色多普勒超声：双下肢深静脉未见明显血栓。

（5）特殊评估：耳鼻喉科会诊及喉镜检查提示右侧声带运动障碍。

2. 异常检查结果提示　红细胞沉降率、hs-CRP明显升高，请风湿免疫科会诊，指导诊疗。风湿免疫科会诊意见：①考虑患者目前贝赫切特综合征可能性大；②建议完善结核相关检查；③激素药物均为按片等量换算［曲安奈德4mg＝甲泼尼龙4mg＝泼尼松（龙）5mg］。环磷酰胺目前累计量尚未达9～12g，围术期后仍应继续应用。免疫内科门诊随诊。围术期可给予琥珀酸氢化可的松100mg，每8小时1次，连用3天。

## 三、术前准备

1. 术前基础治疗

（1）严格遵免疫内科意见，积极用药，稳定贝赫切特综合征。

（2）严格检测、控制血压。

（3）避免剧烈活动、咳嗽等。

2. 术前一般准备　入院后完善术前检查，严格控制基础疾病，术前内科、麻醉科会诊，完善谈话签字事宜。术前禁食、禁水12小时，双侧腹股沟区、会阴、右上肢、颈部备皮，备异体红细胞2U、血浆400ml，术前适当补液、水化，术前0.5小时给予预防性抗生素，围术期可给予琥珀酸氢化可的松100mg，每8小时1次，连用3天。

3. 手术专项准备——测量、规划　术前精确测量动脉瘤及入路各项解剖参数，包括头臂干动脉瘤直径、范围、近心端锚定区、右颈总动脉锚定区、右锁骨下动脉锚定区等部位，精确制订手术计划，并预估使用支架参数，术前备齐可能所需支架型号及其他所需器械，拟定手术效果（图22-4）。

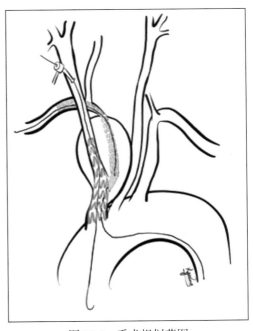

图22-4　手术规划草图

201

### 四、术前科室查房讨论

1. 医疗方面

（1）头臂干巨大动脉瘤诊断明确，有破裂风险，且已产生声嘶等压迫症状，手术指征明确。

（2）开放手术需开胸，创伤大，出血、副损伤、脑梗死等风险可能较高，且病因为贝赫切特综合征，预期吻合困难，术后吻合口并发症发生率高。

（3）考虑行腔内治疗，腔内治疗难点主要在于右颈总动脉、右侧锁骨下动脉的重建。由于头臂干直径较粗，且远端需分支重建，目前无现成的专用支架，需手工改造现有支架。

（4）支架可采用腹主动脉瘤腔内修复术中所用髂支覆膜支架，取髂支覆膜支架体外部分释放、开窗，另取外周覆膜支架，于开窗处缝制分支，进而制成自制分支支架，于体内释放后再向远端衔接外周支架，达到隔绝动脉瘤，重建分支的效果。

（5）该手术最大风险在于脑梗死、脑缺血事件，可先做球囊阻断试验，预估患者对缺血的耐受情况。同时注重技术细节，如术中注意充分排空预制支架内的气体，间断规律冲洗导管等结构，预防血栓、栓塞事件。术中注意充分肝素化，术后加强抗凝、抗血小板治疗。

（6）围术期及术后，继续规范治疗贝赫切特综合征，对病因进行严格控制。

2. 护理方面

（1）持续心电监护，密切监测生命体征。

（2）注意神经系统症状、体征，警惕脑梗死、脑缺血事件。

（3）穿刺点妥善加压包扎，预防穿刺点出血、假性动脉瘤等并发症，因有贝赫切特综合征，压迫时间适当延长。

（4）注意观察右上肢、双下肢动脉搏动情况。

（5）术后遵医嘱严格执行APTT监测及肝素调整，保证抗凝强度和安全性。

如有异常发现，及时通知手术医师或值班医师。

### 五、手术过程

手术分两期进行，第一期先行造影，进一步明确动脉瘤相关解剖信息，以利于精确制订手术计划。

（一）造影

1. 患者取平卧位，双侧腹股沟区消毒，铺无菌巾。

2. 局麻成功后，穿刺右侧股动脉，造影明确穿刺点位于股总动脉，置入6F导管鞘，全身肝素化。

3. 导入导丝及金标猪尾导管，将金标猪尾导管置于升主动脉，造影显示右头臂干动脉瘤及各动脉开口（图22-5）。

4. 导入导丝及MPA导管，导丝导管配合将导管选择进入右侧锁骨下动脉内，置换硬导丝及6F长鞘，将长鞘引入头臂干开口处。

5. 进一步造影评估头臂干动脉瘤及右侧颈动脉、锁骨下动脉、右侧椎动脉情况（图

22-6）。

6. 导入双腔球囊导管，置于右侧锁骨下动脉开口，球囊充盈阻断右侧椎动脉，患者无不适，持续阻断15分钟，患者无明显不适；撤出球囊导管（图22-7）。

7. 导丝配合多功能导管，超选进入右侧颈总动脉，造影观察颅内动脉显影情况。

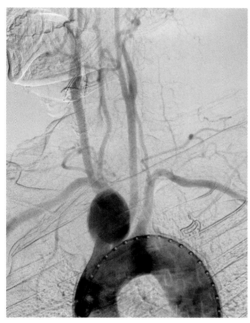

图22-5　动脉瘤造影

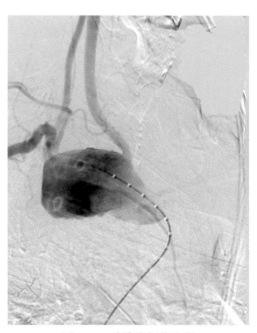

图22-6　动脉瘤细节造影

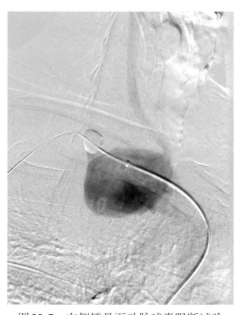

图22-7　右侧锁骨下动脉球囊阻断试验

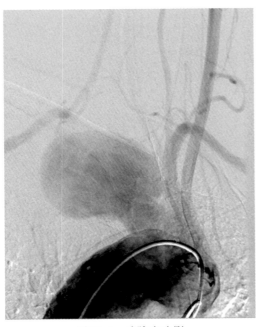

图 22-8　动脉瘤造影

（二）手术

1. 患者取平卧位，右上肢外展，麻醉成功后，常规消毒铺巾。

2. 右颈部切开，分离显露右侧颈总动脉，套带备用，直视下逆行穿刺右侧颈总动脉，置入6F血管鞘。逆行穿刺右侧肱动脉，置入6F导管鞘；逆行穿刺左侧股动脉，置入6F血管鞘。全身肝素化。

3. 透视下由左侧股动脉进入导丝，猪尾导管配合导丝配合上行进入升主动脉，造影显示右头臂干动脉瘤及各动脉开口（图22-8）。

4. 取预制髂支覆膜支架（16-10-95mm），分支处连接外周覆膜支架（7-20mm），以圈套器前端金属线圈标记开窗位置，制成预开窗分支支架。将支架重新收入鞘内备用（图22-9）。

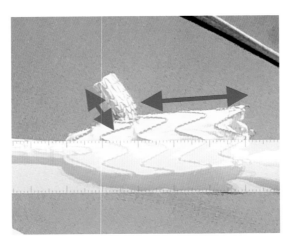

图 22-9　支架缝制效果

5. 经右侧颈总动脉入路，置入工作导丝，引入预开窗分支支架，近端位于主动脉头臂干开口处，远端位于右侧颈总动脉内，预开窗处朝向右侧锁骨下动脉开口处，释放支架（图22-10，图22-11）。

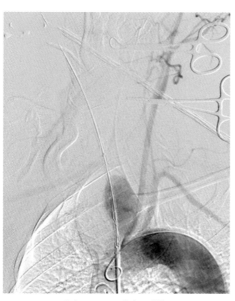

图22-10　支架到位

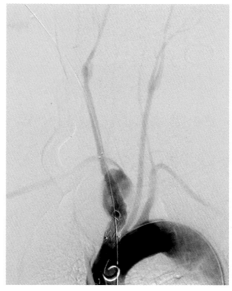

图22-11　支架释放

6. 经左侧股动脉入路，引入260cm普通导丝，经头臂干开口，依次超选进入支架预开窗处、右锁骨下动脉，之后以4F血管鞘将普通导丝自右侧肱动脉6F血管鞘内引出体外备用（图22-12）。

7. 经右侧肱动脉，引入金标猪尾导管，再次测量支架预分支处至动脉瘤远端瘤颈距离（图22-13）。

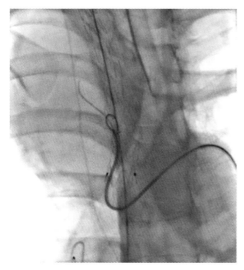

图22-12　选择进入支架分支

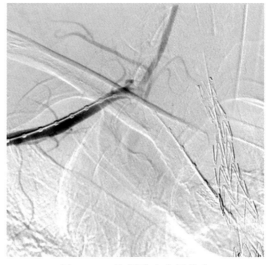

图22-13　选择进入支架分支

8. 置换8F 55cm长血管鞘,引入外周覆膜支架(8-150mm),头端定位于前述支架预开窗处,与标记点平齐,远端充分覆盖瘤径,释放支架(图22-14,图22-15)。

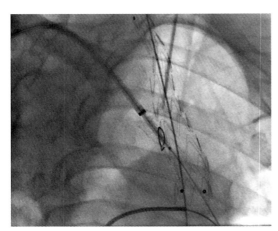

图22-14 右侧锁骨下动脉支架到位

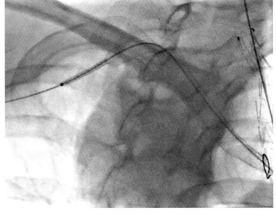

图22-15 右侧锁骨下动脉支架释放

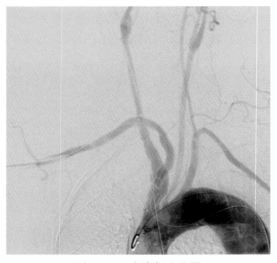

图22-16 术毕复查造影

9. 复造影显示瘤体隔绝满意,未见明显内漏,右侧颈总动脉及右侧锁骨下动脉血流通畅,流速可(图22-16)。

10. 切开缝合右侧肱动脉穿刺点,缝合右侧颈总动脉穿刺点,透视下闭合左侧股动脉穿刺点,缝合及闭合满意。

11. 清点器械、纱布无误,切口及穿刺点无菌敷料包扎,右侧肱动脉及左侧股动脉穿刺点适当加压包扎,颈部切口保留引流管1根,接一次性负压引流瓶。

12. 术毕,术中麻醉效果好,出血600ml,自体血回输270ml,血压、心率平稳,术后返ICU。

## 六、术后处理

密切观察生命体征、穿刺点、切口、神经系统症状与体征等情况。苏醒后尽快脱机、拔管,以利于观察、评价神经系统症状。其后予心电监护、氧气吸入,卧床制动、穿刺点加压包扎24小时。术后第一天常规检查血常规、肝肾功能、凝血功能、心肌酶谱等。24小时后下地活动,避免剧烈活动。

术后用药:①血管方面,术后早期给予肝素泵入抗凝,控制APTT在40~50秒,逐渐续贯至低分子量肝素皮下注射,后改为拜阿司匹林100mg每天1次,利伐沙班20mg每天

1次，长期口服；②贝赫切特综合征方面，早期给予氢化可的松100mg静脉注射，每8小时1次。免疫科会诊后建议序贯为泼尼松40mg每天1次，口服，同时继续应用环磷酰胺，监测肝功能及血象。应用7天左右复查红细胞沉降率及C反应蛋白，免疫科门诊随诊后确定减量方案。

## 七、随访

术后定期随访动脉瘤情况，一般术后1个、3个、6个、12个月随访1次，之后1年随访1次，图22-17和图22-18为术后1个月复查CTA结果。

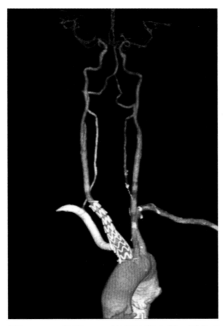 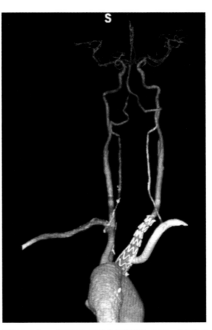

图22-17　术后CTA复查结果（前-后位）　　　　图22-18　术后CTA复查结果（后-前位）

## 八、病例术后点评及相关文献、指南解读

本例患者为一例相对少见的巨大头臂干动脉瘤，病因考虑为贝赫切特综合征，由于头臂干解剖位置深在，是发自主动脉弓的第一个大分支，为脑部重要的供血血管，开放手术往往创伤较大、风险较高。同时，患者病因为贝赫切特综合征，开放手术后吻合口并发症发生率较高，腔内技术具有一定的优势。我们通过灵活运用腔内技术，改造髂支覆膜支架，将其应用至头臂干，通过全腔内技术成功进行了腔内修复，取得了满意的效果。

头臂干动脉瘤相对少见，有文献报道其发病率可占全部弓上动脉瘤的3%。其临床表现多样，多与局部压迫和远端栓塞相关，症状可表现为呼吸困难、吞咽困难、声音嘶哑、胸痛、上肢动脉栓塞、脑梗死、短暂脑缺血发作等。头臂干动脉瘤传统上需通过开放手术进行治疗。因头臂干解剖位置较深，常需开胸手术治疗，同时因头臂干通常较短，近端往往没有合适的吻合区，常需涉及主动脉弓或升主动脉，需在体外循环下进行。开放手术的优点为疗效确切，因其直接置换了病变血管，手术创伤大、耗时长，风险往往较高。

随着腔内技术的进步，以其创伤小、风险相对较低的优势，其在弓上动脉瘤的治疗中逐步开始推广。对于医源性及外伤相关的头臂干假性动脉瘤、动静脉瘘等，如果近、远端有足够锚定区，可通过单纯植入覆膜支架的方式进行腔内修复。该技术相对简单，风险亦较低。由于头臂干直径较粗，长度相对较短，临床上可能无合适的专用支架。有些病例需要使用本来适用于其他部位的覆膜支架，如通常用于髂动脉的髂支覆膜支架，并需进行一定的改造，如将支架剪短、开窗、缝制分支等，以适应头臂干的特殊解剖要求。

对于病变范围较广的头臂干真性、假性动脉瘤，近、远端锚定区可能不足，腔内治疗可能存在一定的困难：近端主要涉及内漏问题，而远端主要涉及右侧颈总动脉、锁骨下动脉遮盖问题。腔内修复是否能够成功实行，首先在于是否有适合的解剖条件，解剖条件不适合者仍应选择开放手术治疗；其次在于腔内技术的灵活运用及器材合理使用和改造。本例患者，我们通过灵活运用髂支覆膜支架，台上缝制分支，很好地解决了远端锚定区不足的问题，既充分地隔绝了动脉瘤，又成功地重建了右侧总颈动脉和右侧锁骨下动脉。

总之，头臂干动脉瘤相对少见，开放手术治疗为经典治疗手段，但手术创伤相对较大、风险较高。在解剖条件合适时，通过灵活使用腔内技术和器材，也可通过创伤较小的腔内技术实施治疗。

## 参 考 文 献

[1] URBANSKI P P，IRIMIE V，LENOS A，et al. Innominate artery pathology in the setting of aortic arch surgery：incidences，surgical considerations and operative outcomes [J]. Eur J Cardiothorac Surg，2019，55（2）：351-357.

[2] YIN H，LI S，WANG M，et al. The value of endografts in the surgical management of arterial lesions secondary to Behçet disease [J]. J Vasc Surg，2017，65（2）：471-477.

[3] CURY M，GREENBERG R K，MORALES J P，et al. Supra-aortic vessels aneurysms：diagnosis and prompt intervention [J]. J Vasc Surg，2009，49（1）：4-10.

[4] SOYLU E，HARLING L，ASHRAFIAN H，et al. Surgical treatment of innominate artery and aortic aneurysm：a case report and review of the literature [J]. J Cardiothorac Surg，2013，8：141.

[5] BOWER T C，PAIROLERO P C，HALLETT J W，et al. Brachiocephalic aneurysm：the case for early recognition and repair [J]. Ann Vasc Surg，1991，5（2）：125-132.

[6] CHAMBERS C M，CURCI J A. Treatment of nonaortic aneurysms in the endograft era：aneurysms of the innominate and subclavian arteries [J]. Semin Vasc Surg，2005，18（4）：184-190.

[7] DE TROIA A，TECCHIO T，AZZARONE M，et al. Endovascular treatment of an innominate artery iatrogenic pseudoaneurysm following subclavian vein catheterization [J]. Vasc Endovascular Surg，2011，45（1）：78-82.

[8] SAFRAN B，GARG K，SCHER L，et al. Repair of isolated innominate artery pathology with a modified endovascular graft [J]. Ann Vasc Surg，2019，60：475.

# 病例二十三

# 慢性Debakey Ⅲ型主动脉夹层腔内修复术

## 一、病例摘要

患者，男性，63岁。体检发现主动脉夹层入院。

现病史：患者因患膀胱癌拟行手术治疗，术前检查时发现胸主动脉夹层，不伴头晕、胸背部疼痛、腹痛、双下肢间歇性跛行等症状，为减少泌尿外科围术期风险，先行主动脉夹层手术治疗。

既往史：原发性高血压20年，血压最高170/90mmHg，现规律口服美托洛尔25mg每天2次，缬沙坦80mg每天1次，血压控制平稳；曾有一过性胸痛病史，性质可忍受，未系统诊治；发现膀胱癌5年，多次膀胱镜下经尿道膀胱肿瘤电切除（TURBT）手术史、膀胱灌注化疗史。

查体：心前区、上腹部未及明显收缩期血管杂音；腹部无膨隆，未及压痛和反跳痛，四肢浅表动脉搏动良好、左右对称。

辅助检查：CTA示主动脉夹层（Debakey Ⅲ型），主动脉管壁粥样硬化改变；降主动脉、腹主动脉及左侧髂总动脉近端可见夹层形成，破口位于左侧锁骨下动脉开口以远约2cm；降主动脉、腹主动脉段假腔内伴附壁血栓形成；腹腔干、肠系膜下动脉自假腔发出，肠系膜上动脉、双侧肾动脉自真腔供血，右肾双支肾动脉（图23-1，图23-2）。

入院诊断：主动脉夹层（Debakey Ⅲ型），膀胱癌术后。

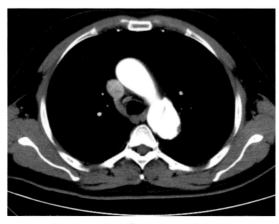

图23-1　主动脉CTA（近端破口）

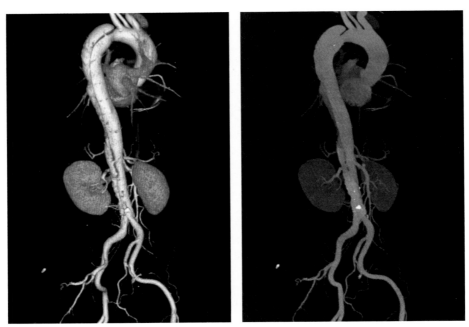

图23-2　主动脉CTA（重建）

## 二、术前检查

1. 术前完善常规检查

（1）一般实验室检查

血型：ABO B型，RhD阳性。

全血细胞分析：WBC $5.92×10^9$/L，NEUT% 63.4%，HGB 153g/L，HCT 44.3%，PLT $196×10^9$/L。

肝肾功能＋血脂：$K^+$ 4.1mmol/L，$Na^+$ 140mmol/L，$Ca^{2+}$ 2.33mmol/L，Cr（E）73μmol/L，ALT 20U/L，AST 20U/L，Alb 43g/L，TC 5.43mmol/L，TG 2.79mmol/L，HDL-C 0.92mmol/L，LDL-C 3.76mmol/L。

凝血功能：PT 11.9秒，APTT 26.0秒，D-dimer 0.85mg/L FEU。

输血八项：均为阴性。

尿常规：pH 6.0，WBC阴性，BLD阴性。

便常规＋隐血：WBC阴性，OB阴性。

（2）肺功能评估

动脉血气分析：pH 7.42，$PCO_2$ 36.1mmHg，$PO_2$ 74.6mmHg，$SO_2$ 96.1%。

胸片：胸廓对称，双肺纹理清，未见明确结节实变影。双肺门不大，纵隔不宽，心影不大，主动脉迂曲增宽，双侧肋膈角锐利。

（3）心脏情况评估

心肌酶谱：CK-MB-mass 0.5μg/L，cTnI 0.017μg/L，NT-proBNP 210pg/ml。

12导联心电图：窦性心律，正常心电图。

超声心动图：左房增大，轻度二尖瓣关闭不全，左室松弛功能减低。

（4）周围血管评估

颈动脉、椎动脉彩色多普勒超声：颈动脉未见明显狭窄，血流频谱正常，双侧椎动脉阻力增高。

锁骨下动脉彩色多普勒超声：右侧锁骨下动脉斑块形成。

肾动脉彩色多普勒超声：双侧肾动脉未见明显异常。

下肢动脉彩色多普勒超声：双下肢动脉未见明显异常。

2. 异常检查结果提示　低密度脂蛋白水平高，右侧锁骨下动脉斑块形成，主动脉呈动脉硬化改变，予他汀类药物降脂治疗。

### 三、术前准备

1. 术前基础治疗

（1）严格监测、控制血压。

（2）避免剧烈活动、咳嗽、便秘等。

2. 术前一般准备　入院后完善术前检查，严格监测、控制血压，术前麻醉科会诊。术前禁食、禁水12小时，双侧腹股沟区及会阴备皮，备异体红细胞2U、血浆400ml，术前适当补液、水化，术前0.5小时给予预防性抗生素。

3. 手术专项准备——测量、规划　术前精确测量主动脉夹层及入路各项解剖参数，包括主动脉夹层累及范围、内膜破口位置、数量，近端破口到左侧锁骨下动脉距离，主要分支血供来源（真腔、假腔），近端主动脉锚定区直径，远端主动脉锚定区直径等情况。精确制订手术计划，并预估使用支架参数，术前备齐可能所需支架型号及其他所需器械。测量结果如图23-3所示。

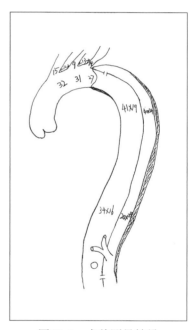

图23-3　术前测量结果

### 四、术前科室查房讨论

1. 医疗方面　患者拟行泌尿系肿瘤手术，术前检查发现主动脉夹层，既往可疑胸痛病史，目前无明显临床症状，但因膀胱肿瘤迫切需行手术治疗，为降低围术期风险，存在主动脉夹层绝对手术指征。需同患者及其家属充分沟通，详细交代病情及主动脉手术必要性及其风险。

患者夹层破口超过左侧锁骨下动脉开口以远1.5cm，属典型Debakey Ⅲ型主动脉夹层，近、远端锚定区解剖情况尚可，治疗方案首选腔内治疗。术中注意合理选择支架直径；近端精确锚定，保留左侧锁骨下动脉的同时，避免夹层逆撕和内漏发生，避免支架远端锚定区直径选择过大造成远期支架相关再破口出现，同时主动脉夹层腔内隔绝术后关注内脏动脉和下肢动脉血流开放情况。

2．护理方面

（1）术后持续心电监护、吸氧，密切监测生命体征变化。

（2）遵医嘱严格监测、控制血压与心率。

（3）穿刺肢体制动，保证穿刺点压迫可靠；并密切观察穿刺点有无并发症。

如有异常发现，及时通知手术医生或值班医生。

## 五、手术过程

1．取平卧位，全麻，双侧腹股沟、左上肢常规消毒、铺巾。

2．逆行穿刺右侧股总动脉，置入8F导管鞘，预埋两把缝合器，重新置入10F导管鞘（图23-4）；逆行穿刺左侧肱动脉，置入6F导管鞘。

3．静脉全身肝素化（普通肝素80IU/kg）。

4．导丝配合猪尾造影导管经左上肢动脉进入升主动脉，以备术中造影及定位左侧锁骨下动脉。

5．导丝配合标记导管，经右侧股动脉上行进入腹主动脉，造影导管向上进至主动脉弓，沿途间断造影证实位于真腔内。

6．行主动脉造影显示：主动脉夹层（Debakey Ⅲ型），降主动脉起始端可见假腔显影，破口位于左侧锁骨下动脉远端2cm，降主动脉近端真腔轻度受压（图23-5）。测量数据备用。

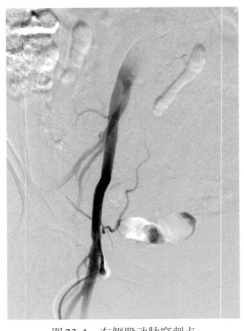 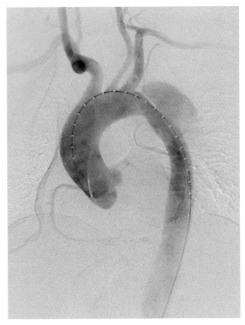

图23-4　右侧股动脉穿刺点　　　　　　　图23-5　主动脉弓造影

7．经右侧股动脉造影导管交换超硬导丝，取胸主动脉覆膜支架（30-30-150mm），精确定位左侧锁骨下动脉开口中点，半覆盖锁骨下动脉释放支架，观察见支架形态、位置良好（图23-6，图23-7）。

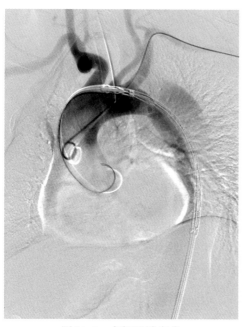

图23-6　支架近端定位

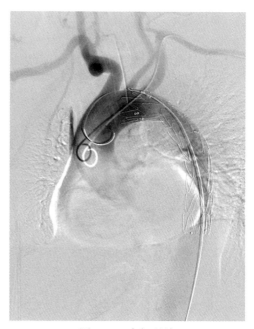

图23-7　支架释放

8. 复查造影示，降主动脉支架内血流通畅，支架内及远端真腔复张满意，左侧锁骨下动脉血流通畅，椎动脉显影正向；肠系膜上动脉、双侧肾动脉开口于真腔，流速满意；左侧肾动脉上方可见第二破口，假腔可见显影，血流速度较慢，腹腔干可见显影（图23-8，图23-9）。

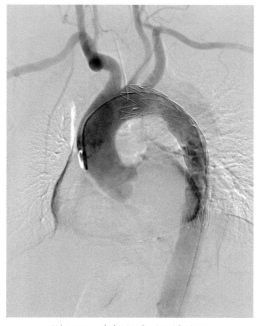

图23-8　支架释放后近端造影

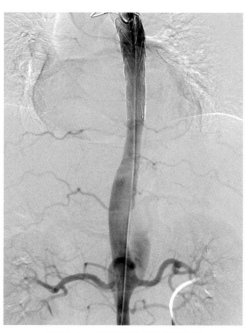

图23-9　支架释放后远端造影

9. 撤出输送导丝、导管、血管鞘，收紧右侧股动脉预埋缝线，左侧肱动脉穿刺点局部加压包扎。查体右侧足背动脉、左侧桡动脉搏动满意。

10. 术中患者生命体征平稳，麻醉满意，出血约100ml，未输血，过程顺利，术后带气管插管返ICU进一步监护治疗。

## 六、术后处理

密切观察生命体征，尤其注意监测、控制血压与心率；注意胸部、腹部、神经系统症状与体征，警惕夹层逆撕、弓部分支血管受累、脊髓缺血、腹腔脏器缺血等并发症，注意穿刺点出血情况、右下肢和左上肢动脉搏动情况。术后于ICU过渡，尽量早期脱呼吸机以利观察病情变化。返普通病房后，继续心电监护、氧气吸入，穿刺点加压包扎24小时。术后前3天常规检查血常规、肝肾功能、凝血功能、心肌酶谱等。情况允许后，早期下地活动，并逐步恢复日常生活。常规给予阿司匹林100mg每天1次，抗血小板治疗。

## 七、随访

术后定期随访，一般术后1个、3个、6个、12个月随访1次，之后1年随访1次，图23-10～图23-12为术后1年复查CTA结果，支架位置、形态良好，近端破口封闭确切，左侧锁骨下动脉血流通畅，主动脉真腔重塑满意。

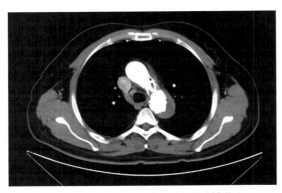

图23-10 术后CTA复查结果（轴位）

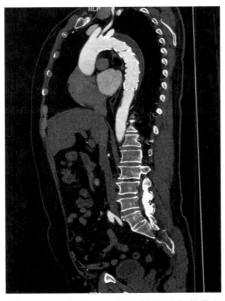

图23-11 术后CTA复查结果（矢状位）

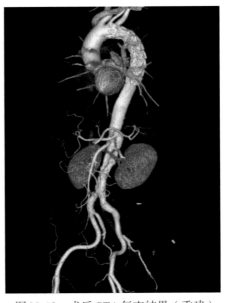

图23-12 术后CTA复查结果（重建）

## 八、病例术后点评及相关文献、指南解读

主动脉夹层Debakey Ⅲ型，也称为Stanford B型，根据有无并发症，如反复或持续性的胸背部疼痛、胸腔大量渗出或积液、主动脉直径超过4.5cm等破裂先兆，以及合并内脏动脉或肢体动脉缺血表现，分为非复杂性夹层和复杂性夹层。对于非复杂性Debakey Ⅲ型主动脉夹层，首选内科药物保守治疗；对于复杂性Debakey Ⅲ型主动脉夹层，应当积极地考虑血管腔内修复术或开放手术。主动脉夹层起病后24小时内为超急性期，14天内为急性期，15～90天为亚急性期，超过90天为慢性期。研究显示，亚急性期和慢性期的Ⅲ型主动脉夹层手术并发症及死亡率均明显低于急性期，最主要原因为急性期夹层主动脉管壁水肿脆弱，支架可能导致夹层逆行撕裂，出现心脏压塞、主动脉弓分支受累等严重并发症危及生命。术前需要对主动脉夹层相关并发症有系统的认识，术后需要准确诊断，并有相关处理预案。

本例患者为无意中发现Debakey Ⅲ型主动脉夹层，无特殊伴随症状，追问病史既往有一过性胸痛，可能与夹层发病有关，影像学检查提示真腔轻度受压、主要内脏动脉分支和下肢动脉血供基本不受影响，因此可以明确诊断为慢性稳定性主动脉夹层（Debakey Ⅲ型），如无特殊情况可继续保守观察下去，但因泌尿系肿瘤需行手术治疗，为保障围术期安全，需要优先解决主动脉夹层，手术指征明确。另外需注意，部分非复杂性主动脉夹层行保守治疗转为慢性后，远期仍可能发生瘤样变等，最终需手术干预。

1999年，Dake等最先报道了应用支架型人工血管腔内修复术治疗Debakey Ⅲ型主动脉夹层的成功病例。随着血管腔内技术和器械的不断发展和完善，胸主动脉腔内修复术（thoracic endovascular aortic repair，TEVAR）已经成为治疗Ⅲ型主动脉夹层的首选措施，手术并发症发生率和死亡率明显降低，且具有良好的近中期效果。

术前除完善患者全身情况评估、控制血压及心率外，影像学检查对于主动脉夹层的术前评估十分重要，首选CTA检查，评估内容包括主动脉弓型、近端第一破口的位置、真假腔的辨别、内脏和肢体重要分支供血的情况、入路动脉直径和扭曲程度以及支架远近端锚定区的测量，用以制订明确的手术方案、选择合适的支架型人工血管。对急性主动脉夹层诊断、评估及分类等，可参考北美血管外科学会相关标准。

本例患者主动脉夹层破口位于左侧锁骨下动脉远端2cm，主动脉重要分支动脉均发自真腔，入路条件良好，因此属于标准的TEVAR手术，下面简要复述本例手术术中重要步骤要点和相关细节。

1. 选择夹层未累及的一侧髂股动脉作为入路，兼顾入路口径及迂曲程度。逆行穿刺股总动脉，预埋两把缝合器，重新置入10F导管鞘。同时逆行穿刺左侧肱动脉，经左上肢入路留置猪尾导管于升主动脉内，以备术中定位左侧锁骨下动脉以及释放支架时造影。再予以全身静脉肝素化（80IU/kg）。

2. 超滑导丝配合金标猪尾刻度造影导管进至腹主动脉远端，撤除导丝后直接向上推送猪尾导管，分别于腹主动脉末端、内脏动脉开口处、降主动脉近端、主动脉弓部造影，结合术前CTA各分支与真假腔关系，判断导管是否全程沿真腔上行。

3. 调整C形臂机管头为左前斜位，选择合适的角度展开主动脉弓及分支开口，以准确

显示胸主动脉走行、左侧锁骨下动脉开口及近端破口之间的关系。良好的展开角度可以通过透视观察刻度导管的形态是否完全展开，或是参考术前CTA测量的角度，同时将刻度造影导管第一个Mark位置和左侧锁骨下动脉内的定位导管持平。通过左上肢预留导管行主动脉造影，标记左侧颈总动脉、左侧锁骨下动脉开口、近端破口位置；观察腹腔干、肠系膜上动脉、双侧肾动脉、髂动脉的血流情况；测量支架两端锚定区的直径、所需支架长度，并与术前评估对照，选择合适的支架植入方案。

4. 打开支架外包装取出支架输送系统，使用肝素盐水冲洗导丝腔与支架腔，排净内部空气，防止支架释放过程中气体栓塞导致脑卒中。

5. 超硬导丝头端塑形，弯度要大于EVAR时的头端形态。通过刻度造影导管送入超硬导丝并推进至升主动脉，使导丝软头确切支撑于主动脉瓣，在送进支架输送系统的过程中提供足够支撑力的同时防止导丝穿入心脏或重要分支。

6. 撤除造影导管及导管鞘，顺超硬导丝引入支架输送系统，推送至预定位置，使得支架覆膜区近端标记对准左锁骨下动脉开口中点或后缘，在支架到位后避免支架扭曲不可旋转输送系统。控制收缩压低于100mmHg，透视下持续监控支架近端的位置，左手固定前把手，右手旋转后把手至支架近节打开，此时通过左上肢预留导管实时造影确定位置，必要时微调。若位置无误，右手拇指按住后把手扳机回撤后把手，直至支架完全展开，旋转支架尾部裸区固定旋钮释放支架裸区。再次造影明确支架近端位置。

7. 右手拇指按下后把手扳机并固定后把手，左手回拉前把手以回撤锥形头，直至与支架外鞘管完全重合，此时会听到"咔嗒"声。完整撤除支架输送系统，留置超硬导丝并送入造影导管，分别在升主动脉和支架内注射对比剂对胸主动脉和腹主动脉进行造影，评估支架位置、主动脉弓上分支动脉、内脏动脉、髂股动脉的血流及有无内漏、真腔复张情况。术中避免球囊后扩张支架锚定区，以致夹层破裂或逆撕。确认满意后撤除导管和导丝，收紧腹股沟预埋缝线，左侧肱动脉穿刺口加压止血。

8. 如何避免导丝进入假腔  辨别真假腔是主动脉夹层腔内修复术中的关键点，一旦真假腔定位错误会导致灾难性的后果。首先，要学会读片，并非是指看CTA的三维重建结果，而是要真正读懂全主动脉的序列横断片，自近心端向远心端逐层辨认，了解破口位置、真假腔的空间结构、各内脏动脉分支的血供来源、双侧髂动脉入路受累的情况，此时由非受累或受累轻的一侧髂动脉上行，借助猪尾导管头端的形态可以避免自远端破口进入假腔，同时上行过程中逐步造影，通过髂动脉、内脏动脉的显影情况，上行入路的直径和空间走向判断是否在真腔。其次，主动脉夹层急性期往往因假腔内压力较大导致真腔受压变细，而慢性期夹层由于远端继发破口增多导致假腔内压力降低，真腔受压减轻但一般不会比假腔更粗。最后，如果自股动脉上行仍不能顺利通过，可自左侧锁骨下动脉下行猪尾导管以确保导丝始终位于真腔内。

9. 如何选择支架型人工血管  目前主流的支架型人工血管都有各自的优势和特点，如可以提供足够的径向支撑力或兼具良好的轴向柔顺性，或有头端裸区确保定位牢固，或仅靠支架近端倒刺固定支架。根据每例患者情况选择不尽相同，但总的原则是既要能保证支架与主动脉之间的紧密贴合防止内漏，又要能适应主动脉弓的弯曲却不至于损伤主动脉内膜造成逆撕。由于支架型人工血管需跨过主动脉弓和降主动脉结合部，支架在血管内有恢复其原始状态的倾向，主动脉的大弯侧受应力作用最为明显，此应力最后将释放在支架两端，所以应避免放置过短的支架，要保证支架两端能够适应相应主动脉的走行，以免出现"鸟嘴"征等表现，如主动脉弓型较锐，可选择带裸区的支架，以顺应主动脉走行、稳步释放应力。另外，夹层急性期主动脉血管壁水肿明显，支架锚定区尺寸选择过大可能导致支架近远端新发内膜破口，造成夹层逆撕或内膜撕脱，因此支架直径通常不超过锚定区直径的10%；也有学者建议放大率<5%，这样有可能降低逆撕的风险。同时，降主动脉直径逐渐变细，支架两端锚定区主动脉的直径可能差别较大，如果支架远端的放大率选择过大，可能导致真腔过度扩张造成支架远端夹层内膜破裂，产生新发破口。研究证实远端支架口径选择过大是导致支架远端再破口形成的关键因素，所以在选择支架的时候要首选带一定锥度的支架，甚至可以考虑远端先释放限制性支架再植入近端支架，有助于预防此并发症的发生。

总之，TEVAR手术已成为Debakey Ⅲ型主动脉夹层的常用治疗方法，具有创伤小、恢复快的优势，但需注意严格把握指征，注意技术细节，警惕相关并发症。

## 参 考 文 献

[1] BOSSONE E，LABOUNTY T M，EAGLE K A. Acute aortic syndromes：diagnosis and management，an update［J］. Eur Heart J，2018，39（9）：739-749.

[2] LOMBARDI J V，HUGHES G C，APPOO J J，et al. Society for Vascular Surgery（SVS）and Society of Thoracic Surgeons（STS）reporting standards for type B aortic dissections［J］. Ann Thorac Surg，2020，109（3）：959-981.

[3] XIE E，YANG F，LIU Y，et al. Timing and outcome of endovascular repair for uncomplicated type B aortic dissection［J］. Eur J Vasc Endovasc Surg，2021.

[4] DIEHM N，VERMASSEN F，VAN SAMBEEK M R. Standardized definitions and clinical endpoints in trials investigating endovascular repair of aortic dissections［J］. Eur J Vasc Endovasc Surg，2013，46（6）：645-650.

[5] TADROS R O，TANG G H L，BARNES H J，et al. Optimal treatment of uncomplicated type B aortic dissection：JACC review topic of the week［J］. J Am Coll Cardiol，2019，74（11）：1494-1504.

[6] DAKE M D，KATO N，MITCHELL R S，et al. Endovascular stent-graft placement for the treatment of acute aortic dissection［J］. N Engl J Med，1999，340（20）：1546-1552.

[7] LIU L，ZHANG S，LU Q，et al. Impact of oversizing on the risk of retrograde dissection after TEVAR for acute and chronic type B dissection［J］. J Endovasc Ther，2016，23（4）：620-625.

[8] JANG H，KIM M D，KIM G M，et al. Risk factors for stent graft-induced new entry after thoracic endovascular aortic repair for Stanford type B aortic dissection［J］. J Vasc Surg，2017，65（3）：676-685.

[9] ZHAO Y，YIN H，CHEN Y，et al. Restrictive bare stent prevents distal stent graft-induced new entry in endovascular repair of type B aortic dissection［J］. J Vasc Surg，2018，67（1）：93-103.

# 病例二十四

## 急性Debakey Ⅲ型主动脉夹层腔内修复术

### 一、病例摘要

患者，男性，47岁。因"突发胸痛1天"入院。

现病史：患者1天前无明显诱因出现下段胸骨后压榨样疼痛，无背部、左肩、左颈、左下颌放射痛，伴喘憋、大汗，否认心悸、乏力，自服"救心丸""丹参滴丸""安宫牛黄丸"后可减轻。随即出现脐周胀痛，否认发热、恶心、呕吐、排气排便停止等，于我院急诊科就诊，查血白细胞计数$11.52 \times 10^9$/L，中性粒细胞计数$8.60 \times 10^9$/L，心电图提示Ⅰ、aVL ST段低平，Ⅱ、Ⅲ、aVF ST段抬高约0.05mV，心肌酶无明显异常。完善主动脉CTA，可见主动脉夹层累及左侧锁骨下动脉开口、主动脉弓、降主动脉、左侧肾动脉、右侧髂总动脉。内科会诊考虑心电图变化与主动脉夹层相关，暂不考虑ACS，予硝酸甘油、地尔硫䓬、尼卡地平治疗后症状明显减轻，现偶有胸骨后及上腹隐痛，结合患者病史及辅助检查，考虑患者主动脉夹层诊断明确，为行进一步治疗收入院。

既往史：高血压6年，血压最高160～170/110～120mmHg，口服缬沙坦1片每天1次，血压控制于100～140/90mmHg左右，近1周血压升高至150/100mmHg左右。类风湿关节炎病史，未规律治疗；体检CT发现陈旧性肺结核；长期大量吸烟史。

查体：体温（T）35.8℃，心率（HR）93次/分，血压（BP）152/92 mmHg，呼吸（R）16次/分，SO₂91%（未吸氧）；双肺呼吸音粗，右下肺呼吸音减弱；左下肢皮温低，右下肢动脉搏动良好，左侧股动脉搏动弱，左侧腘动脉、胫后动脉、足背动脉未触及。

辅助检查：CTA示主动脉夹层（Debakey Ⅲ型）累及左侧锁骨下动脉开口、主动脉弓、降主动脉、左侧肾动脉、右侧髂总动脉，管腔呈双腔结构，真腔管腔较假腔为小，胸主动脉起始处局部见破口影；腹腔干、肠系膜上动脉、肠系膜下动脉起自真腔；右肾见双支肾动脉及右肾下极副肾动脉，其中右肾上支肾动脉及右肾下极副肾动脉真腔供血，右肾下支肾动脉真假腔共同供血；左侧肾动脉近端可见内膜片影，呈双腔结构（图24-1，图24-2）。

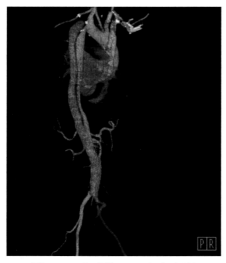

图24-1　主动脉CTA（后面观）

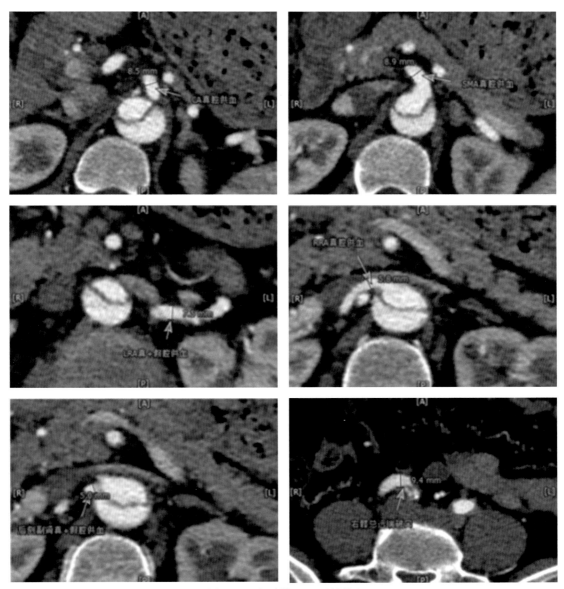

图 24-2　主动脉 CTA（轴位）

入院诊断：主动脉夹层（Debakey Ⅲ型），高血压病，类风湿关节炎，陈旧性肺结核。

## 二、术前检查及评估

1. 术前完善常规检查

（1）一般实验室检查

血型：ABO A 型，RhD 阳性。

全血细胞分析：WBC $11.52 \times 10^9$/L，NEUT% 74.6%，HGB 147g/L，HCT 45.0%，PLT $197 \times 10^9$/L。

肝肾功能＋血脂：K⁺ 3.5mmol/L，Na⁺ 139mmol/L，Ca²⁺ 2.24mmol/L，ALT 12U/L，Cr（E）57μmol/L，Alb 42g/L，TBil 7.8μmol/L，DBil 2.8μmol/L，TG 1.10mmol/L，TC 3.91mmol/L，LDL-C 2.67mmol/L。

凝血功能：PT 11.8秒，APTT 30.2秒，D-dimer 2.11mg/L FEU，Fbg 2.47g/L。

感染四项：均为阴性。

尿常规：pH 6.0，WBC 0/μl，BLD 200个/μl。

（2）肺功能评估

动脉血气分析：pH 7.41，$PCO_2$ 38mmHg，$PO_2$ 97mmHg，$SO_2$ 95.5%。

胸部X线检查/肺CT：降主动脉增宽，左肺尖小结节，建议随诊；右肺尖陈旧性病变；双肺下叶胸膜下多发磨玻璃影及条索影。

（3）心脏情况评估

心肌酶谱：cTnI ＜ 0.017μg/L，CKMB-mass 0.7μg/L，CK 51U/L。

12导联心电图：未见明显异常。

超声心动图：左室射血分数69%，主动脉夹层（建议结合CT结果明确分型）；升主动脉及窦部增宽；主动脉瓣增厚；轻度主动脉瓣关闭不全；左房增大；轻度二尖瓣关闭不全；左室肥厚；左室顺应性减低；微量心包积液。

（4）周围血管评估

颈动脉、椎动脉彩色多普勒超声：双侧颈动脉粥样硬化伴斑块形成，双侧椎动脉未见明显狭窄、血流通畅。

肾动脉彩色多普勒超声：腹主动脉夹层左肾动脉开口与假腔关系密切。

锁骨下动脉彩色多普勒超声：右侧锁骨下动脉起始处见低回声斑块，左侧锁骨下动脉起始处管壁显示欠清，余双侧锁骨下动脉管腔内血流通畅，充盈好，频谱形态未见异常。

2. 异常检查结果提示

（1）血常规提示白细胞计数进行性升高，中性粒细胞比例升高；ESR 47mm/h，升高。

（2）血气分析提示：$PO_2$ 51mmHg，下降；$PCO_2$ 29mmHg，下降；Lac 2.1mmol/L，升高（Ⅰ型呼吸衰竭）。

（3）胸部CT：右肺尖陈旧性病变，双肺下叶胸膜下多发磨玻璃及条索影。

（4）外周动脉超声提示动脉粥样硬化。

3. 相关科室会诊

（1）呼吸内科会诊：患者发热、低氧，血象高，CT提示双肺多发磨玻璃及条索影，考虑肺间质性病变合并感染可能性大，建议抗感染治疗。

（2）免疫内科会诊：类风湿关节炎诊断可能性大，建议加用雷公藤＋来氟米特药物治疗。

## 三、术前准备

1. 术前基础治疗

（1）卧床，给予通便药物保持大便通畅。

（2）持续心电监护，严格监测、控制血压、心率（静脉药物），必要时镇痛。

（3）广泛动脉粥样硬化，予他汀类药物控制血脂，并预防近远期心脑血管事件。

（4）予严格戒烟、吸氧、雾化吸入等治疗，遵内科会诊意见抗感染治疗。

（5）加用免疫药物治疗。

2. 术前一般准备　经药物治疗后，患者疼痛缓解，氧合好转，体温恢复正常；术前组织呼吸内科、免疫内科、麻醉科、手术室多科会诊商讨围术期用药及手术注意事项。术前禁食、禁水12小时，双侧腹股沟区及会阴备皮，备异体红细胞2U、血浆400ml，维持静脉降压、控制心率及抗生素等药物，术前适当补液、水化。

3. 手术专项准备——测量、规划　术前精确测量夹层及入路各项解剖参数，包括各破口位置，第一破口与左侧锁骨下动脉（left subclavian artery，LSA）开口的距离，LSA与左侧颈总动脉（left common carotid artery，LCCA）开口间的距离，夹层近远端主动脉直径，双侧椎动脉直径，腹腔干、肠系膜上动脉、双肾动脉、双侧髂总动脉开口位置及直径，双侧髂外动脉、股总动脉直径，精确制订手术计划，并预估使用支架参数，术前备齐可能所需支架型号及其他所需器械。测量结果如图24-3所示。

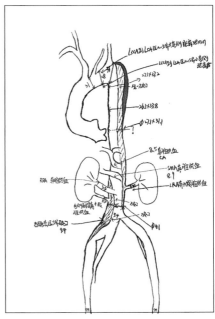

图24-3　术前测量结果

## 四、术前科室查房讨论

1. 医疗方面

（1）手术指征：患者为急性B型主动脉夹层，虽然经药物保守治疗后患者胸痛症状缓解，血压控制良好，但左下肢皮温低，动脉搏动弱，存在灌注不良，为复杂性急性B型主动脉夹层，目前共识认为此类患者应行TEVER治疗。

（2）近端锚定区的选择：该患者的第一破口距离LSA的距离虽有4cm，但夹层累及部位接近LSA，锚定区需前移至LCCA，需要考虑是否重建LSA。根据术前CTA提示双侧椎动脉管径相似，但左侧椎动脉起始处存在狭窄，因此计划术中支架直接覆盖LSA。

（3）第一破口封堵后，是否继续处理远端破口：腹主动脉下段真腔几乎被压闭致左下肢缺血，若第一破口封堵后真腔复张不满意，左下肢灌注仍无法恢复，可能需同期处理腹主动脉下段，术前应测量好数据并备齐可能所需支架型号，术中封堵完第一破口后造影确认远端血运，可根据左侧股动脉搏动情况辅助判断。

（4）入路选择：该患者左侧股动脉虽发自真腔，但搏动极弱，穿刺可能存在困难；右侧股动脉发自真、假腔，但搏动良好，可选择经此处穿刺；最大的困难在于腹主动脉下段真腔几乎被压闭，可能无法经股动脉入路进入真腔建立工作通路，必要时可经左侧肱动脉入路进入真腔下行建立通路，因破口较多，沿途需多次造影确保在真腔内。

2．护理方面

（1）术后持续心电监护、吸氧，密切监测生命体征变化，严格控制血压、心率，因术前合并间质性肺炎、肺部感染，术后需继续雾化吸入治疗，同时加强拍背吸痰等护理，预防肺部感染。

（2）约束穿刺肢体，上肢以支具辅助约束，向患者及家属宣教，保持穿刺处关节伸直、压迫状态。

（3）定时观察穿刺点情况，包括有无出血、包块、瘀斑等。

（4）观察腹部及下肢症状、体征，以判断是否有内脏动脉或下肢动脉灌注不良。

（5）观察神经系统症状、体征，以判断是否有颅内缺血。

如有异常发现，及时通知手术医师或值班医师。

## 五、手术过程

1．穿刺左侧肱动脉，置入6F血管鞘；穿刺右侧股总动脉，预埋两把缝合器，置入10F导管鞘；全身肝素化（肝素钠80IU/kg）。

2．右侧股动脉造影确认髂总动脉真假腔后，导丝、导管配合上行，因腹主动脉下段真腔几乎被压闭，导管上行困难，更换为椎动脉导管后仍无法进入真腔（图24-4）。

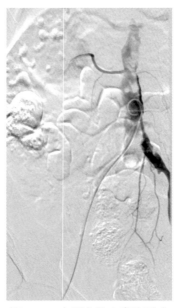

图24-4　自下方进入真腔困难

3．经左侧肱动脉入路，导丝、猪尾导管经真腔下行至腹主动脉下段，沿途造影确认位于真腔内；将猪尾导管置换为MPA导管，配合选择进入右侧髂总动脉真腔直至髂外动脉，经右侧股动脉导管鞘将导丝引出，再逆向置换为猪尾导管，导入工作导丝（超硬导丝），建立工作通路（图24-5～图24-7）。

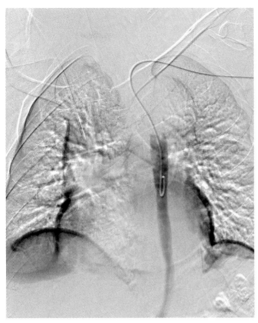

图24-5　自上方下行进入真腔（降主动脉中段）

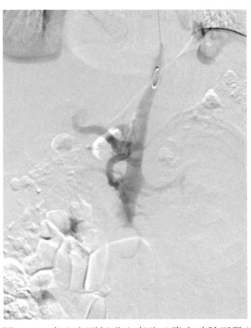

图24-6　自上方下行进入真腔（降主动脉下段）

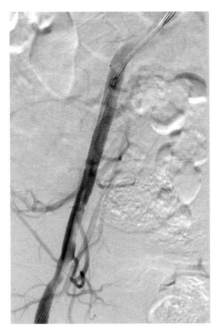

图24-7　自上方下行进入真腔（右髂动脉）

4．经左侧肱动脉入路，导入金标猪尾导管送至升主动脉，分段行主动脉造影，确认夹层形态与术前主动脉CTA一致，准备按术前计划支架直接覆盖LSA；工作位进一步测量主动脉弓部锚定区直径及确LCCA、LSA位置（图24-8）。

5. 沿右侧股动脉超硬导丝导入胸主动脉覆膜支架，覆膜区近端锚定于LCCA开口远心端主动脉弓，远端锚定于降主动脉近膈顶水平，精确定位后释放（图24-9）。

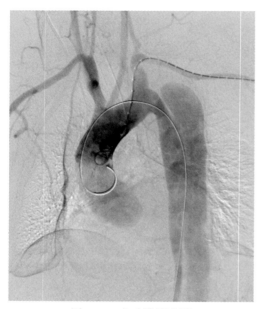 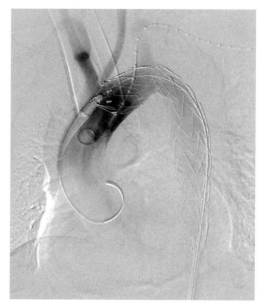

图24-8  主动脉弓造影              图24-9  支架近端定位与释放

6. 经升主动脉内导管造影  支架位置、形态良好，头臂干、左侧颈总动脉血流通畅，未被支架遮挡；夹层第一破口封堵良好，未见明显内漏，远端真腔复张满意，各内脏分支动脉及下肢动脉显影良好，左侧股动脉搏动良好（图24-10～图24-12）。

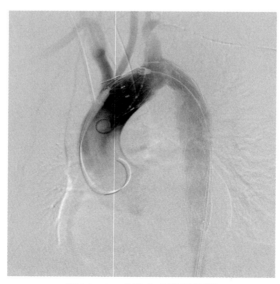

图24-10  术毕主动脉弓造影

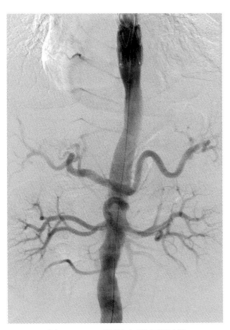

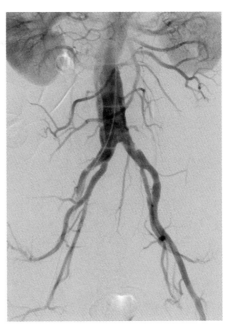

图24-11　术毕内脏区造影　　　　　　图24-12　术毕髂动脉造影

7. 术毕收紧右侧股动脉预埋缝线，触摸右侧股动脉搏动良好，加压包扎；左侧肱动脉穿刺点压迫止血，加压包扎。

## 六、术后处理

密切观察生命体征、穿刺点、下肢动脉搏动情况，常规给予心电监护、氧气吸入、卧床制动、穿刺点加压包扎24小时，左上肢支具固定。继续应用静脉降压药物及抗生素，术后第一天常规化验血常规、肝肾功能、凝血功能、心肌酶谱、红细胞沉降率、降钙素原等指标。24小时后拆除加压包扎下地活动，避免剧烈活动。加强呼吸道管理。

## 七、随访

术后定期随访，一般术后1个、3个、6个、12个月随访1次，之后每年随访1次，图24-13为术后半年随访的CTA结果。

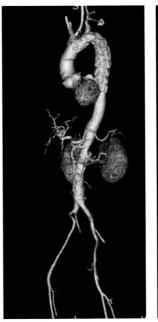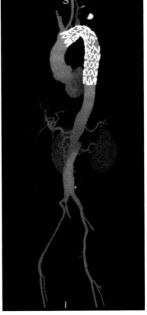

图24-13　术后CTA复查结果

### 八、病例术后点评及相关文献、指南解读

急性B型主动脉夹层，是一种可危及生命的急症。其病理表现是各种原因引起主动脉内膜撕裂，主动脉腔内高速的血流经破口进入中膜层，并向近、远端进一步撕裂从而将主动脉内膜、中膜剥离分成真腔与假腔。最常见的第一破口位置多位于左侧锁骨下动脉开口以远，约90%的病例存在第二破口使血流回到真腔，部分病例还存在更多破口。

急性B型主动脉夹层最常见的临床表现为突发的剧烈胸背部疼痛，约80%的患者合并难以控制或隐匿性高血压，若出现主动脉破裂或主动脉分支动脉受累导致脏器或肢体灌注不足，还可以表现为脑梗死、腰腹部疼痛、肢体无力甚至瘫痪等，这部分患者若不及时治疗，死亡率很高。根据临床表现不同，急性B型主动脉夹层又分为复杂性与非复杂性两类，当患者出现以下任一情况时，为复杂性急性B型主动脉夹层：①急性主动脉扩张；②主动脉破裂和/或低血压、休克；③肾脏或其他内脏缺血，肢体缺血；④截瘫或下肢轻瘫；⑤主动脉周围血肿；⑥持续性或再发性疼痛；⑦顽固性高血压。反之则为非复杂性。二者预后差别较大，治疗策略也不尽相同。

急性B型主动脉夹层一经诊断，应立即开始药物治疗并进行持续的血压、心率监测，在保证器官灌注的前提下，减少主动脉压力，避免夹层进一步进展。包括使用静脉药物控制血压（收缩压100～120mmHg）与心率（<60次/分），首选药物为β受体阻滞剂，其次为钙离子通道阻滞剂。对于复杂性急性B型主动脉夹层，现有共识与指南一致认为应尽早实行手术，腔内手术（TEVAR）要优于开放手术。对于非复杂性急性B型主动脉夹层是否应行TEVAR以及进行手术的时机，目前尚有争议。

TEVAR通过封闭主动脉夹层的第一破口，早期目的为恢复真腔血流，改善分支动脉血运，远期目的为使假腔血栓化、重塑真腔。手术最关键的两点，一为建立位于真腔的工作通路，二为近端锚定区的位置选择。部分病例因破口较大，导丝、导管容易经破口进入假腔，若未能造影发现，会引起将支架放置于假腔这样致命性的错误，因此建立通路过程中沿途要进行造影以确保导丝、导管始终位于真腔内；如若遇到真腔被假腔压闭无法经股动脉入路建立工作通路时，可经肱动脉入路逆行建立。关于近端锚定区的选择，要根据第一破口与LSA开口的距离来选择近端覆膜区是位于LSA开口还是LCCA开口。当锚定区位于LCCA开口时，还要考虑是否重建LSA。目前认为保留左侧锁骨下动脉血运可降低椎基底动脉系统脑梗死及脊髓缺血发生率，大多数学者认为应尽可能保留或重建LSA。

大多数合并灌注不足综合征的复杂性急性B型主动脉夹层经过封闭第一破口，真腔血流得以恢复，内脏动脉及下肢血运可得到改善。但若造影发现仍存在分支动脉血运不佳，需行支架植入重建分支动脉血运。

对于具有多个破口的复杂性急性B型主动脉夹层病例，封堵近端第一破口后，变成了非复杂性病例，但远端假腔由于有持续血流无法完全血栓化，仍存在远期主动脉扩张、破裂风险，更有学者认为假腔部分血栓化是患者远期死亡的独立危险因素，因此术后规律、密切的终身随访非常重要。

## 参 考 文 献

［1］ RIAMBAU V, BÖCKLER D, BRUNKWALL J, et al. Editor's choice—management of descending thoracic aorta diseases: clinical practice guidelines of the European Society for Vascular Surgery（ESVS）［J］. Eur J Vasc Endovasc Surg, 2017, 53（1）: 4-52.

［2］ CZERNY M, SCHMIDLI J, ADLER S, et al. Current options and recommendations for the treatment of thoracic aortic pathologies involving the aortic arch: an expert consensus document of the European Association for Cardio-Thoracic surgery（EACTS）and the European Society for Vascular Surgery（ESVS）［J］. Eur J Cardiothorac Surg, 2019, 55（1）: 133-162.

［3］ DURHAM C A, ARANSON N J, ERGUL E A, et al. Aneurysmal degeneration of the thoracoabdominal aorta after medical management of type B aortic dissections［J］. J Vasc Surg, 2015, 62（4）: 900-906.

［4］ ERBEL R, OELERT H, MEYER J, et al. Effect of medical and surgical therapy on aortic dissection evaluated by transesophageal echocardiography. Implications for prognosis and therapy. The European Cooperative Study Group on Echocardiography［J］. Circulation, 1993, 87（5）: 1604-1615.

［5］ TSAI T T, EVANGELISTA A, NIENABER C A, et al. Partial thrombosis of the false lumen in patients with acute type B aortic dissection［J］. N Engl J Med, 2007, 357（4）: 349-359.

［6］ BUTH J, HARRIS P L, HOBO R, et al. Neurologic complications associated with endovascular repair of thoracic aortic pathology: Incidence and risk factors. a study from the European Collaborators on Stent/Graft Techniques for Aortic Aneurysm Repair（EUROSTAR）registry［J］. J Vasc Surg, 2007, 46（6）: 1103-1110.

［7］ KHOYNEZHAD A, DONAYRE C E, BUI H, et al. Risk factors of neurologic deficit after thoracic aortic endografting［J］. Ann Thorac Surg, 2007, 83（2）: 882-889.

［8］ MALDONADO T S, DEXTER D, ROCKMAN C B, et al. Left subclavian artery coverage during thoracic endovascular aortic aneurysm repair does not mandate revascularization［J］. J Vasc Surg, 2013, 57（1）: 116-124.

［9］ ONITSUKA S, AKASHI H, TAYAMA K, et al. Long-term outcome and prognostic predictors of medically treated acute type B aortic dissections［J］. Ann Thorac Surg, 2004, 78（4）: 1268-1273.

［10］ BOSSONE E, LABOUNTY T M, EAGLE K A. Acute aortic syndromes: diagnosis and management, an update［J］. Eur Heart J, 2018, 39（9）: 739-749.

病例二十五

# 慢性Debakey Ⅲ型主动脉夹层腔内修复+远端破口封堵

## 一、病例摘要

患者，男性，69岁。主因"检查发现主动脉夹层1周"转入血管外科。

现病史：患者因尿路上皮肿瘤，行CT检查发现主动脉夹层，不伴胸痛、背痛等不适，行尿道镜下前尿道肿物电切术后，转入血管外科进一步治疗。

既往史：高血压病，肾衰竭、透析病史，泌尿系统结石病史。

查体：双上肢肱动脉、桡动脉搏动良好，双侧股动脉搏动减弱。

辅助检查：主动脉CTA示主动脉及其分支粥样硬化改变，降主动脉管径增宽，最宽处约5cm，增强后管腔内见多发双腔结构，破口分别位于降主动脉起始处及$T_{10}$、$L_1$水平，主动脉假腔内见大片状低密度影。双侧肾动脉未见显示，腹腔干、肠系膜上动脉均发自真腔。双侧髂总动脉增宽，管腔内见多发低密度影。与3个月前本院CTA检查结果比较：$T_7$至$L_1$下缘水平主动脉夹层（Debakey Ⅲ型），较前显示清楚（图25-1～图25-4）。

入院诊断：慢性主动脉夹层（Debakey Ⅲ型），高血压病，尿路上皮肿瘤术后，慢性肾衰竭。

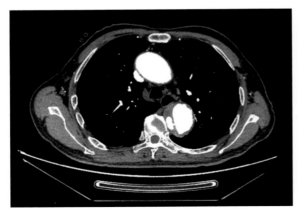

图25-1　主动脉CTA（近端破口）

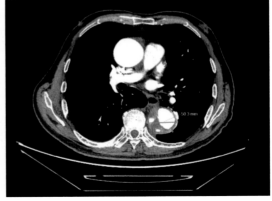

图25-2　术前CTA（夹层动脉瘤）

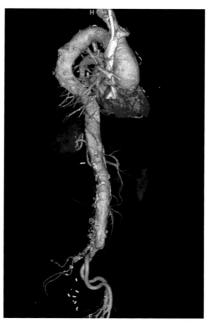

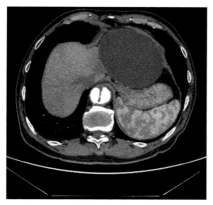

图25-3　主动脉CTA（远端破口）　　　　图25-4　主动脉CTA（重建）

## 二、术前检查

1. **术前完善常规检查**　心肺功能评估，外周血管评估，并对可能存在的合并症进行相应检查和会诊，对异常结果及时分析、处理。

（1）一般实验室检查：血型，血常规，肝肾功能、血脂，凝血功能，输血八项，尿常规，便常规。

（2）肺功能评估：动脉血气分析、胸部X线片/肺CT。

（3）心脏情况评估：心肌酶谱、12导联心电图、超声心动图。

（4）外周血管评估：颈动脉、椎动脉、锁骨下动脉、双下肢动脉、双下肢深静脉超声。

2. **异常检查结果提示**　肾衰竭，安排定期规律透析。

## 三、术前准备

1. **术前基础治疗**

（1）严格监测、控制血压与心率。

（2）避免剧烈活动、咳嗽、便秘等。

2. **术前一般准备**　入院后完善术前检查，严格监测、控制血压与心率，规律透析，术前麻醉科会诊。术前禁食禁水12小时，双侧腹股沟区及会阴备皮，备异体红细胞2U、血浆400ml，术前适当补液、水化，术前0.5小时给予预防性抗生素。

3. **手术专项准备——测量、规划**　术前精确测量主动脉夹层及入路各项解剖参数，包括主动脉夹层范围、直径，内膜破口位置，近端破口距锁骨下动脉开口距离，近、远端锚

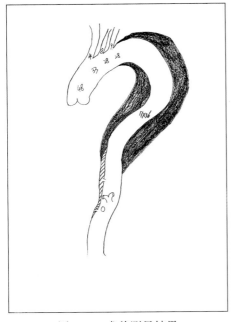

图25-5　术前测量结果

定区直径，入路直径、有无迂曲等。精确制订手术计划，并预估使用支架参数，术前备齐可能所需支架型号及其他所需器械。测量结果如图25-5所示。

## 四、术前科室查房讨论

1. 医疗方面　结合病史，考虑为慢性主动脉夹层可能性大，胸主动脉已继发瘤样扩张。胸主动脉多发内膜破口，近端破口距离左侧锁骨下动脉距离尚可，支架直接覆盖近端破口并可正常保留左侧锁骨下动脉。夹层为慢性，远端破口自行闭塞可能性小，必要时术中需行封堵器封堵，术前交代假腔不能彻底隔绝，以及肋间动脉覆盖致截瘫等风险。

2. 护理方面

（1）术后持续心电监护、吸氧，继续严格控制血压、心率。

（2）约束穿刺肢体，保持穿刺点压迫状态。

（3）定时观察穿刺点情况。

（4）注意观察神经系统症状、体征，腹部症状、体征及下肢血供情况，警惕缺血相关并发症。

（5）近期尿道肿瘤手术病史，注意保持小便通畅，观察尿液情况。

如有异常发现，及时通知手术医师或值班医师。

## 五、手术过程

1. 患者取平卧位，麻醉成功后，常规消毒铺巾，右侧股动脉穿刺，造影证实为股总动脉，预置动脉缝合器。全身肝素化。

2. 导丝、导管配合，上行至升主动脉，行主动脉造影：见Debakey Ⅲ型主动脉夹层，胸主动脉夹层动脉瘤诊断明确，胸主动脉存在两处较大破口，一处位于左侧锁骨下动脉远端，一处较大破口位于膈肌水平附近。腹主动脉平肠系膜动脉水平一处小破口（图25-6，图25-7）。

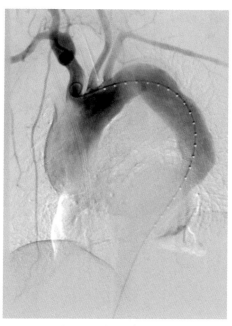

图25-6　主动脉弓造影

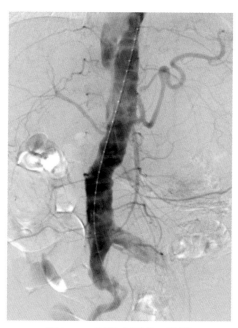

图25-7　膈肌水平破口造影

3．决定行胸主动脉夹层动脉瘤腔内修复，膈肌水平较大破口应用封堵器封堵。

4．准确定位左锁骨下动脉后，工作导丝放置于升主动脉，取34-200mm胸主动脉支架，准确定位后释放，支架无移位，形态良好（图25-8）。

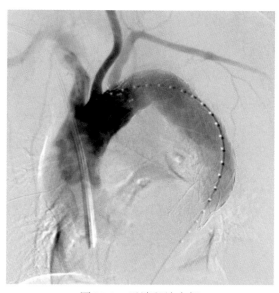

图25-8　近端释放支架

5. 选择主动脉夹层膈肌部位破口，导管放置于假腔造影证实，交换长鞘位于假腔，取封堵器释放于破口位置，再次造影见破口血流量明显下降（图25-9～图25-11）。

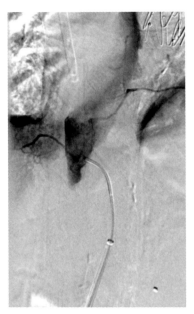 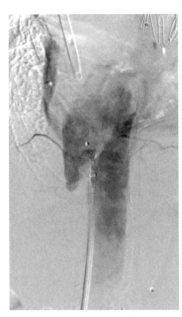 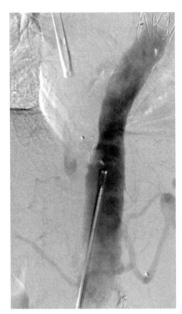

图25-9　勾选远端破口　　　　　图25-10　封堵器封堵　　　　　图25-11　封堵器封堵后

6. 缝合器缝合右侧股动脉穿刺点，但止血不理想，行切开，缝合股总动脉穿刺点。

7. 手术过程顺利，术中麻醉效果好，心率、血压平稳，术中出血200ml，术后拔除气管插管后安返病房。

## 六、术后处理

密切观察生命体征，神经系统症状、体征，右侧腹股沟切口，下肢动脉搏动等情况。继续严格控制血压、心率。因有肾衰竭，严格限制液体入量，术后第1天安排透析。腹股沟切口定期换药，术后第1天拔除切口引流，2～3天后下地活动。术后第1天、第3天常规检查血常规、肝肾功能、凝血功能、心肌酶谱等。

## 七、随访

术后定期随访动脉瘤情况，一般术后1个、3个、6个、12个月随访1次，之后1年随访1次，图25-12和图25-13为术后24个月复查CTA结果。

## 八、病例术后点评及相关文献、指南解读

本病例为一例慢性Stanford B型主动脉夹层，因假腔内存在持续血流，导致降主动脉形成夹层动脉瘤，直径约5cm。术前影像学检查提示降主动脉存在多处破口，近端破口位于邻近左锁骨下动脉起始处的降主动脉，远端存在多发破口，位于近膈肌水平的降主动脉，且

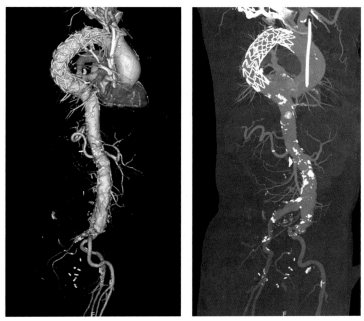

图25-12　术后CTA复查结果（重建）

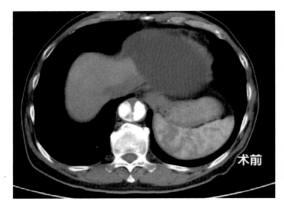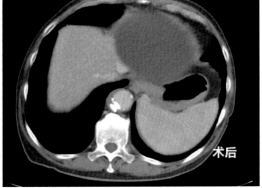

图25-13　破口封堵处术前术后对比

假腔内部分血栓化。根据文献报道，将近2/3的慢性B型主动脉夹层晚期可发展为夹层相关并发症，包括持续的主动脉扩张（主动脉直径超过5cm或每年增长超过5mm）、胸痛等症状复发、内脏灌注不良、主动脉破裂或先兆破裂，以及难以控制的高血压等。如出现上述情况则具有外科干预指征。目前腔内治疗（即TEVAR）已成为慢性B型主动脉夹层的治疗首选，然而慢性主动脉夹层的动脉内膜片纤维化变硬，同时假腔明显扩大，同急性主动脉夹层相比，腔内治疗的选择及方式有一定的不同。

　　首先，对于急性主动脉夹层，由于近端破口血流量大，是导致假腔增大及内脏供血不足的首要原因，而远端破口的血流量通常明显低于近端破口，当近端破口封闭后，大部分患者的假腔内压力明显降低，从而逐渐血栓化。因此多数学者倾向于一期优先处理近端破口，同时密切关注术后主动脉重塑的情况，如随访期内因远端破口导致假腔增大或主动脉重塑不满意时，再选择二期进行外科干预。但对于慢性主动脉夹层，由于长时间的假腔内血流灌注，内膜片已增厚变硬，仅处理近端破口往往难以达到理想的主动脉重塑的效果。根据文献报道，慢性主动脉夹层1年内发生主动脉扩张的风险在19.7%～41.7%，5年风险为62.7%。因此对于慢性主动脉夹层，往往需要一期同时处理第一破口和较大的第二破口。

其次，对于慢性主动脉夹层，远端破口是影响TEVAR术后不良主动脉重塑的主要原因，也是再次手术干预的常见指征。据报道，由于远端破口的持续血流，约35%的慢性主动脉夹层行TEVAR术后发生晚期主动脉扩张。主动脉夹层通常有多处远端破口，位置多位于内脏动脉开口附近的降主动脉，髂动脉段也是常见的破口发生部位。因此，慢性主动脉夹层在行腔内治疗时，多数需要覆盖全长的降主动脉，直至腹腔干动脉上缘。在支架口径的选择上，相对于急性主动脉夹层，因慢性主动脉夹层内膜片增厚变硬同时假腔瘤样扩张，过小的放大率可能无法达到完全隔绝的效果，根据我们的经验，应选择放大率偏大的支架，通常需要至少10%左右。

再次，在慢性主动脉夹层的腔内治疗方式上，由于缺乏大样本循证医学证据，国际上尚无标准的治疗方式。有两种治疗方式可以选择，一是完全隔绝所有破口，二是直接阻断假腔内血流促进其血栓化及主动脉重塑。

从理论上讲，对于慢性主动脉夹层最理想的术式是完全隔绝所有位于胸、腹主动脉上的破口。如需达到上述目的同时还要保留内脏动脉血供，可以选择"开窗"或分支支架的方式行内脏动脉重建，这种方式的优势在于对于远端破口及假腔的隔绝比较彻底。同时保留了内脏区血供，但缺点在于手术较为复杂，而且需要覆盖长段的胸、腹主动脉，由于75%的脊髓根大动脉（Adamkiewicz动脉）发自$T_8$至$L_1$节段，因此该手术可增加脊髓缺血导致截瘫的风险。此外，分支动脉支架的远期通畅率也是值得考虑的方面。彻底覆盖破口的另一种方法是采用杂交手术，即使用直筒支架覆盖胸、腹主动脉破口，同时使用开放的去分支技术行开放下内脏动脉重建，但该术式对于患者创伤较大，据报道围术期死亡率为34%。此外，还有一种方法是所谓的PETTICOAT（provisional extension to induce complete attachment）技术，该方式主要用于急性主动脉夹层，即使用覆膜支架覆盖第一破口的同时，在内脏分支区域放置裸支架隔绝远端破口同时保留内脏动脉血供。如髂动脉区域仍存在破口，使用双侧髂动脉覆膜对吻支架隔绝髂动脉破口，从而达到全主动脉夹层隔绝。

直接阻断假腔内血流常用的方法包括：①使用弹簧圈、生物胶或大的封堵器行假腔栓塞，这种方式可降低假腔内血流，促进假腔内血栓形成，但由于慢性主动脉夹层的假腔空间较大，栓塞往往不彻底，影响主动脉重塑；②Knickerbocker技术，即在TEVAR的基础上，远端再放置一枚大口径的覆膜支架（放大率10%～15%），然后使用顺应性大球囊扩张强行使内膜片撕裂覆膜支架部分进入假腔内从而阻断假腔内血流。这种方法的缺点在于扩张时有血管破裂出血的风险以及可能产生新的夹层；③使用治疗室间隔缺损的封堵器处理慢性主动脉夹层远端破口，这种方式的优势在于操作比较简便，对内脏动脉的影响比较小，不需要复杂的"开窗"或杂交手术重建内脏动脉。慢性主动脉夹层的内膜片多数纤维化增厚变硬，封堵伞可与血管内膜牢固接触，但毕竟同室间隔的肌性结构有一定差异，使用室间隔缺损封堵器用于主动脉夹层仍有一定顾虑，可能会引发主动脉内膜进一步撕裂的可能。目前该方法仅见于病例报道，缺乏大宗的临床数据，远期疗效仍有待观察。

参 考 文 献

［1］ LOMBARDI J V, HUGHES G C, APPOO J J, et al. Society for Vascular Surgery（SVS）and Society of Thoracic Surgeons（STS）reporting standards for type B aortic dissections［J］. J Vasc Surg, 2020, 71: 723.

［2］ CONWAY A M, QATO K, MONDRY L R, et al. Outcomes of thoracic endovascular aortic repair for chronic aortic dissections［J］. J Vasc Surg, 2018, 67: 1345.

［3］ YUAN X, MITSIS A, GHONEM M, et al. Conservative management versus endovascular or open surgery in the spectrum of type B aortic dissection［J］. J Vis Surg, 2018, 4: 59.

［4］ R. FATTORI, D. MONTGOMERY, L. LOVATO, et al. Survival after endovascular therapy in patients with type B aortic dissection: a report fromthe International Registry of Acute Aortic Dissection（IRAD）［J］. JACC Cardiovasc Interv, 2013, 6: 876−882.

［5］ SCALI S T, FEEZOR R J, CHANG C K, et al. Efficacy of thoracic endovascular stent repair for chronic type B aortic dissection with aneurysmal degeneration［J］. J Vasc Surg, 2013, 58: 10−17.

［6］ VAN BOGERIJEN G H, TOLENAAR J L, RAMPOLDI V, et al. Predictors of aortic growth in uncomplicated type B aortic dissection［J］. J Vasc Surg, 2014, 59: 1134.

［7］ KÖLBEL T, TSILIMPARIS N, WIPPER S, et al. TEVAR for chronic aortic dissection-is covering the primary entry tear enough?［J］J Cardiovasc Surg（Torino）, 2014, 55: 519.

［8］ ROSSET E, BEN AHMED S, GALVAING G, et al. Editor's choice—hybrid treatment of thoracic, thoracoabdominal, and abdominal aortic aneurysms: a multicenter retrospective study［J］. Eur J Vasc Endovasc Surg, 2014, 47: 470.

［9］ BISDAS T, PANUCCIO G, SUGIMOTO M, et al. Risk factors for spinal cord ischemia after endovascular repair of thoracoabdominal aortic aneurysms［J］. J Vasc Surg, 2015, 61: 1408.

［10］ BARSHES N R, GRAVEREAUX E C, SEMEL M, et al. Endovascular longitudinal fenestration and stent graft placement for treatment of aneurysms developing after chronic type B aortic dissection［J］. J Vasc Surg, 2015, 61: 1366.

［11］ MICHELE ANTONELLO, FRANCESCO SQUIZZATO, CHIARA COLACCHIO, et al. The PETTICOAT technique for complicated acute stanford type B aortic dissection using a tapered self-expanding nitinol device as distal uncovered stent［J］. Ann Vasc Surg, 2017, 42: 308−316.

［12］ MARONE E M, LEOPARDI M, BERTOGLIO L, et al. Original off-label endovascular solution to occlude false lumen rupture in chronic type B aortic dissection［J］. Ann Vasc Surg, 2017, 40: 299.

［13］ TILO KÖLBEL, SEBASTIAN W CARPENTER, CHRISTINA LOHRENZ, et al. Addressing persistent false lumen flow in chronic aortic dissection: the knickerbocker technique［J］. J Endovasc Ther, 2014, 21: 117−22.

［14］ Xiao T, Fu X, Xin X, et al., Use of a vascular occluder to treat a re-entry tear in a patient with Stanford type B aortic dissection: acute and 1-year results［J］. J. Endovasc Ther, 2008, 15: 566−569.

# 病例二十六

# 杂交手术治疗Debakey Ⅲ型主动脉夹层

## 一、病例摘要

患者，男性，32岁。主因"胸腹主动脉瘤术后6年，突发腹痛1天余"入院。

现病史：患者6年前因马方综合征、胸腹主动脉瘤，行"胸腹主动脉瘤切除，腹主-双侧髂动脉人工血管移植术，左肾动脉重建术"，术后恢复良好。1天前无明显诱因出现左上腹及左后背痛，伴周身大汗，持续不缓解，遂来我院急诊，结合马方综合征病史，考虑不除外夹层，直接收入抢救室。行CTA检查回报：左侧锁骨下动脉至腹主动脉起始段可见夹层；肠系膜上动脉动脉瘤，髂动脉瘤。予积极控制血压、心率，镇痛治疗，目标收缩压≤110mmHg，心率≤70次/分，腹痛有减轻，但仍存在及反复，为行手术治疗入院。

既往史：患者2岁时诊断马方综合征，18年前因双眼晶状体脱落行晶状体置换术，2年前再行右眼晶状体置换术。高血压病史5年，血压最高190/100mmHg，平素口服厄贝沙坦1片，每天1次，未规律服用药物，未规律监测血压。有输血史，对左氧氟沙星过敏。

查体：心率68次/分，血压105/61mmHg（右上肢）、110/68mmHg（左上肢）。患者呈瘦长体型。腹平坦，左下腹见一斜行陈旧手术瘢痕，未见明显局部隆起，无胃肠型、蠕动波。腹部可见明显搏动感，未及明确搏动性包块，全腹部无反跳痛、肌紧张。双上肢肱动脉、桡动脉搏动好，双下肢股动脉、腘动脉、足背动脉、胫后动脉搏动均可触及。蜘蛛指（＋）、蜘蛛趾（＋）、腕征（＋）。

辅助检查：CTA示胸腹主动脉瘤切除，腹主动脉-双侧髂动脉人工血管移植术，左肾动脉重建术后改变。主动脉根部管周可见低密度影，左侧锁骨下动脉以远主动脉呈双腔结构，远侧至双侧肾动脉起始上方。腹腔干及肠系膜上动脉均起至真腔。腹腔干起始段管腔局部呈瘤样扩张，直径约1.2cm。腹主动脉及双侧髂动脉走行迂曲，可见环周低密度影，人工血管管腔通畅。双侧髂总动脉远端管腔呈瘤样扩张，直径约3.2cm（图26-1～图26-3）。

入院诊断：急性主动脉夹层（Debakey Ⅲ型），马方综合征，腹主-双侧髂动脉人工血管移植术后，左侧肾动脉重建术后，肠系膜上动脉瘤，髂动脉瘤，双侧晶状体置换术后，高血压病（3级，极高危），脂肪肝。

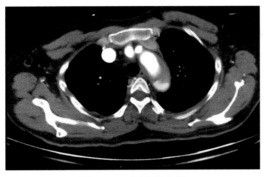

图 26-1　夹层近心端

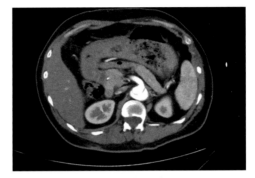

图 26-2　夹层破口

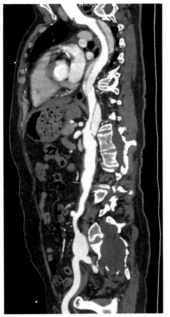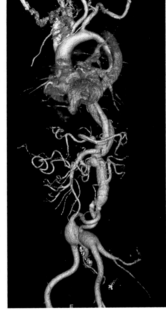

图 26-3　主动脉CTA（重建）

## 二、术前检查

1. 术前完善常规检查　急性主动脉夹层为临床急症，病情凶险，急诊"绿色通道"入院，密切监护下完善基本检查，急性期以卧床、严格监测控制血压为主，为减少搬动、转运过程病情变化风险，适当减少非必须检查。

（1）一般实验室检查

血型：ABO O型，RhD阳性。

全血细胞分析：WBC $15.14 \times 10^9$/L，NEUT% 83.5%，HGB 143g/L，HCT 40.3%，PLT $192 \times 10^9$/L。

肝肾功能：$K^+$ 3.0mmol/L，$Na^+$ 142mmol/L，Cr（E）66μmol/L，ALT 29U/L，Alb 46g/L，TBil 8.2μmol/L，DBil 2.6μmol/L。

尿常规：WBC阴性。

凝血功能：PT 12.2秒，Fbg 1.93g/L，APTT 22.8秒，D-dimer 9.21mg/L FEU。

感染四项：均为阴性。

（2）肺功能评估

动脉血气分析：pH 7.38，$PCO_2$ 42mmHg，$PO_2$ 187mmHg，$SO_2$ 99.5%，cLac 2.0mmol/L。

胸部CT：胸廓形态失常，腰椎侧弯畸形；双肺纹理增粗，右上肺少许索条影；右下肺内、外侧底段见斑片、索条影；双侧胸腔积液，左侧为著，左下肺局部膨胀不全；前上纵隔密度增高，胸腺退化不全可能；少量心包积液；轻度脂肪肝；腹腔干起始段管腔局部呈瘤样扩张；腹主动脉及双侧髂动脉走行迂曲，管壁增厚。

（3）心脏情况评估

心肌酶谱：CK 129U/L，CK-MB-mass 0.9μg/L，cTnI ＜ 0.017μg/L，NT-proBNP 23pg/ml，Myo 44μg/L。

心电图：窦性心律，正常心电图。

超声心动图：心脏各房室内径正常，主动脉窦部增宽，左室收缩功能及室壁运动未见异常，各瓣膜形态结构及启闭未见异常，无心包积液。彩色多普勒血流显像及频谱多普勒显示各瓣膜血流速度未见明显增快，二尖瓣见少量反流束。

2. 入院后多科会诊情况

（1）镇痛方案相关会诊：使用患者自控镇痛泵（patient control analgesia，PCA），吗啡120mg配至240ml（0.5mg/ml），背景量5ml/h，单次剂量2ml，锁定时间20分钟，警惕呼吸/循环抑制、过度镇痛、便秘、尿潴留、肠梗阻、皮肤瘙痒等不良反应。镇痛可能有掩盖夹层撕裂的风险，请密切观察、及时处理。

（2）血压控制方案相关会诊：①可酌情加用硝苯地平控释片30mg，12小时一次口服；哌唑嗪1mg，8小时一次口服，降压治疗；继续美托洛尔25mg，12小时一次口服，逐渐下调静脉降压药物，密切监测血压变化，目标收缩压110mmHg，心率70次/分。维持出入量、电解质平衡。

（3）肺部情况会诊：肺部情况考虑为主动脉瘤夹层进展的继发改变，建议对症处理。患者入院后低热，可考虑对症使用解热镇痛药，适当床上活动防止坠积性肺炎。

## 三、术前准备

1. 术前一般治疗

（1）严格监测血压、心率，监测出入量。

（2）严格卧床、制动，开放两条静脉通路，留置导尿管。

（3）适当补液，维持血压处于可接受的较低范围；原则上如非必需，术前不使用升压药物。

2. 术前特殊准备

（1）ICU会诊：充分交代手术风险和围术期相关并发症，包括截瘫、感染等风险；监测和维持围术期血压和血流动力学稳定，保证心脑肾等重要脏器灌注；充分备血，警惕术后大出血；术后返ICU。

（2）麻醉科会诊：①ASA分级Ⅳ级，限期手术，继续目前PCA治疗方案，警惕病情进展；患者马方综合征、主动脉夹层，病情凶险，随时存在夹层进展，猝死风险极高，充分交代围术期心脑血管事件发生风险，患者及家属知情理解；手术方式复杂，耗时长，出血风险高，充分备血；医务处备案，术后返ICU。

（3）输血科会诊：围术期充分备血，提前完善输血前相关检测，建议术中使用自体血回收装置，减少异体血输注。

（4）神经外科会诊：我科可协助术前放置腰大池引流，预防围术期截瘫。完成腰大池引流术同意书，交代相关风险。

3. 术前一般准备　完善术前检查，严格监测、控制血压，镇痛治疗，遵多科会诊完善术前准备。术前1天进流食，清洁灌肠，术前禁食、禁水12小时；左上肢、腹部、双侧腹股沟区及会阴备皮；备异体红细胞6U、血浆1000～1200ml；术前放置腰大池引流；术前0.5小时给予预防性抗生素。

4. 手术专项准备——测量、规划　术前精确测量主动脉夹层及入路各项解剖参数，包括主动脉夹层累及范围，内膜破口位置、数量，主要分支血供来源（真腔、假腔），近端主动脉锚定区直径，远端主动脉锚定区直径等情况。精确制订手术计划，并预估使用支架参数，术前备齐可能所需支架型号及其他所需器械。测量结果见图26-4。

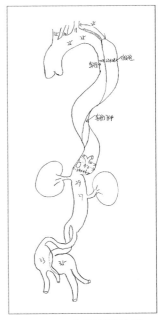

图26-4　术前测量结果

## 四、术前科室查房讨论

1. 医疗方面　患者急性主动脉夹层（Debakey Ⅲ型）诊断基本明确，病因考虑与马方综合征相关，夹层破口位于远端自体主动脉与腹主动脉人工血管连接处，逆行向近心端撕裂至左侧锁骨下动脉附近。患者入院后严格控制血压、心率，积极保守治疗，但疼痛始终需借用镇痛药控制，同时继发肺实变及胸腔积液，保守治疗困难，考虑手术指征存在。

患者治疗难度主要包括：既往马方综合征病史，且因胸腹主动脉瘤已行腹主动脉人工血管置换，血管条件复杂。夹层累及降主动脉全程及内脏动脉区，全腔内治疗内脏动脉重建困难，须杂交手术重建；覆膜支架需覆盖脊髓根大动脉常见发出区，因既往胸腹主动脉瘤手术，已丧失远端腰动脉血供，脊髓缺血致截瘫风险较高。

综合考虑后，采用杂交手术，自前次手术植入的腹主动脉人工血管做吻合口，缝制分支人工血管，重建腹腔干动脉、肠系膜上动脉、右侧肾动脉血供，近端胸主动脉植入支架，支架远端位于原左侧肾动脉吻合口近端，保留左侧肾动脉血供。上述分支动脉血供重建完成后，结扎肠系膜上动脉、右侧肾动脉近心端，避免向假腔内返血。腹腔干动脉近心端暂不结扎，寄希望于通过返血、侧支循环为脊髓提供部分血供，降低截瘫风险。手术方案见图26-5和图26-6。考虑手术创伤及截瘫风险等因素，双侧髂总动脉瘤暂留待二期手术处理。

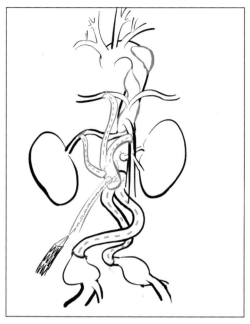

图26-5　手术规划草图

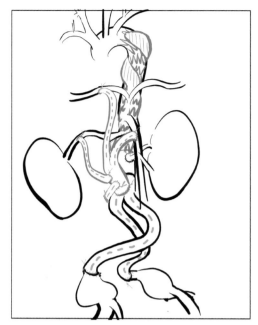

图26-6　手术预期完成效果图

2.护理方面

（1）术后早期返ICU过渡，情况稳定后再返普通病房。

（2）密切观察生命体征，严格控制血压、心率，按需镇痛。

（3）注意腹部症状、体征，警惕腹腔脏器缺血。

（4）注意神经系统症状、体征。

（5）监测出入量，严格记录尿量，警惕急性肾损伤、肾功能不全。

（6）加强肺部护理，预防肺部并发症。

（7）注意预防压疮、肺炎、深静脉血栓、应激性溃疡、泌尿系感染等并发症防治。

如有异常发现，及时通知手术医师或值班医师。

## 五、手术过程

1.麻醉满意后，患者仰卧位，腰部垫高，术野常规消毒铺巾。

2.取腹部正中剑下至脐下5cm纵向切口，逐层切开进入腹腔，显露后腹膜，解剖游离腹主动脉人工血管，见其与周围炎症粘连致密，仔细分离其左肾下方部分，套阻断带备控（图26-7）；分离人工血管双侧髂动脉分支分别套阻断带备控。

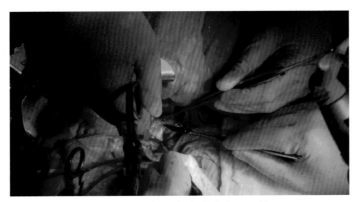

图26-7　解剖原腹主动脉人工血管

3. 松解结肠肝曲，打开右结肠旁沟、横结肠系膜右侧半，向左下方分离右腹膜后间隙，并掀开十二指肠降部及胰头，显露右肾门，游离右侧肾动脉，套阻断带备控（图26-8）。

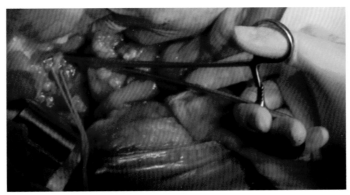

图26-8　解剖右侧肾动脉

4. 于肠系膜上动脉根部，剪开后腹膜，游离肠系膜上动脉近端，套阻断带备控（图26-9）。

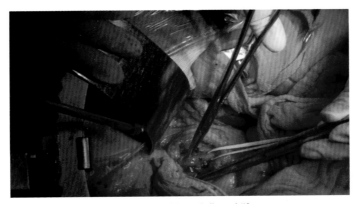

图26-9　解剖肠系膜上动脉

5. 打开肝胃韧带，进入网膜囊，游离腹腔干及其分支，见腹腔干位置较深，分离困难，但脾动脉位置较浅且直径粗大，故游离脾动脉，套阻断带备控（图26-10）。

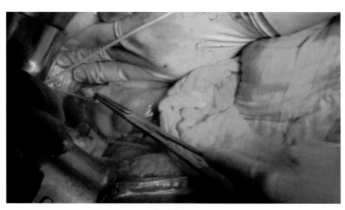

图26-10　解剖腹腔干动静脉

6. 取16-8mm分叉型人工血管，于体外预先缝合分支一根，作为后续支架置入的入路。

7. 阻断原腹主动脉人工血管远端、双侧髂支，于其上取纵向切口，长约2cm；取前述16-8mm分叉型人工血管，将其主体与腹主动脉行端-侧吻合（图26-11）。

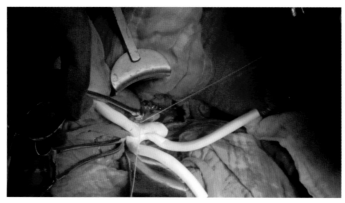

图26-11　腹主动脉-分叉型人工血管吻合

8. 取7-40mm人工血管，一端与右侧肾动脉行端侧吻合，另一端经腹膜后隧道引至腹主动脉人工血管处，与前述16-8mm分叉型人工血管主体行端-侧吻合（图26-12）。

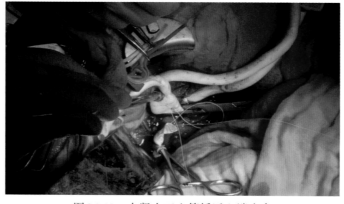

图26-12　右肾人工血管桥近心端吻合

9. 将前述16-8mm分叉型人工血管两个原有分支分别与肠系膜上动脉、脾动脉行端–侧吻合（图26-13）。

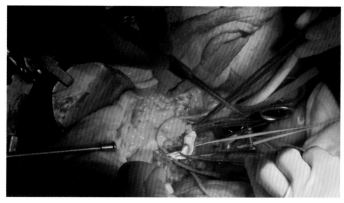

图26-13　肠系膜上动脉吻合

10. 彻底排气及充分止血后，开放各吻合口，造影确认新吻合的人工血管通畅（图26-14）。

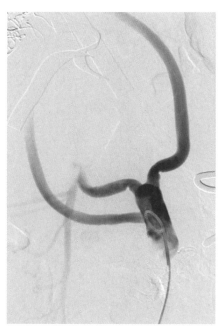

图26-14　新建人工血管桥造影

11. 经预先缝制的人工血管分支，引入导丝、导管，先进入前次手术植入的腹主动脉人工血管，造影评估远端吻合口位置，即左侧肾动脉近端人工血管（图26-15），选择进入主动脉夹层的真腔，边上行边造影（图26-16），证实在真腔内，直达升主动脉，造影证实并精确测量主动脉夹层情况（图26-17）。

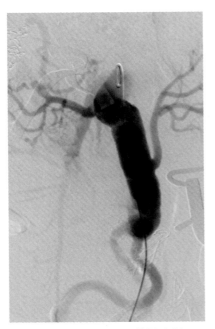

图26-15 原人工血管桥造影

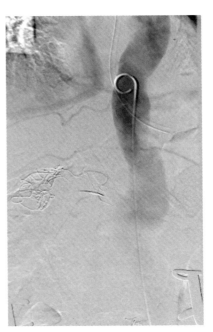

图26-16 逐步推进造影确认位于真腔

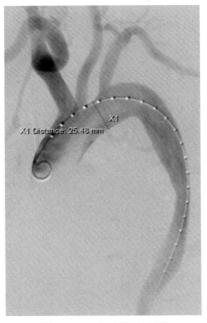

图26-17 主动脉弓造影

12．置换超硬导丝，导入胸主动脉覆膜支架主体2枚（30-22-200mm，28-20-200mm），近端精确锚定于左侧锁骨下动脉开口左侧，中间相互接驳，远端锚定于左侧肾动脉上方人工血管内。精确定位后释放；复造影示支架位置、形态良好，未见明显内漏（图26-18，图26-19）。

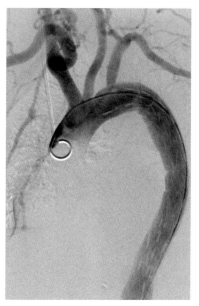

图26-18　近端支架释放后

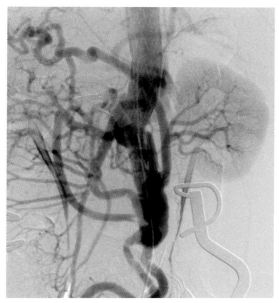

图26-19　远端支架释放后

13．将预先缝制的人工血管分支缝闭，彻底止血，反复冲洗腹膜后创面，关闭后腹膜。置盆腔引流管一根，逐层缝合关闭切口。

14．手术顺利，术中出血量约1000ml，输入自体回收血516ml，输入异体红细胞4U，血浆400ml。术后患者全麻未醒，带气管插管安返ICU。

## 六、术后处理

按术前讨论意见，术后早期返ICU过渡，密切观察呼吸、循环、消化、泌尿及神经系统情况。继续严格控制血压、心率，血压控制较术前放宽，控制于相对较高水平（不超过120mmHg），同时继续保持脑脊液引流通畅，以预防截瘫发生；予普通肝素泵入，控制APTT于35秒左右，后过渡至低分子量肝素，后因肝血肿停用，血肿稳定并逐渐自行吸收；早期开始肠内营养，逐步过渡饮食；另有发热，因担心移植物感染，予经验性抗感染治疗后缓解。患者术后未见明显脊髓缺血、腹腔脏器缺血坏死等严重并发症，顺利出院。

## 七、随访

术后定期随访，一般术后1个、3个、6个、12个月随访1次，之后1年随访1次。患者约3个月后，入院行双侧髂总动脉瘤切除，人工血管置换术，术后恢复顺利。图26-20为术后1年左右的CTA复查结果。

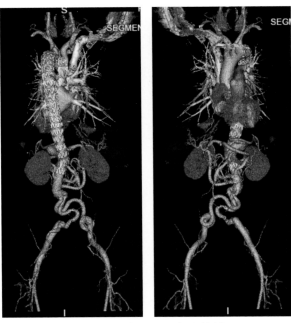

图26-20　术后CTA复查结果

## 八、病例术后点评及相关文献、指南解读

本例患者有晶状体脱位、腕征（＋）、蜘蛛趾（＋）、蜘蛛指（－）等表现，并有马方综合征诊治病史，考虑马方综合征诊断基本明确。患者先后发生胸腹主动脉瘤、主动脉夹层，病因方面考虑为马方综合征继发。患者此次发生主动脉夹层，破口位于降主动脉，属于Debakey Ⅲ型，累及内脏动脉区。既往有腹主动脉瘤手术病史，血管病变复杂，既涉及夹层修复，又需内脏动脉重建，并要考虑截瘫问题，最终术者通过杂交手术的方式，联合胸主动脉腔内修复、腹腔脏器动脉旁路移植，获得了不错的短期效果。远期血管转归及预后情况，仍有待进一步随访。

急性Debakey Ⅲ型主动脉夹层，一经诊断均需严格控制血压、心率，必要时辅以镇痛治疗。用药方面β受体阻滞剂为首选，目标收缩压100 ～ 120mmHg，目标心率＜60次/分。对后续是否行手术治疗，主流指南主要根据破裂风险及脏器灌注情况，将其分为复杂性夹层和非复杂性夹层。复杂性夹层主要指存在以下情况者：主动脉快速扩张、主动脉破裂、低血压、休克，内脏、肢体缺血，截瘫或下肢轻瘫，主动脉周围血肿，反复发作或顽固性疼痛，药物难以控制的顽固性高血压等。复杂性夹层一般需手术干预。非复杂性夹层一般首选药物保守治疗。本例患者疼痛顽固，需持续使用镇痛药物控制，且病因为马方综合征，血管壁存在缺陷，有进一步进展、成瘤、破裂等风险，手术指征明确。

该患者治疗面临的主要难点，首先在于脊髓缺血（spinal cord ischemia，SCI）的预防。SCI是急性主动脉夹层的一种严重并发症，可导致截瘫等严重后果。前瞻性研究报道TEVAR

术后截瘫（SCI）的发生率可达2.5%。既往曾行腹主动脉手术是TEVAR术后SCI的重要危险因素。Schlösser等发现，既往有腹主动脉瘤手术患者的脊髓缺血发生率可增加7倍，其他可能相关的因素包括肾功能不全、主动脉覆盖长度、腹主动脉手术至TEVAR手术的年限等。Buth等则发现SCI相关危险因素包括左侧锁骨下动脉覆盖且未重建、肾功能不全、同期腹主动脉瘤手术、使用3个及以上支架。围术期低血压也被证实与术后脊髓缺血明确相关，既往或同期腹主动脉瘤修复手术增加截瘫的原因，可能是这类手术破坏了腰动脉，损害了脊髓的侧支循环网络和代偿能力，在丧失了远端的腰动脉情况下，TEAVR进一步覆盖了肋间动脉，最终可能导致血供受损、脊髓缺血的发生。本例患者既往曾行腹主动脉瘤腔内修复术，腰动脉已缝扎，且此次夹层破口位于$T_{12}$、$L_1$附近，需覆盖脊髓根大动脉常见发出部位，故SCI风险可能很高。

关于SCI的预防，目前最常用方法为脑脊液引流。SCI发生后，脑脊液引流可能会促进后续恢复。但脑脊液引流也可能会带来一些相关并发症，如Plotkin发现，因主动脉腔内手术而行脑脊液引流的患者，可能发生脊髓血肿、颅内出血、脑脊膜炎、蛛网膜炎、脑脊液漏（需手术）血性穿刺致手术推迟、导管尖端无法取出等。因此需权衡脑脊液引流的利弊，选择性地对高SCI风险患者行脑脊液引流可能更为合理，本患者即属于高危患者，故术前我们做了脑脊液引流，以降低其脑脊液压力，增加脊髓血供，预防SCI的发生。另外，我们在重建内脏动脉后，其近心端未予结扎，希望通过容许部分Ⅱ型内漏的方式，保证脊髓部分血供，以降低截瘫的发生。术后CTA也证实有下位肋间动脉供血。远期假腔变化趋势及是否需进一步干预，仍需进一步随访。

急性主动脉夹层内脏缺血、内脏动脉重建，可考虑腔内方式，包括使用"开窗"、支架植入等方法。Midulla等通过"开窗"技术在急性Stanford A型和B型主动脉夹层合并内脏缺血的患者中均获得了不错的效果。对于本例患者，主要问题在于其内膜破口位置位于腹腔干、肠系膜上动脉开口附近，如行"开窗"、支架植入等方式，很难保证完全覆盖内膜破口，故我们采用了杂交手术的方式，通过杂交手术方式重建内脏动脉，随后将主动脉覆膜支架由自身主动脉直接延续至人工血管内，保证内膜破口彻底覆盖，达到二者兼顾的目的。

总之，对于解剖条件复杂的主动脉夹层，杂交手术是一种可以考虑的治疗方案。对于高脊髓缺血风险患者，术前需充分考虑其预防问题。

## 参 考 文 献

[1] RIAMBAU V, BÖCKLER D, BRUNKWALL J, et al. Editor's choice—management of descending thoracic aorta diseases: clinical practice guidelines of the European Society for Vascular Surgery (ESVS) [J]. Eur J Vasc Endovasc Surg, 2017, 53 (1): 4-52.

[2] LOMBARDI J V, CAMBRIA R P, NIENABER C A, et al. Prospective multicenter clinical trial (STABLE) on the endovascular treatment of complicated type B aortic dissection using a composite device design [J]. J Vasc Surg, 2012, 55 (3): 629-640.

[3] SCHLÖSSER F J, VERHAGEN H J, LIN P H, et al. TEVAR following prior abdominal aortic aneurysm surgery: increased risk of neurological deficit [J]. J Vasc Surg, 2009, 49 (2): 308-314.

［4］BUTH J，HARRIS P L，HOBO R，et al．Neurologic complications associated with endovascular repair of thoracic aortic pathology：Incidence and risk factors．a study from the European Collaborators on Stent/ Graft Techniques for Aortic Aneurysm Repair（EUROSTAR）registry［J］．J Vasc Surg，2007，46（6）：1103-1110．

［5］CHIESA R，MELISSANO G，MARROCCO-TRISCHITTA M M，et al．Spinal cord ischemia after elective stent-graft repair of the thoracic aorta［J］．J Vasc Surg，2005，42（1）：11-17．

［6］AUCOIN V J，EAGLETON M J，FARBER M A，et al．Spinal cord protection practices used during endovascular repair of complex aortic aneurysms by the U.S. Aortic Research Consortium［J］．J Vasc Surg，2021，73（1）：323-330．

［7］MOULAKAKIS K G，ALEXIOU VG，KARAOLANIS G，et al．Spinal cord ischemia following elective endovascular repair of infrarenal aortic aneurysms：a systematic review［J］．Ann Vasc Surg，2018，52：280-291．

［8］PLOTKIN A，HAN S M，WEAVER F A，et al．Complications associated with lumbar drain placement for endovascular aortic repair［J］．J Vasc Surg，2021，73（5）：1513-1524．

［9］MIDULLA M，RENAUD A，MARTINELLI T，et al．Endovascular fenestration in aortic dissection with acute malperfusion syndrome：immediate and late follow-up［J］．J Thorac Cardiovasc Surg，2011，142（1）：66-72．

# 病例二十七

# 胸主动脉瘤腔内修复术并"开窗"
# 技术左侧锁骨下动脉重建

## 一、病例摘要

患者，女性，30岁。发现胸主动脉起始部动脉瘤3个月，不伴胸闷、胸痛、呼吸困难等症状。

既往史：原发性高血压20年，最高160/90mmHg，现规律口服厄贝沙坦+氢氯噻嗪，血压控制平稳。

查体：心前区、左上胸部未及血管杂音，双肺呼吸音清，未闻及干湿啰音及胸膜摩擦音；腹部未触及搏动性包块，双下肢浅表动脉搏动有力。

辅助检查：CTA示主动脉弓部小弯侧偏心性动脉瘤，最大直径30.9mm、长度约13.4mm，距离左侧锁骨下动脉（LSA）不足1cm，余主动脉及内脏、肢体分支动脉充盈良好，未见管腔狭窄或扩张改变（图27-1，图27-2）。

入院诊断：胸主动脉动脉瘤，高血压病（2级，极高危）。

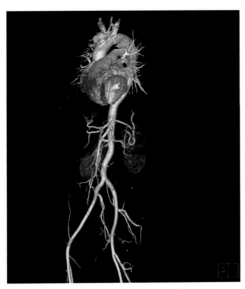

图27-1　术前CTA（重建）

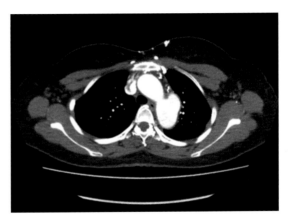

图27-2　术前CTA（轴位）

## 二、术前检查

*术前完善常规检查*

（1）一般实验室检查

血型：ABO B型，RhD阳性。

全血细胞分析：WBC $7.63 \times 10^9$/L，NEUT% 73.8%，HGB 148g/L，HCT 43.9%，PLT $242 \times 10^9$/L。

红细胞沉降率：5mm/h。

肝肾功能＋血脂：$K^+$ 3.9mmol/L，$Na^+$ 142mmol/L，$Ca^{2+}$ 2.37mmol/L，Cr（E）89μmol/L，ALT 9U/L，Alb 46g/L，AST 11U/L，LDL-C 2.24mmol/L，TG 1.04mmol/L，TC 3.52mmol/L。

凝血功能：PT 12.9秒，APTT 31.0秒，D-dimer 0.15mg/L FEU。

输血八项：均为阴性。

结核感染T细胞检测（T-SPOT.TB）：ESAT-6 868FC/10S6MC，CFP-10 324FC/10S6MC。

尿常规：WBC 15个/μl。

粪便常规＋隐血：WBC 0/HPF，OB阴性。

（2）肺部情况评估　胸部CT平扫：主动脉弓动脉瘤形成，Kommerell憩室可能；右肺中叶、左肺下叶索条影；双肺背侧胸膜下少量磨玻璃密度影；纵隔钙化灶。

（3）心脏情况评估

12导联心电图：未见明显异常。

超声心动图：左室肥厚，左室流出道轻度梗阻，左室松弛功能减低。

（4）周围血管评估

颈动脉、椎动脉彩色多普勒超声：右侧颈动脉分叉处内中膜增厚，左侧椎动脉内径3.5mm；右侧椎动脉内径3.0mm。

锁骨下动脉彩色多普勒超声：右侧锁骨下动脉起始处内中膜增厚。

下肢动脉彩色多普勒超声：双下肢动脉未见明显异常。

下肢深静脉彩色多普勒超声：双下肢深静脉未见明显血栓。

## 三、术前准备

1. 术前基础治疗

（1）控制血压，监测生命体征平稳。

（2）避免咳嗽、便秘、剧烈活动。

2. 术前特殊准备　术前多科会诊，内科、麻醉科等科室协同会诊，完善围术期细节。完善病因筛查，除外感染、活动性免疫系统疾病等相关病因，如有必要可推迟手术、暂时先针对性治疗。精准测量术前CT详细数据，制订手术方案。

3. 术前一般准备　双侧腹股沟区及会阴、左上肢备皮。备异体红细胞2U、血浆400ml。与患者及家属交代手术风险及可能并发症，并签字。术前禁食、禁水12小时，口服降压药物至手术当天早晨。术前适当补液、水化。术前0.5小时给予预防性抗生素。

4. 手术专项准备——测量、规划　术前精确测量胸主动脉瘤直径、累及范围，距左侧锁骨下动脉开口距离，近端、远端锚定区主动脉直径及入路各项解剖参数，精确制订手术计划，并预估使用支架参数，术前备齐可能所需支架型号及其他所需器械。测量结果如图27-3所示。

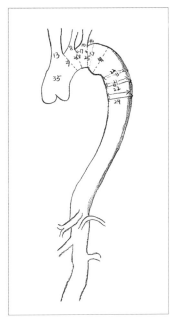

图27-3　术前测量结果

## 四、术前科室查房讨论

1. 医疗方面

（1）术前影像学检查提示Kommerell憩室可能，经放射科阅片会诊，认为患者无明确右侧锁骨下动脉转位，因而不考虑Kommerell憩室可能。患者为偏心性动脉瘤，局部动脉壁薄弱，存在破裂风险，手术指征存在。

（2）患者为青年女性，出现胸主动脉瘤，不考虑动脉硬化性病因，需除外血管炎如大动脉炎、贝赫切特综合征、巨细胞动脉炎等可能。风湿免疫科会诊，结合患者情况考虑免疫相关疾病证据不充分，不能支持上述诊断。

（3）患者结核感染T细胞检测阳性，需除外有无感染性动脉瘤因素。感染内科会诊后考虑患者陈旧性结核可能性大，且目前无明确活动性结核感染证据，主动脉瘤手术无明确禁忌。

（4）患者既往高血压20年，长期大量服用厄贝沙坦血压控制情况不佳，同时出现左心室肥厚、主动脉瘤、Cr升高等多器官受累情况，应属高危患者。内科会诊后建议暂时继续目前降压方案，血压控制目标为BP＜140/90mmHg，如果BP＞160/100mmHg，可临时加用哌唑嗪。同时患者青少年时期发病，考虑不除外肾源性高血压，建议术后肾内科门诊长期随诊。

2. 护理方面

（1）术后持续心电监护、吸氧，监测生命体征。

（2）定时观察穿刺点情况，包括有无出血、包块、瘀斑、肢端动脉搏动等情况，尤其是上肢动脉穿刺点，需提前备好固定器。

（3）观察患者有无脑缺血、肢体缺血表现。

## 五、手术过程

1. 麻醉成功后，患者仰卧位，左上肢外展，双侧腹股沟及左上肢常规消毒铺巾。

2. 逆行穿刺左侧股总动脉，置入8F血管鞘（图27-4）；逆行穿刺右侧股总动脉，置入8F血管鞘（图27-5），预置两把缝合器后重新置入10F血管鞘；左肘窝处小切口切开，解剖游离左侧肱动脉，逆行穿刺，置入6F血管鞘。

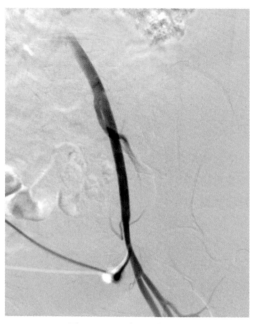

图27-4　左侧入路造影

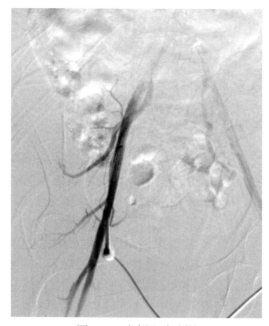

图27-5　右侧入路造影

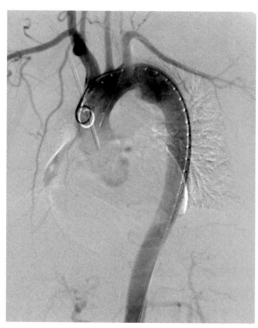

图27-6　主动脉造影评估

3. 经左侧肱动脉引入VER导管至左侧锁骨下动脉开口；经左侧股动脉分别置入刻度造影导管至升主动脉以备术中造影及测量；经右侧股动脉预置工作导丝于升主动脉。

4. 造影所见，左侧锁骨下动脉远端胸降主动脉小弯侧可见偏心突出动脉瘤，与术前CTA结果基本一致。测量左侧颈总动脉远端至左侧锁骨下动脉近端4mm，瘤体距左侧锁骨下动脉远端9mm左右（图27-6）。

5. 体外打开胸主动脉支架系统（30-30-150mm），释放支架近端一节，于预定位置标记开窗，再使用鹅颈抓捕器软头在窗口边缘缝制一圈以备术中定位。重新回收支架于输送鞘内。

6. 先于胸主动脉下段释放胸主动脉支架（24-24-82mm），下缘位于左侧锁骨下动脉开口以远150mm，起到限制近端支架的作用（图27-7中远端支架可见）。

7. 导入开窗胸主动脉支架，支架覆膜边缘平左侧颈总动脉后缘、支架开窗处对应左侧锁骨下动脉开口，仅释放支架第一节，术中即时造影显示胸主动脉支架开窗部位精确定位于左侧锁骨下动脉开口（图27-7，图27-8）。

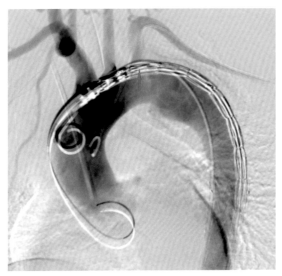

图27-7　主动脉支架近端定位

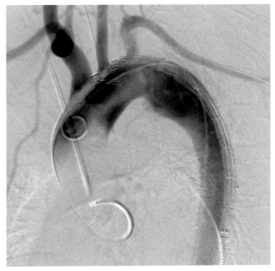

图27-8　主动脉支架近端第一节释放

8. 经左侧肱动脉入路，导丝导管配合经胸主动脉支架开窗部位进入升主动脉，造影证实位于动脉内，交换工作导丝置于升主动脉（图27-9），随后将主动脉支架完全释放（图27-10）。

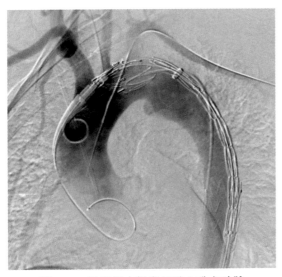

图27-9　导丝经支架窗口进入升主动脉

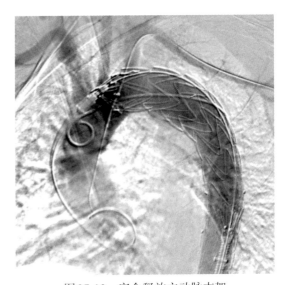

图27-10　完全释放主动脉支架

9. 经左侧肱动脉工作导丝，引入覆膜支架（10-20mm）在胸主动脉支架开窗位置释放，近端位于主动脉内6mm（图27-11）。

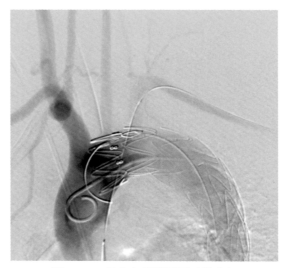

图27-11　导入左侧锁骨下动脉支架

10. 复查造影示胸主动脉及左侧锁骨下动脉支架位置、形态良好，主动脉及左侧锁骨下动脉血流通畅，动脉瘤内未见内漏（图27-12）。

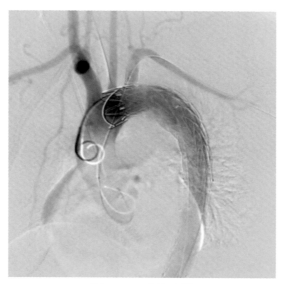

图27-12　术毕造影

11. 撤出导丝、导管，缝合器、闭合器闭合穿刺点后加压包扎。血管线缝合左侧肱动脉，逐层关闭切口。术中出血少，未输血。患者拔管后安返病房。

## 六、术后处理

密切观察生命体征、胸部症状与体征、胸部以下感觉与运动情况，双下肢与左上肢动脉搏动、双侧腹股沟穿刺点、左上肢切口等情况，常规给予心电监护、氧气吸入24小时，继续严格控制血压、卧床制动、穿刺点加压包扎24小时，预防性抗生素使用至术后24小时。术后第1天、第2天常规检查血常规、肝肾功能、凝血功能等。

## 七、随访

术后定期随访动脉瘤情况，一般术后1个、3个、6个、12个月随访1次，之后1年随访1次，图27-13为术后1个月CTA结果。

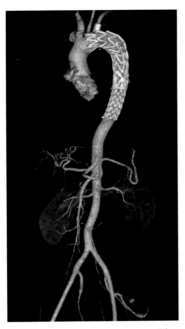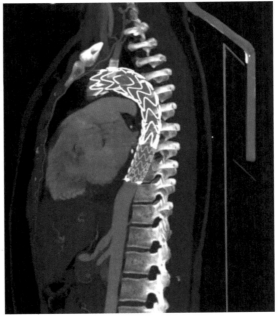

图27-13 术后CTA复查结果

## 八、病例术后点评及相关文献、指南解读

本例患者为青年女性，主要以CTA发现胸主动脉瘤起病，直径虽仅有3cm，但在小弯侧呈偏心性膨出，有一定破裂风险，因而手术指征明确。治疗的难点主要有两方面，一是如何明确病因，二是由于动脉瘤距离左侧锁骨下动脉开口位置较近，治疗相对困难。

首先，患者仅有30岁、年龄尚轻，全身动脉硬化表现并不明显，不考虑常见的动脉硬化

255

中层退行性变导致的动脉瘤。此外，患者体格检查无马方综合征相应的体征，如肢体细长、漏斗胸、晶状体脱位等。最后，青年主动脉瘤患者常见的病因如免疫性或感染性疾病，通过实验室排查、专科会诊后也基本可以除外。因此，可以认为患者长达20年的高血压病史在主动脉瘤的形成上起到了至关重要的作用，术后严格的血压控制、继续追查导致高血压的致病因素尤为重要，以防止主动脉瘤进展引起的支架相关并发症，或预防其他部位出现新的动脉瘤。

胸主动脉腔内修复术（TEVAR）一般要求至少15mm的正常动脉作为锚定区，而累及或邻近弓上分支动脉的病变如主动脉夹层或胸主动脉瘤进行腔内治疗时可能会覆盖弓上分支，造成严重的脑血管意外、支架移位、内漏、夹层逆撕、分支闭塞等并发症，因此属于高风险手术。传统观念上认为这种情况应慎行TEVAR，往往采用胸主动脉瘤切除、人工血管置换术，或者解剖外途径的旁路手术，如颈-颈动脉、颈-锁骨下动脉旁路转流，联合主动脉瘤腔内隔绝的杂交术式。然而开放或杂交手术治疗创伤大、手术时间长，围术期脑卒中、心肺并发症、病死率高等缺陷仍难以避免。

也有学者认为，术中直接封堵左侧锁骨下动脉（LSA），将支架锚定区延长至左侧颈总动脉开口远端，同时栓塞LSA椎动脉开口近端，并不会显著提高术后脑梗死及截瘫风险，由于上肢侧支循环丰富，也很少会出现左上肢严重的缺血事件，此外还可以减少出现Ⅱ型内漏的风险。然而也有很多不同的声音，直接牺牲LSA，尤其是左侧椎动脉优势型的LSA，将出现锁骨下动脉窃血综合征、上肢缺血、后循环卒中甚至截瘫的风险，因此目前主流的观点是，TEVAR术中如有可能，需要应用各种技术手段保证LSA的血流。2009年北美血管外科学会提出的TEVAR术中LSA处理指南中，明确建议任何TEVAR术中需要封闭LSA时，均应先行血运重建；如有重要脏器灌注存在失代偿风险时，强烈建议重建LSA血运；对于急症下的特殊情况应个体化实施，由动脉瘤解剖、紧迫程度和医生的经验共同决定。对于本例手术而言，患者术前影像学检查提示左椎动脉相对优势，TEVAR术中预计将覆盖长达20cm的胸主动脉，因而保留并重建LSA，可以有效增加后循环的储备能力，并降低潜在的上述风险。

近年来，TEVAR因其创伤小、术后恢复快、疗效确切等优势，已成为治疗胸主动脉瘤、Debakey Ⅲ型主动脉夹层、穿透性溃疡等胸主动脉病变的首选治疗措施，并广泛应用于临床，相比传统的开放或杂交手术，显著降低了手术创伤和围术期死亡率。但胸主动脉弓病变涉及弓上分支的重建问题，仍然是血管外科医生面临的巨大挑战。随着腔内治疗技术的进步和器材的快速发展，全腔内技术治疗主动脉弓部疾病已成为趋势。在隔绝动脉瘤病灶的同时，如何腔内重建弓上分支，是目前血管腔内治疗的重点与热点，使更多原先不具备解剖条件的患者能从中获益。

这其中，如何重建分支血管以延长主动脉支架的近端锚定区，是治疗邻近或累及弓上分支的胸主动脉疾病的关键。目前弓上分支常用的重建方法包括平行支架技术（如"烟囱"或"潜望镜"技术）、分支支架技术、原位"开窗"技术、体外预"开窗"及开槽技术等。

平行支架技术操作相对简单，不受医疗机构条件或主刀医生经验的限制，快速有效，往往更适合急诊情况下的TEVAR手术，但容易出现来自支架缝隙的间的内漏，以及因支架受压导致的分支动脉狭窄或闭塞。分支支架技术是通过预先测量的主动脉及分支动脉直径、主体支架近端与分支支架间的长度定制的一体式支架系统,稳定性强、符合人体正常的生理和血流动力学、能有效减少内漏发生,同时有助于主动脉的血管重塑,理论上来说是最适合应用于累及或邻近弓上分支的胸主动脉疾病的支架。国内外目前都已有成型的商用分支支架系统面市,但在大规模普及应用之前,目前国内自制开窗技术在临床上仍居于主导地位。

"开窗"技术相比平行支架技术有着独特的优势,保留分支动脉的同时减少内漏的发生,符合正常的血流动力学,费用也相对低廉。相比较平行支架技术,"开窗"技术近远期Ⅰ型内漏及脑血管意外发生率更低、远期通畅率更高。开窗的方式包括体外预开窗和原位开窗两种。所谓的体外预开窗或开槽技术是通过术前CTA对主动脉和分支血管起始位置的精准测量,将主体支架在体外半释放状态下,在预设位置做单个或多个"窗口",然后重新装配进入输送系统,释放时准确定位主动脉弓分支开口,确保"窗口"与靶血管开口位置一致,从而实现分支动脉的保留,结合后续的分支动脉支架完成分支动脉血流重建。原位开窗则是按预定位置先释放主动脉支架,再从靶血管远端逆行穿刺主动脉支架覆膜部分,结合球囊扩张和支架植入,完成分支动脉的保留和重建。原位开窗的方法主要有针刺和热力开窗两种措施,后者又有激光和射频两种常用装置,另外研究显示支架的覆膜部分PTFE材料相比dacron更适合原位开窗时应用。

无论是体外预开窗还是原位开窗,经窗口植入LSA分支动脉支架既可以增加主动脉覆膜支架的稳定性,减少主体支架移位的发生率,又可以将支架和主动脉、分支动脉严丝合缝、紧密贴合,隔绝支架主体和主动脉、分支动脉之间的缝隙,可以有效地降低TEVAR术后Ⅰ型或Ⅱ型内漏的发生率,促进瘤腔或假腔内血栓形成,即使技术不成功还有再行"烟囱"技术保留分支动脉的机会。但"开窗"技术毕竟存在一定的先天性弊端,体外预开窗如果出现窗口和分支开口对位不准,可能会直接造成技术失败,不得已转"烟囱"支架或杂交技术重建分支;原位开窗时如果LSA与主动脉弓角度较小,或未能多角度投射以确保开窗位置在覆膜的中心部位,就有可能对动脉壁或血管壁周围的组织产生损伤、破坏钢丝乃至整个支架系统的结构,以至于破坏支架的稳定性,术后残留缝隙导致内漏形成,术中如果进行多分支重建的话还有可能增加脑血管意外的可能。保留LSA的支架首选球囊扩张式覆膜支架,输送系统的外径相对较细、同时定位准确,但国内尚无成型的产品,目前常用的有覆膜支架、自膨式支架、球囊扩张式支架,而覆膜支架和裸支架的联合应用既可以避免内漏,又可以增加分支支架的支撑力和稳定性。

研究显示,累及弓上分支的胸主动脉瘤开放手术,随医院的级别及医生的经验不同,临床结果差别很大,而平行支架和开窗支架技术的差别并没有那么明显。总体来说,分支支架在可期的未来将会成为这一领域的主流,平行支架或开窗支架技术终究是一种过渡方案,但至少在我国目前阶段,还是具有广泛的应用基础。

## 参 考 文 献

[1] KONSTANTINOU N, DEBUS E S, VERMEULEN C F W, et al. Cervical debranching in the endovascu-

lar era: a single center experience [J]. Eur J Vasc Endovasc Surg, 2019, 58: 34-40.

[2] DUNNING J, MARTIN J E, SHENNIB H, et al. Is it safe to cover the left subclavian artery when placing an endovascular stent in the descending thoracic aorta?[J] Interact Cardiovasc Thorac Surg, 2008, 7: 690-697.

[3] AWAD H, RAMADAN M E, E L SAYED H F, et al. Spinal cord injury after thoracic aneurysm repair [J]. Can J Anaesth, 2017, 64 (12): 1218-1235.

[4] MATSUMURA J S, LEE W A, MITCHELL R S, et al. The Society for Vascular Surgery Practice Guidelines: management of the left subclavian artery with thoracic endovascular aortic repair [J]. J Vasc Surg, 2009, 50 (5): 1155-1158.

[5] ZHAO Y, FENG J, YAN X, et al. Outcomes of the chimney technique for endovascular repair of aortic dissection involving the arch branches [J]. Ann Vasc Surg, 2019, 58: 238-247.

[6] LEI ZHANG, MENG-TAO WU, GUANG-LANG ZHU. Off-the-Shelf devices for treatment of thoracic aortic diseases: midterm follow-up of TEVAR with chimneys or physician-Made fenestrations [J]. Journal of Endovascular Therapy, 2020, 27 (1): 132-142.

[7] WANG L, ZHOU X, GUO D, et al. A new adjustable puncture device for in situ fenestration during thoracic endovascular aortic repair [J]. J Endovasc Ther, 2018, 25: 474-479.

[8] QIN J, ZHAO Z, WANG R, et al. In situ laser fenestration is a feasible method for revascular of aortic arch during thoracic endovascular aortic repair [J]. J Am Heart Assoc, 2017, 6 (4): 42.

[9] CANAUD L, OZDEMIR B A, CHASSIN-TRUBERT L, et al. Homemade fenestrated stent-grafts for complete endovascular repair of aortic arch dissections [J]. J Endovasc Ther., 2019, 26: 645-651.

[10] ERIN CIHAT SARICILAR, JIM ILIOPOULOS, et al. A systematic review of the effect of surgeon and hospital volume on survival in aortic, thoracic and fenestrated endovascular aneurysm repair [J]. J Vasc Surg, 2021, 1: 9.

# 病例二十八

# 主动脉弓部病变去分支技术腔内修复治疗

## 一、病例摘要

患者，男性，56岁。因"主动脉夹层术后14年，头晕伴后背痛2天"入院。

现病史：患者14年前突发后背部剧烈疼痛，当时于外院就诊，行CT考虑主动脉夹层，行主动脉夹层腔内支架修复术，术后恢复良好出院，院外口服药物控制血压治疗，偶有后背部隐痛。3年前患者左上腹剧烈疼痛，再次于外院就诊，行CT考虑主动脉支架术后内漏，给予再次行腔内修复术，腹痛好转后出院。出院后继续口服药物控制血压治疗，未诉腹痛，偶有后背部隐痛。4天前突发后背疼痛，测量血压最高170/100mmHg。CT示主动脉支架周围见欠均匀稍低密度影环绕，最宽处直径约为10.6cm，较前略增宽，建议上级医院就诊，经急诊以"主动脉支架术后内漏"收入院。

既往史：高血压病史16年，口服硝苯地平，1天1次，1次30mg；替米沙坦，1天1次，1次80mg；美托洛尔，1天2次，1次25mg，血压控制在130/80mmHg左右。痛风病史5年余，未服用药物治疗。否认冠心病、糖尿病等慢性病史。

查体：胸廓无畸形，右肺呼吸音正常，左侧呼吸音低，未闻及明显干湿啰音；腹软，无明显压痛；双侧桡动脉搏动可及，双侧股动脉搏动可及，左侧较对侧弱。

辅助检查：外院CTA示主动脉夹层支架术后复查，支架周围血肿较前增大；腹主动脉-右侧髂总动脉近端、腹腔干分叉-肝总动脉起始处、脾动脉、肠系膜上动脉夹层较前无显著变化（图28-1～图28-4）。

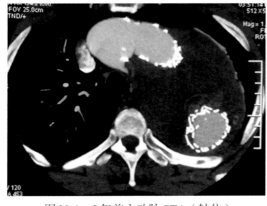

图28-1　3年前主动脉CTA（轴位）

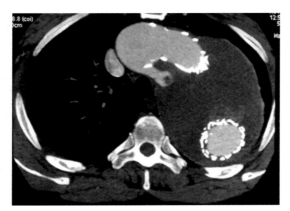

图28-2　2年前主动脉CTA（轴位）

259

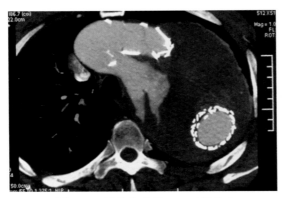

图 28-3　目前主动脉 CTA（轴位）

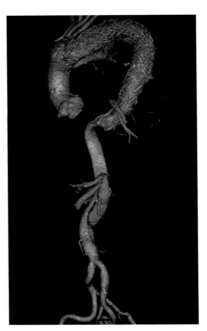

图 28-4　主动脉 CTA（重建）

入院诊断：主动脉夹层腔内修复术后内漏，主动脉弓夹层动脉瘤，高血压病，痛风。

## 二、术前检查

1. 术前完善常规检查

（1）一般实验室检查

血型：ABO A 型，RhD 阳性。

全血细胞分析：WBC $6.49×10^9$/L，NEUT% 72.7%，HGB 155g/L，HCT 45.5%，PLT $196×10^9$/L。

肝肾功能：$K^+$ 3.9mmol/L，$Na^+$ 143mmol/L，$Ca^{2+}$ 2.18mmol/L，Cr（E）105μmol/L，ALT 13U/L，Alb 41g/L，TBil 24.2μmol/L，DBil 5.1μmol/L。

凝血功能：PT 11.3 秒，APTT 25.3 秒，D-dimer 4.41mg/L FEU。

感染四项：均为阴性。

尿常规：pH 6.0，WBC 阴性，BLD 阳性。

（2）肺部情况评估

动脉血气分析：pH 7.42，$PCO_2$ 39mmHg，$PO_2$ 139mmHg，$SO_2$ 98.9%。

肺部 CT：左肺野体积减小；右肺上叶、左肺上叶舌段及双肺下叶多发索条影，双肺下叶斑片影。

（3）心脏情况评估

心肌酶谱：CK 83U/L，CKMB-mass 0.6μg/L，cTnI ＜ 0.017μg/L。

12 导联心电图：窦性心律，r 递增异常，向前转位；临界性前壁异常，ST 段抬高。

超声心动图：主动脉根部增宽，轻度主动脉瓣关闭不全，左房增大，左室顺应性减低。

（4）周围血管评估

颈动脉、椎动脉彩色多普勒超声：双侧颈动脉及椎动脉未见明显异常。

锁骨下动脉彩色多普勒超声：左侧锁骨下动脉流速较对侧稍高，考虑支架置入术后改变不除外。

下肢动脉彩色多普勒超声：左侧股浅动脉中段斑块形成。

2. 异常检查结果提示　患者主要问题为原发病严重，因主动脉夹层反复手术，目前病变已累及主动脉弓，病情危重，手术复杂，风险极高。尽快完善检查，组织多学科会诊，完善术前准备。多学科会诊意见如下。

（1）麻醉科会诊：ASA分级Ⅳ级，急诊手术，患者围术期注意大出血、急性肾损伤、呼吸系统并发症、下肢深静脉血栓形成、脑梗死等问题，向患者及其家属充分交代风险，充分围术期监测，术中维持循环，提前备血制品，商讨大出血抢救预案，术后返ICU。

（2）重症医学科会诊：充分沟通围术期并发症，围术期监测生命体征，保证充足心脑肾等主要脏器灌注，术后可返ICU。

（3）输血科会诊：急诊手术，围术期充分备血，红细胞10U、血浆1000ml、血小板2个治疗量，围术期关注凝血指标，术中备自体血回输。

（4）心内科会诊：患者急症手术，现无急性冠脉综合征、急性左心衰竭、恶性心律失常的提示，无手术绝对禁忌，严格监测血压、出入量，注意沟通围术期急性冠脉综合征、心力衰竭、心律失常的风险。

（5）肾内科会诊：患者目前血肌酐升高，目前肾血供已受原发病影响，故积极手术处理对于保护肾功能有重要意义，围术期出现急性肾损伤的风险很高，注意充分水化，围术期尽量保持血压稳定，密切监测肾功能、电解质变化，充分交代术后出现肾功能不全需替代治疗的可能，慎用肾毒性药物。

（6）呼吸内科会诊：呼吸方面目前无手术禁忌，建议术前行胸部CT平扫或打印CTA肺窗，围术期存在肺部感染、呼吸衰竭、肺水肿、静脉血栓栓塞等风险，手术难度大，风险大，向患者及其家属交代病情。

（7）手术室会诊：患者手术风险大，手术室全力配合，备齐所需药品、器械、设备，注意与患者及其家属沟通病情及手术风险。

## 三、术前准备

1. 术前基础治疗

（1）卧床，给予通便药物保持大便通畅，保持患者情绪稳定。

（2）心电监护，严格监测、控制血压与心率（静脉药物）；镇痛治疗。

（3）予吸氧，雾化吸入、水化、补液等治疗。

2. 术前一般准备　经治疗后，患者疼痛缓解。因患者病情较急，术前紧急组织内科、麻醉科、ICU、输血科等科室会诊。术前禁食禁水，双侧腹股沟区及会阴备皮，充分备血，术前适当补液、水化，术前0.5小时给予预防性抗生素。

3. 手术专项准备——测量、规划

（1）术前精确测量支架近端主动弓部及升主动脉直径及颈动脉、锁骨下动脉以及入路各项解剖参数，并预估使用支架、人工血管参数，术前备齐可能所需支架、人工血管型号及其他所需器械，术前测量结果见图28-5。

（2）制订手术计划：术前CTA提示第二枚支架覆膜区位于左侧锁骨下动脉开口以远，裸区向近端突出约1.2cm，无名动脉开口位置主动脉弓扩张成瘤，近端锚定区不足，考虑行杂交手术（主动脉弓部去分支技术，腔内修复联合胸颈旁路移植），手术规划草图见图28-6。

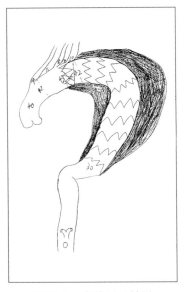 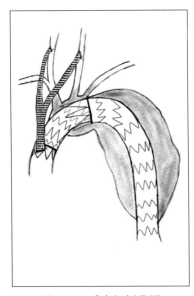

图28-5　术前测量结果　　　　图28-6　手术规划草图

## 四、术前科室查房讨论

1. 医疗方面

（1）手术方式选择：由于患者为TEVAR术后，原有支架的位置导致单纯介入或开放手术均无法修复病变，杂交手术避免了深低温停循环，减少手术创伤，为最佳选择。

（2）双侧锁骨下动脉的处理：右侧锁骨下动脉可通过右侧颈总动脉反向供血，左侧锁骨下动脉可以通过行左侧颈总-锁骨下动脉旁路移植重建，因患者非左侧优势型，可术中根据手术时间、术中出血量及患者情况决定是否重建。

（3）原支架近端主动脉弓部扩张成瘤，放置完覆膜支架后可能存在自无名动脉及左侧锁骨下动脉的Ⅱ型内漏，术中要提前穿刺左侧肱动脉，为栓塞建立工作通路，同时可经此入路协助造影定位，减少一侧股动脉穿刺。

（4）患者左肺严重受压，虽然无明显呼吸困难、憋气等症状，术前血气分析未提示低氧，但术后需警惕呼吸功能衰竭、无法正常拔除气管插管等并发症，需返ICU。

（5）患者目前为夹层急性期，弓部为动脉瘤，升主动脉管壁可能存在水肿，术中行血管吻合拉线时需注意避免用力过度，可以以垫片进行管壁加固。

2．护理方面

（1）术后持续心电监护、吸氧，密切监测生命体征变化，继续雾化吸入，加强拍背吸痰等护理，鼓励患者呼吸功能锻炼，预防肺部感染，促进肺复张。

（2）约束穿刺肢体，上肢以支具辅助约束，保持穿刺处关节处于伸直、压迫状态；定时观察穿刺点情况，包括有无出血、包块、瘀斑等。

（3）术后观察神经系统症状、体征，以判断是否有颅内缺血。

（4）观察腹部及下肢症状、体征，以判断是否有内脏动脉或下肢动脉灌注不良。

如有异常发现，及时通知手术医师或值班医师。

## 五、手术过程

1．麻醉成功后，患者平卧位，背部、颈肩部垫高，术野常规消毒铺巾。

2．取双侧颈部胸锁乳突肌内侧缘斜行长约5cm切口，逐层切开，在胸锁乳突肌内侧解剖显露颈总动脉，套阻断带备用（图28-7）。

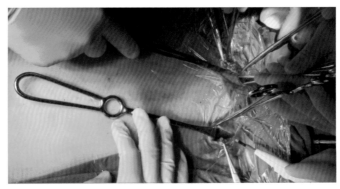

图28-7　解剖显露双侧颈动脉

3．取胸部正中切口，长约25cm，逐层切开，达胸骨骨膜层。于胸骨上切迹处游离至胸骨后方，于胸骨下端游离剑突，予以切除。以骨锯沿胸骨中线锯开胸骨，游离胸腺、右侧无名静脉，予套带牵开。打开心包，显露升主动脉（图28-8，图28-9）。

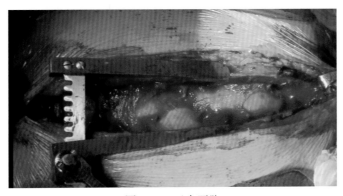

图28-8　正中开胸

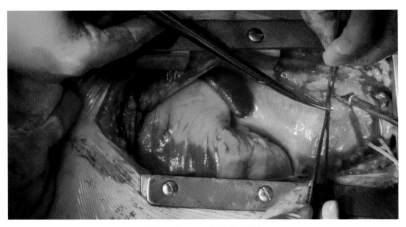

图 28-9　显露升主动脉

4. 静脉全身肝素化。

5. 侧壁阻断升主动脉，纵行切开约 2cm，见升主动脉管壁稍薄弱。取 14-7 分叉型人工血管，粗大端修剪后与升主动脉做端－侧吻合（图 28-10）。

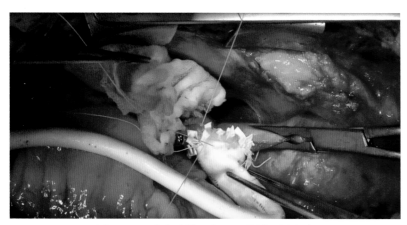

图 28-10　升主动脉－人工血管端－侧吻合

6. 将人工血管两分支分别自皮下引至双侧颈部切口内。阻断右侧颈总动脉近心、远心端，纵行切开约 1cm，将人工血管分支端修剪后与颈动脉做端－侧吻合。吻合完毕后撤去阻断带，触诊右侧颈动脉远端搏动良好。同法行人工血管与左侧颈动脉端－侧吻合，吻合完毕后撤去阻断，触诊左侧颈动脉远端搏动良好（图 28-11）。10 号线结扎左侧颈总动脉吻合口近心端、头臂干近心端。

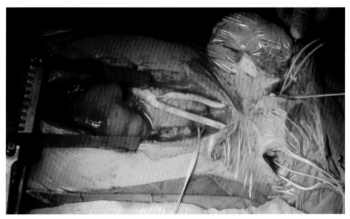

图28-11　完成双侧颈动脉吻合

7. 逆行穿刺左侧股动脉，置入8F血管鞘，造影确认穿刺点位于股总动脉后，预埋两把血管缝合器，重新置入10F血管鞘；逆行穿刺左侧肱动脉，置入导管鞘，导丝、猪尾导管配合上行至升主动脉（图28-12，图28-13）。

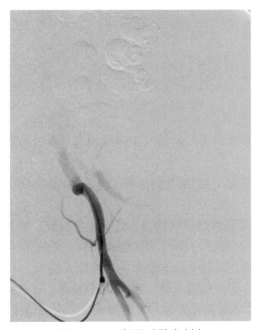

图28-12　左侧股动脉穿刺点

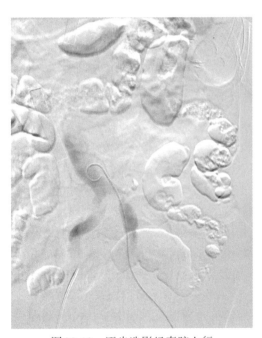

图28-13　逐步造影经真腔上行

8. 将猪尾导管留置于升主动脉吻合口近端，造影示：升主动脉-双侧颈总动脉人工血管桥通畅，吻合口未见明显狭窄，双侧颈内动脉显影可，右侧锁骨下动脉经右侧颈动脉返血显影；主动脉弓部及降主动脉可见原支架影，主动脉弓部瘤样扩张，支架近端Ⅰ型内漏，左侧锁骨下动脉血流为正向（图28-14）。

9. 左侧股动脉置换超硬导丝，置换24F导管鞘，沿导丝引入主动脉覆膜支架（45-45-20mm），覆膜区近端平齐升主动脉－人工血管吻合口远心端，精确定位后释放，再次造影示：主动脉支架位置、形态良好，Ⅰ型内漏消失，但可见经无名动脉及左侧锁骨下动脉的Ⅱ型内漏（图28-15）。

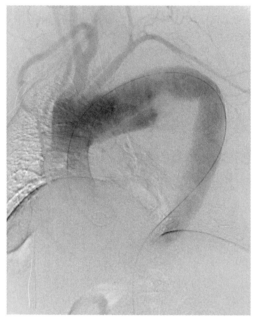 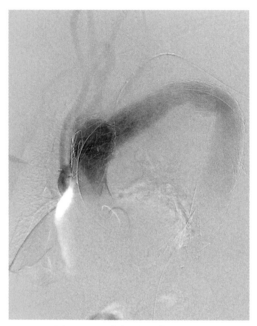

图28-14 主动脉弓造影　　　　　　　　图28-15 支架植入术后造影

10. 左侧肱动脉入路置换椎动脉导管，以弹簧圈行无名动脉及锁骨下动脉开口处瘤腔栓塞（图28-16）。

11. 复造影显示，主动脉支架位置、形态良好，瘤腔隔绝良好，未见明显内漏（图28-17）。

12. 冲洗切口，置心包引流、纵隔引流、双侧颈部切口引流各1根。清点器械、纱布无误后，钢丝间断缝合胸骨，逐层缝合关闭各切口。撤出左侧股动脉输送导管，收紧预埋缝线，局部加压包扎。撤出左侧肱动脉导管及导管鞘，穿刺点压迫止血，局部加压包扎。

13. 术毕，手术难度大，但术中顺利，术中心率、血压平稳，出血约1000ml，自体血回输约450ml，异体红细胞2U，血浆800ml。因手术时间长且应用人工移植物，予应用抗生素。术后患者返ICU继续观察治疗。

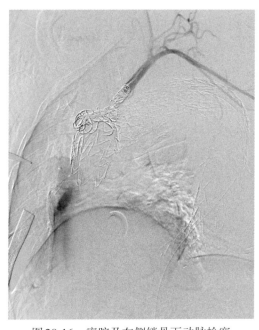

图28-16　瘤腔及左侧锁骨下动脉栓塞

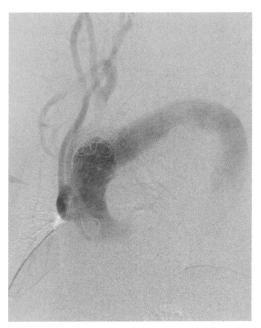

图28-17　术毕造影

## 六、术后处理

患者术后带气管插管返ICU进一步治疗，密切监测生命体征、脑部血氧情况，卧床制动24小时，静脉泵入普通肝素抗凝治疗，根据引流量及血红蛋白水平动态调整APTT目标值；术后第一天常规检查血常规、肝肾功能、凝血功能、心肌酶谱等，血红蛋白水平较术前有所下降但较稳定，肌酐降至正常，其他检查结果基本正常；术后24小时拆除穿刺点加压包扎；术后第一天拔除气管插管，患者无明显呼吸困难，但血气分析提示血氧饱和度下降，给予吸氧、加强呼吸功能锻炼、积极翻身拍背、鼓励咳痰等措施，血氧饱和度逐渐恢复，于术后第3天转回普通病房，逐渐恢复口服降压药；拔除各引流管后，停止静脉泵入普通肝素，加用拜阿司匹林100mg，每天1次，口服。患者恢复良好，于术后第8天出院。

## 七、随访

术后定期随访主动脉夹层变化情况，一般术后1个、3个、6个、12个月随访1次，之后1年随访1次，图28-18和图28-19为术后复查CTA结果（8个月）。

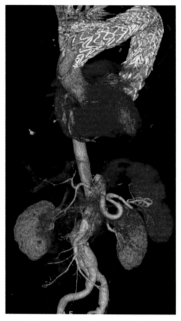

图28-18　术后CTA复查结果（重建）

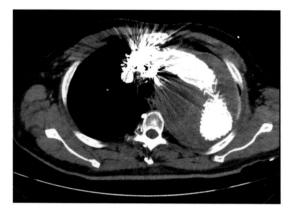

图28-19　术后CTA复查结果（轴位）

### 八、病例术后点评及相关文献、指南解读

主动脉夹层（aortic dissection，AD）是指主动脉内膜破裂，血液从内膜破口进入血管中膜层，从而使主动脉壁的内膜、中膜发生分离形成真假两个腔的病理改变，它是一种严重威胁人类生命的心血管疾病，其中急性主动脉夹层起病急、进展快、预后差，具有较高的死亡率与致残率。主动脉夹层的经典分型方法有两种，即Debakey分型和Stanford分型，后者相对简单，临床上采用得更多。按照Stanford分型，近端破口位于升主动脉的为Stanford A型夹层，近端破口位于左侧锁骨下动脉以远的为Stanford B型夹层。

本例患者14年前初次发病时为急性B型主动脉夹层，当时行胸主动脉夹层腔内修复术（TEVAR）封闭了第一破口，4年前因Ia型内漏于近端再次放置胸主动脉支架，术后随访过程中一直有少量Ia型内漏，瘤腔大部分血栓化，直径无明显变化。此次CTA提示内漏较2年前明显增加，瘤体最大直径增加1.2cm。关于TEVAR术后I型内漏的发生率，文献报道不一，大致为5%～30%，产生原因可能与支架近端锚定区不足、弓部形态不佳、支架选择偏小、术后血压控制不理想等有关。本例患者由于既往病历资料无法获得，但由3年前复查CTA可见支架近端主动脉弓部明显扩张，且主动脉弓为Ⅲ型弓，支架选择偏小与解剖因素可能都是产生Ia型内漏的原因。

TEVAR术后Ia型内漏的处理方式有以下几种：①支架近端放置CUFF增加锚定距离；②"开窗"技术、"烟囱"技术或分支型支架；③传统手术；④杂交手术（腔内修复联合颈-颈或胸-颈杂交手术）。进行前两种方法需要有足够的锚定区，本例患者无名动脉开口处主动脉弓部最大径为5cm，健康的锚定区位于升主动脉，想实施全腔内修复必须行弓上三分支开窗，但原有主动脉支架裸区大大增加了此方法的难度。传统手术需在深低温停循环条件下进行，手术用时长，创伤大，同时患者原有支架也为此方式增加了难度。主动脉弓部去分支技术是一种将传统手术与腔内手术的优势结合在一起处理主动脉弓部或锚定区不足的近弓部病变的杂交手术方式。根据病变的解剖特性不同，它包含多种手术方式，可以为无需开胸仅进行颈部动脉间的转流（颈-颈）或需开胸行升主动脉至颈部动脉间的转流（胸-颈）手术，前者包括：①LCCA-LSA旁路术，适用于LSA受累但LCCA未受累，且二者间锚定区充足的患者；②右侧颈总动脉（right common carotid artery，RCCA）-LCCA旁路术（伴或不伴LCCA-LSA旁路术），适用于LCCA受累但无名动脉未受累，或LSA受累与LCCA间锚定距离不足的患者，若患者为右侧椎动脉优势型，可直接封闭LSA，否则最好同行LCCA-LSA旁路术。后者适用于无名动脉受累需将锚定区延伸至升主动脉的患者，可行主动脉至无名动脉、左侧颈总动脉旁路术，但由于颈部解剖更简单，创伤更小，临床上更多的是行主动脉至双侧颈总动脉旁路术，同样，右侧椎动脉优势型的患者可以直接封闭LSA；与传统手术相比，这一类术式无需深低温体外循环，手术创伤更小，时间短，可降低手术并发症的发生率，尤其适合存在合并症无法耐受传统开放手术的患者。

　　针对本例患者，虽然较年轻，但巨大的胸主动脉瘤压迫左肺，术前麻醉科ASA分级为Ⅳ级，围术期各系统并发症发生率及死亡率均较高，杂交手术更为适合。由于无名动脉处为动脉瘤，需行主动脉-RCCA、LCCA旁路术，然后再于升主动脉吻合口近端放置覆膜支架与原支架桥接，既修复了病变，又大大缩短了手术时间，减少了创伤。需要注意的是，我们术前其实进行了同期行LCA-LSA旁路术的预案准备，但术前超声提示双侧椎动脉基本对称，非左侧优势型，且患者为TEVAR术后多年，因LSA被覆盖发生脊髓缺血的风险较新发夹层患者明显降低，术中考虑到尽量缩短手术时间，遂未重建左侧锁骨下动脉血运。但对于新发病例，我们要尽量进行LSA的血运重建，以减少椎基底动脉系统脑梗死及脊髓缺血的发生。

## 参 考 文 献

[1] COMMITTEE W，RIAMBAU V，D BÖCKLER，et al. Editor's choice—management of descending thoracic aorta diseases clinical practice guidelines of the European Society for Vascular Surgery（ESVS）[J]. Eur J Vasc Endovasc Surg，2017，53（1）：4-52.

[2] CZERNY M，SCHMIDLI J，ADLER S，et al. Current options and recommendations for the treatment of thoracic aortic pathologies involving the aortic arch：an expert consensus document of the European Association for Cardio-Thoracic surgery（EACTS）and the European Society for Vascular Surgery（ESVS）[J]. Eur J Cardiothorac Surg，2019，55（1）：133-162.

[3] SHANE S PARMER，JEFFREY P CARPENTER，S WILLIAM STAVROPIULOS，et al. Endoleaks after endovascular repair of thoracic aortic aneurysms [J]. Journal of vascular surgery，2006，44（3）：447-452.

[4] JOSE P MORALES，ROY K GREENBERG，QINGSHENG LU，et al. Endoleaks following endovascular repair of thoracic aortic aneurysm：etiology and outcomes [J]. J Endovasc Ther，2008，15（6）：631-638.

# 病例二十九

# 胸腹主动脉瘤杂交手术治疗

## 一、病例摘要

患者，女性，61岁。主因"查体发现胸腹主动脉瘤伴主动脉下段闭塞1个月"入院。

现病史：患者1个月前因双下肢肿胀就诊外院肾内科，无颜面部水肿，无胸闷、呼吸困难等。外院查尿常规未见明显异常，查双肾超声提示右肾萎缩，行主动脉CTA提示腹主动脉上段扩张，最大径5.7cm×5.0cm，左肾以下腹主动脉闭塞。当地医院建议就诊我院，为行进一步治疗入院。

既往史：高血压病史20年，最高150/90mmHg，口服硝苯地平，血压控制尚可。间断头晕病史半年，病因不详。10余年前曾患脑梗死，遗留右侧肢体活动不利。双下肢静脉曲张病史10年。右耳听力丧失1年，左耳听力下降。患者否认冠心病、糖尿病等慢性病史，否认传染病史。否认药物、食物过敏史。

查体：腹平，未见明显局部隆起，无胃肠型、蠕动波。全腹部无反跳痛、肌紧张。上腹部可及搏动性包块，位置深在，具体范围触诊不清，肝、脾肋下未触及，腹部叩诊鼓音，肠鸣音3~4次/分。左侧桡动脉搏动好，右侧桡动脉、双侧股动脉、足背动脉搏动未触及。

辅助检查：CTA示腹主动脉上段扩张，最大径5.7cm×5.0cm，肠系膜上动脉广泛侧支循环形成。左肾以下腹主动脉闭塞，下肢动脉通过腹壁动脉及其他腹腔侧支循环供血，右侧肾动脉未见显示，右肾萎缩（图29-1，图29-2）。

诊断：胸腹主动脉瘤，腹主动脉下段闭塞，右侧肾动脉闭塞，右肾萎缩，高血压病，陈旧性脑梗死，右侧肢体活动不利，双下肢静脉曲张，右眼翼状胬肉切除术后，双耳听力下降；头晕原因待查。

## 二、术前检查

1. 术前完善常规检查

（1）一般实验室检查

血型：ABO A型，RhD阳性。

全血细胞分析：WBC $7.12×10^9$/L，NEUT% 63.2%，HGB 148g/L，HCT 43.8%，PLT $194×10^9$/L。

肝肾功能＋血脂：$K^+$ 3.1mmol/L，$Na^+$ 142mmol/L，$Ca^{2+}$ 2.32mmol/L，Cr（E）58μmol/L，ALT 16U/L，Alb 44g/L，AST 20U/L，TC 3.36mmol/L，TG 1.35mmol/L，LDL-C 1.80mmol/L。

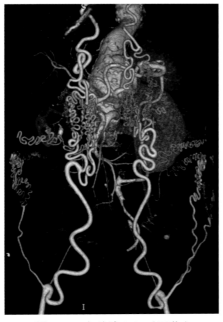 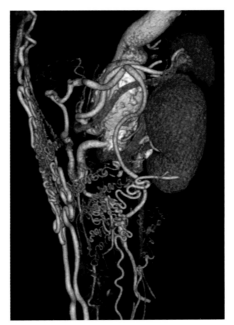

图29-1　主动脉CTA（正位）　　　　　　　图29-2　主动脉CTA（侧位）

红细胞沉降率：16mm/h。

输血八项：均为阴性。

凝血功能：PT 12.7秒，INR 1.11，APTT 28.6秒，D-dimer 0.60mg/L FEU。

便常规＋隐血：WBC阴性，OB阴性。

尿常规：pH 7.0，WBC 15个/μl，BLD 25个/μl。

（2）肺功能评估

动脉血气分析：pH 7.44，$PCO_2$ 42mmHg，$PO_2$ 50mmHg，$SO_2$ 86.1%。

胸部CT：肺气肿；双肺间质性病变；右肺中叶、双肺下叶多发条索、斑片影，建议随诊复查；右肺下叶钙化影；左侧斜裂胸膜下结节影，建议随诊；心影增大，胸腹主动脉瘤；胆囊、胰腺体积缩小；右肾萎缩伴钙化、结石；腰椎骨质增生。

（3）心脏情况评估

心肌酶谱：CK 82U/L，CK-MB-mass 0.6μg/L，cTnI＜0.017μg/L，NT-proBNP 439pg/ml。

12导联心电图：窦性心律，轻度ST-T改变。

超声心动图：主动脉瓣病变，中度主动脉瓣关闭不全，左室增大室间隔基部增厚，升主动脉及肺动脉扩张，左室松弛功能减低。

（4）周围血管评估

肾动脉彩色多普勒超声：左侧肾动脉阻力增高，右侧肾动脉流速减低，肾内血流稀疏。

颈动脉、椎动脉彩色多普勒超声：双侧颈动脉粥样硬化伴分叉处斑块形成，双侧椎动脉阻力增高。

锁骨下动脉彩色多普勒超声：双侧锁骨下动脉可显示部分未见明显异常。

（5）其他检查：脑梗死、头晕病史，完善颅内情况筛查。

头CT平扫：双侧丘脑、基底节、放射冠、半卵圆中心区、侧脑室旁多发小片状低密度影，缺血改变可能。

经颅多普勒超声检查：左侧锁骨下动脉血流明显增快，有杂音出现，同侧椎动脉血流收缩期反向，对侧血流增快。提示：左侧锁骨下动脉狭窄。

请神经内科、耳鼻喉科等相关科室会诊，指导诊疗。

2. 异常检查结果提示

（1）血钾偏低：予口服补钾，并完善内分泌科相关检查，并请会诊指导诊疗。

（2）血气情况偏差：适当呼吸功能锻炼，术前预防性雾化吸入，预防肺部并发症。

（3）右肾萎缩：警惕围术期肾功能不全风险，围术期水化，预防造影剂肾病；术中缩短左侧肾热缺血时间；围术期密切观察尿量、肌酐等指标。

### 三、术前准备

1. 术前基础治疗

（1）抗血小板、降脂治疗。

（2）严格监测、控制血压和心率。

（3）避免剧烈活动、咳嗽、便秘等。

2. 术前特殊准备　并发症、合并症及围术期准备相关会诊意见如下。

（1）心内科会诊：若肾条件允许，考虑行冠脉CTA；可加用依折麦布10mg每天1次，曲美他嗪35mg每天2次；加强围术期心肌酶、出入量、血压监测。

（2）内分泌科会诊：结合目前实验室结果考虑肾性失钾可能性大，建议完善甲状腺功能、血总皮质醇、促肾上腺皮质激素（早上8点）、立位醛固酮、肾素活性、血管紧张素Ⅱ、血浆儿茶酚胺及其代谢产物、24小时尿儿茶酚胺等检查，进一步明确低钾病因，可增加枸橼酸钾剂量至20ml每天3次。监测血钾，围术期维持血钾在4.0～5.0mmol/L，根据血钾调整补钾药物剂量。完善心电图，警惕低钾相关心律失常。

（3）神经内科会诊：发作性眩晕，目前已恢复，考虑周围型眩晕可能性大。必要时完善头部MRI、头部MRA检查，进一步除外中枢性眩晕。请耳鼻喉科评估患者听力下降原因，评价前庭功能，明确二者有无相关性。如无禁忌可加用甲磺酸倍他司汀6mg，每天3次，口服，对症止晕。呕血方面，请内科评估阿司匹林是否暂停。待病情稳定后，患者至我科进行脑血管病二级预防方案。

（4）耳鼻喉科会诊：患者目前头晕待查，完善前庭功能、电测听、声导抗等检查。原发病可予氢氯噻嗪25mg每天2次＋氯化钾0.5g每天2次；苯海拉明20mg每天2次，连用3天；泼尼松50mg每天1次，连用5天。上述治疗无效，可考虑局部（右耳内）注射庆大霉素或手术等。

（5）麻醉科会诊：ASA分级Ⅲ级，风险极高，术中备血管活性药、备血可考虑带人纤维蛋白原、凝血酶原复合物入室，且患者右肾萎缩，需尽量保证左肾灌注，充分告知患者可能出现的血流动力学失常和术后出现急性肾损伤乃至透析风险。术前加强呼吸功能锻炼，术后加强雾化排痰。术后返ICU。

（6）输血科会诊：备红细胞4U，血浆800～1200ml，可备血小板1个治疗量。术中备自体血液回收装置，注意血液保护。

（7）重症医学科会诊：建议心内科评估冠状动脉条件；向患者充分交代肠道、肝、肾由于手术时间长带来的缺血后果；建议术前完善中心静脉监测，稳定术中血压，术后返ICU。

（8）神经外科会诊：术前予腰大池引流，预防术后截瘫。

3. 术前一般准备 入院后完善术前检查，严格控制基础疾病，术前组织多学科会诊，遵会诊意见，全面完善并发症、合并症相关检查、评估及治疗。完善谈话签字事宜。术前2天进少渣饮食，术前全天清洁灌肠，禁食、禁水12小时，腹部、双侧腹股沟区、会阴备皮，备异体红细胞8U、血浆1200ml，血小板1个单位，人纤维蛋白原、凝血酶原复合物若干单位，术前适当补液、水化。术前1天或当天术前行腰大池引流。备齐动脉监测、深静脉置管、自体血液回收等相应装置。术前0.5小时给予预防性抗生素，术中追加抗生素1次。

4. 手术专项准备——测量、规划 腹主动脉、双侧髂动脉闭塞，全腔内治疗无合适入路，且重建分支困难，故采用杂交手术入路。经腹入路行腹主动脉－双侧股动脉人工血管旁路移植，治疗腹主动脉闭塞，同时解决胸腹主动脉支架植入入路问题，随后分别重建左侧肾、腹腔干、肠系膜上动脉血供。术前精确测量动脉瘤、胸主动脉直径等各项解剖参数，并预估需使用支架型号，术前备齐可能所需支架及其他所需器械，拟定手术效果（图29-3，图29-4）。

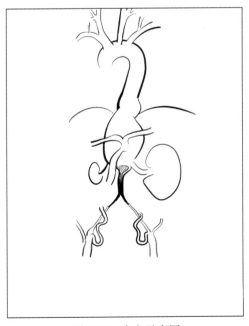

图29-3 病变示意图

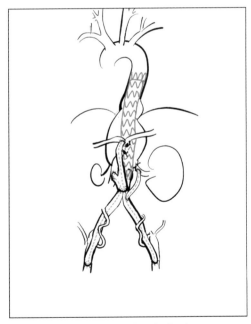

图29-4 手术规划草图

## 四、术前科室查房讨论

1. 医疗方面

（1）并发症与合并症方面：手术复杂、合并症多，与患者及其家属充分沟通，交代手术风险、获益。完善多学科会诊，发挥多学科优势，为手术保驾护航。

（2）解剖及手术方面：胸腹主动脉瘤合并腹主动脉闭塞，传统腔内治疗无合适入路，考虑采用杂交手术方式。经腹腔入路，先行主-双侧股动脉人工血管旁路移植的主动脉吻合口；后行人工血管桥至腹腔干、肠系膜上、左肾动脉人工血管旁路移植，预先重建脏器血运；在经人工血管桥行胸腹主动脉覆膜支架植入，隔绝动脉瘤，结扎上述动脉近心端，预防Ⅱ型内漏；最后完成主-双侧股动脉人工血管旁路移植的股动脉吻合。右侧肾动脉已萎缩，此次手术可不予重建。

2．护理方面

（1）术后予心电监护、氧气吸入，观察生命体征、出入量、腹部体征、下肢血供，保持各种引流管通畅，定时维护，避免阻塞、脱落、打折、污染等。

（2）术后定时翻身预防压疮，肺部护理，预防肺部并发症；下肢主动、被动活动，抗凝前使用气压式血液循环驱动仪，预防深静脉血栓形成。

（3）注意定时计算出入量，及时通知医生及时调整补液；输液泵等注意遵嘱监测，及时通知医生调整。

## 五、手术过程

1．麻醉满意后，患者仰卧位，腰部垫高，术野常规消毒铺巾。

2．取双侧腹股沟纵行切口，长约7cm，逐层切开显露双侧股总动脉，套阻断带备控。

3．取腹部正中剑下至脐下纵行切口，逐层切开进入腹腔，显露后腹膜。

4．解剖十二指肠悬韧带（Trietz韧带），游离并向右翻开十二指肠升部，结扎并切断肠系膜下静脉，解剖游离左侧肾静脉并向上牵拉，显露腹主动脉，见左侧肾动脉开口水平及其近心端主动脉扩张，最大径约5cm，远端腹主动脉闭塞萎缩，直径约1.0cm，且与周围炎症粘连致密；解剖游离肾动脉下方腹主动脉，套阻断带备控（图29-5）。

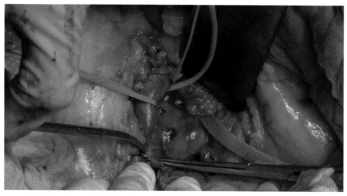

图29-5　腹主动脉闭塞及近端动脉瘤

5．解剖游离左侧肾动脉中段，套阻断带备控（图29-6）；解剖游离肠系膜上动脉近端套阻断带备控（图29-7）；解剖游离腹腔干动脉，套阻断带备控（图29-8）。

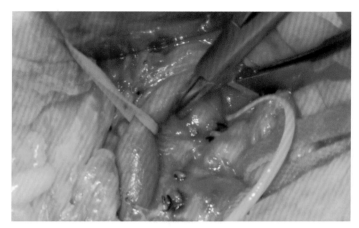

图29-6　左侧肾动脉

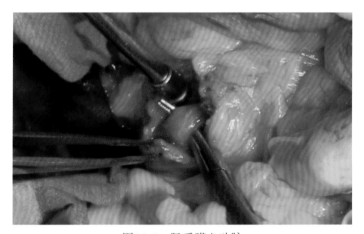

图29-7　肠系膜上动脉

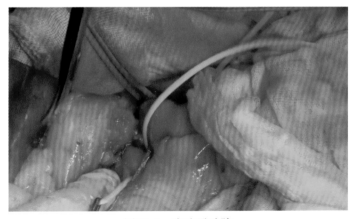

图29-8　腹腔干动脉

6. 于动脉瘤远端肾下腹主动脉行纵行切口，长约2cm（图29-9）；取18-9mm分叉型人工血管，将其主体与腹主动脉行端－侧吻合（图29-10）；再于人工血管主体上取长约2cm椭圆形切口，自该切口以卵圆钳向近端主动脉内取栓，可取出大量陈旧血栓，后喷血良好（图29-11）。

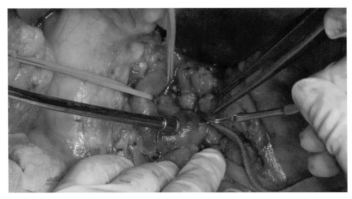

图29-9　肾下主动脉切口

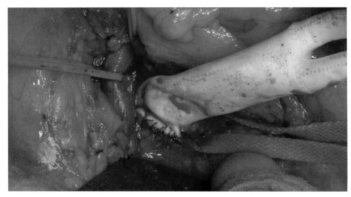

图29-10　主动脉－人工血管吻合口

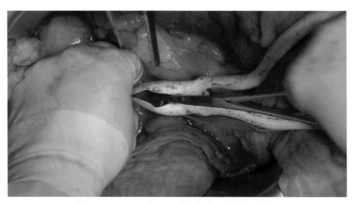

图29-11　经人工血管向主动脉内取栓

7. 随后取14-7mm分叉型人工血管，将其以端-侧方式吻合于前述人工血管切口处（图29-12），远端分别以端-侧方式吻合于左侧肾动脉（图29-13）、腹腔干动脉（图29-14）。

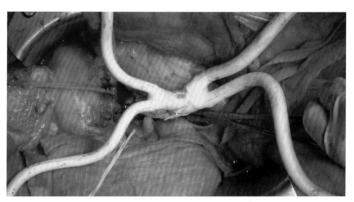

图29-12　分叉型人工血管吻合

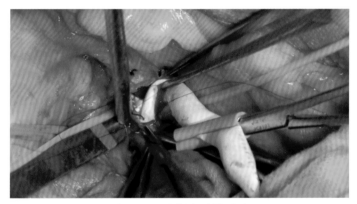

图29-13　左侧肾动脉重建

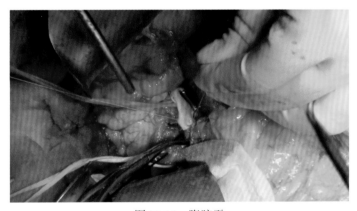

图29-14　腹腔干

8. 再以一根直径7mm人工血管先与肠系膜上动脉吻合（图29-15），随后与前述14-7mm分叉型人工血管的主体行端-端吻合，重建肠系膜上动脉（图29-16）。

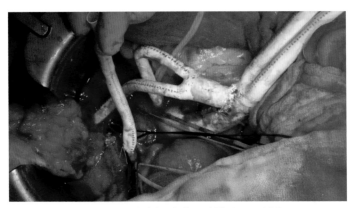
图29-15　重建肠系膜上动脉（远心端）

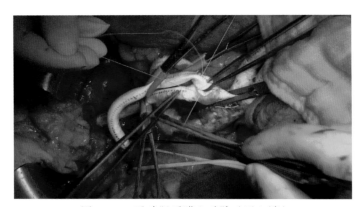
图29-16　重建肠系膜上动脉（近心端）

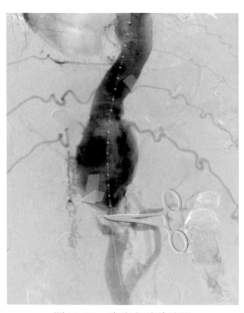
图29-17　胸腹主动脉造影

9．经18-9mm分叉型人工血管分支，导丝、导管配合进入升主动脉，造影明确胸腹主动脉范围，定位近端瘤颈，导入工作导丝（图29-17）。

10．经工作导丝导入34-26-200mm胸主动脉覆膜支架；支架远端位于主动脉人工血管内（18-9mm血管）、脏器人工血管吻合口近端（14-7mm血管）；支架近端位于降主动脉，精确定位后释放。

11．结扎上述重建动脉吻合口近心端，以预防后续腔内修复术后内漏。

12．复造影示支架位置、形态良好，未见明显内漏，桥血管无明显打折，吻合无明显狭窄，血流速度满意（图29-18）。

13．后将18-9mm人工血管两分支经腹膜后隧道引至双侧腹股沟切口，与双侧股总动脉分别行端-侧吻合。

14. 反复冲洗腹膜后创面，并裁剪部分大网膜包裹人工血管。创面确切止血后，置盆腔引流管一根，逐层缝合关闭切口。双侧腹股沟切口确切止血，留置切口引流各一根，逐层关闭切口。

15. 手术顺利，术中出血量约1500ml，予输入异体红细胞600ml，血浆400ml，回收红细胞784ml。术后患者返ICU。

## 六、术后处理

术后早期返ICU，呼吸机支持，加强排痰，待病情稳定后考虑撤机拔管。密切观察生命体征，警惕心、肺功能恶化；观察出入量，监测肌酐，警惕肾衰竭；观察腹部症状、体征；观察下肢动脉搏动、血运情况；注意腰大池引流，脱机拔管后，早期观察下肢感觉、运动情况；观察引流情况，监测血红蛋白水

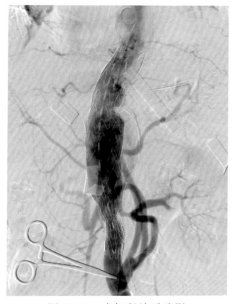

图29-18　支架释放后造影

平，警惕术后出血。早期给予肝素泵入抗凝，目标APTT 30～40秒，警惕出血风险。脱机拔管后，加强呼吸功能锻炼，雾化排痰，预防肺部并发症。早期开始肠内营养，促进胃肠功能恢复。经口进食后，逐步恢复术前口服用药，血管方面最终予阿司匹林单药抗血小板治疗。

## 七、随访

术后定期随访动脉瘤情况，一般术后1个、3个、6个、12个月随访1次，之后1年随访1次，图29-19为术后3个月复查CTA结果。

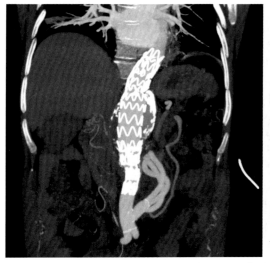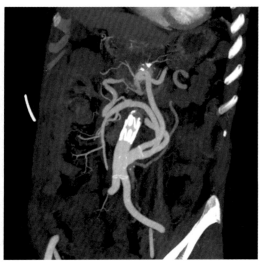

图29-19　术后CTA复查结果

### 八、病例术后点评及相关文献、指南解读

该病例复杂，胸腹主动脉瘤（thoraco-abdominal aortic aneurysm，TAAA）合并腹主动脉闭塞（abdominal aortic occlusion，AAO），手术方式选择较为困难，开放手术治疗创伤较大，全腔内治疗缺乏相应的入路，采用杂交手术较为合适，但目前还未有相似病例的杂交手术报道，对该患者采用杂交手术治疗需要更多诊疗经验与创新性思考。本病例采取了创新性的杂交手术方式，即"无血"吻合技术，并提出了支架与人工血管联合应用的新思路。

手术细节方面，第一步，取腹中切口，显示腹主动脉、腹腔干、肠系膜上动脉、肾动脉，同时解剖、显露双侧股总动脉供下肢血流重建。该过程结束时或阻断、重建前进行肝素化（100IU/kg）。第二步，无血吻合技术的关键步骤：在TAAA下方闭塞的腹主动脉行约2cm纵行切口，可见此处主动脉上切口出血极少。采用分叉型人工血管与腹主动脉切口进行端-侧吻合，整个吻合过程无任何失血，然后在人工血管主干上做一个纵行切口并阻断主动脉-人工血管吻合口的主动脉近端，使用卵圆钳通过人工血管移植物切口进入主动脉闭塞段，不断取出主动脉闭塞段的闭塞组织直至TAAA腔内，这时可见自TAAA至人工血管血流通畅。人工血管纵行切口与其他移植物吻合，供内脏动脉重建使用，随后，依次重建各内脏动脉分支。

人工血管的双侧股动脉分支用作TAAA支架植入的入路。通过第一人工血管分支作为TAAA腔内修复的入路，进行覆膜支架植入。覆膜支架的远端部分需要穿过主动脉-移植物吻合，其应该锚定并重叠在第一个人工血管的主干中。在TAAA覆盖的支架植入后，经第一个人工血管分支对双侧股总动脉进行血运重建。

胸腹主动脉瘤（TAAA）占所有主动脉瘤的10%，未经治疗的2年死亡率约为76%，5年死亡率高达95%。自从Debakey博士和其他先驱外科医生修复TAAA几十年以来，TAAA修复经历了从革命到进化的时代。TAAA可以通过多种外科手术修复，如开放手术，腔内或杂交手术修复。TAAA修复的杂交或腔内方法通常用于高危因素患者，如患有多种合并症的80岁以上患者。开放性修复完全适用于伴有AAO的TAAA患者，但其创伤大，并发症发生率相对较高；全腔内修复创伤小，但本病例合并腹主-双侧髂动脉闭塞，全腔内修复缺少相应入路；杂交手术治疗尚无相应病例报道。

杂交手术治疗TAAA更适合高危患者，这种手术即"无血"吻合技术是TAAA合并AAO的创新杂交修复治疗方式。该技术显著降低了术中出血，提供了一种安全的主动脉与人工血管吻合方式，整个主动脉人工血管吻合过程出血极少，为TAAA支架植入提供了人工血管入路和足够的远端锚定区段。作为一种杂交手术方式减少了切口相关的肺部并发症；人工血管进行内脏动脉重建，减少了支架重建再狭窄的风险，并且减少支架移位造成的脏器缺血风险。

这项技术带来了TAAA杂交治疗的创新吻合方式。与传统的杂交修复相同，开放手术常在TAAA旁正常主动脉区段上做吻合口，但TAAA合并AAO缺乏正常的腹主动脉节段而进行的吻合。因此，该技术选择TAAA下腹主动脉闭塞段作为主动脉-人工血管吻合口，同时，该位置具有一定的优势。首先，由于闭塞的主动脉段内充满闭塞组织，选择此处作为主

动脉-人工血管吻合口可显著减少主动脉-人工血管吻合期间的出血。其次，TAAA和主动脉-人工血管吻合口之间的主动脉部分提供了足够的主动脉区域，相比TAAA，此处可以在吻合过程中安全、准确地阻断主动脉，同时我们去除了造口和TAAA之间主动脉中的闭塞组织。再次，目前无法确认闭塞段主动脉壁是否足够坚固以作为永久性吻合口，因此，这种无出血吻合技术的主动脉-人工血管吻合口仅被用作临时使用，后续用于腔内修复TAAA的覆膜支架将从TAAA的近端主动脉段开始，完全覆盖、跨越主动脉-人工血管吻合口直至人工血管主干内。最后，用于重塑双侧股总动脉的移植物分支被用作与股总动脉吻合前覆盖支架植入的途径。

脊髓损伤是开放性和腔内TAAA修复的并发症，可导致永久性麻痹或麻痹。在TAAA修复中的保护方法主要有血压升高（围术期平均动脉压目标保持在90mmHg以上），维持术中和术后血红蛋白水平超过10mg/dl，以及在高危患者中使用脑脊液引流。还可使用胸腰椎侧支近红外光谱监测间接检测脊髓灌注不足或在行TAAA修复前微创选择性节段性动脉线圈栓塞预处理侧支循环，但均需进一步验证。TAAA合并AAO患者的肋间动脉或腰动脉较单纯TAAA患者血流更加丰富，表明长段移植物或支架完全覆盖修复TAAA可能会大大减少肋间或腰动脉血流量，增加SCI发生风险。因此，腹腔干进行人工血管重建时，未将腹腔干动脉近端结扎，留置人工的Ⅱ型内漏，也许可避免由TAAA修复完成后引起的脊髓供血大量减少，有助于降低SCI风险。

该技术为TAAA合并AAO的患者提供了有效、可靠的外科手术方式。创新的主动脉-人工血管吻合口选择方式，实现了主动脉-人工血管吻合过程中的零失血。虽然仍然缺乏关于这些患者的报道或研究，但我们已经治疗了一些伴有AAO的TAAA患者，并且所有患者都没有遗留与手术相关的并发症，最长随访时间为16个月。

虽然这种创新手术的应用需要血管中心具有较多的TAAA修复经验，但我们提出了这种详细且可重复的"无血"吻合技术，并且该技术已被成功用于多名患者。同时，越来越多的血管中心获得了比以前更多的经验，这项创新是TAAA混合修复中主动脉-移植物吻合的新技术，也可以加速TAAA伴随AAO的创新治疗的推广。

## 参 考 文 献

[1] BICKERSTAFF L, PAIROLERO P, HOLLIER L, et al. Thoracic aortic aneurysms: a population-based study [J]. Surgery, 1982, 92 (6): 1103-1108.

[2] CRAWFORD E, DENATALE R. Thoracoabdominal aortic aneurysm: observations regarding the natural course of the disease [J]. Journal of Vascular Surgery, 1986, 3 (4): 578-582.

[3] HUU A L, GREEN S Y, COSELLI J S. Thoracoabdominal aortic aneurysm repair: from an era of revolution to an era of evolution [J]. Seminars in Thoracic and Cardiovascular Surgery, 2019, 31 (4): 703-707.

[4] ROSENBLUM J M, CHEN E P. Thoracoabdominal aortic aneurysm repair: open, endovascular, or hybrid? [J]. General Thoracic and Cardiovascular Surgery, 2019, 67 (1): 175-179.

[5] OROZCO-SEVILLA V, WELDON S A, COSELLI J S. Hybrid thoracoabdominal aortic aneurysm repair:

is the future here? [ J ]. Journal of Visualized Surgery, 2018, 4: 61.

[ 6 ] AUCOIN V J, EAGLETON M J, FARBER M A, et al. Spinal cord protection practices used during end-ovascular repair of complex aortic aneurysms by the U. S. Aortic Research Consortium [ J ]. Journal of Vascular Surgery, 2020, 73 ( 1 ): 323-330.

[ 7 ] KHAN N, SMALLEY Z, NESVICK C, et al. The use of lumbar drains in preventing spinal cord injury following thoracoabdominal aortic aneurysm repair: an updated systematic review and meta-analysis [ J ]. Journal of Neurosurgery Spine, 2016, 25 ( 3 ): 383-393.

[ 8 ] ETZ D, LUEHR M, ASPERN K, et al. Spinal cord ischemia in open and endovascular thoracoabdominal aortic aneurysm repair: new concepts [ J ]. The Journal of cardiovascular surgery, 2014, 55: 159-168.

# 病例三十

# 胸腹主动脉瘤开放手术治疗

## 一、病例摘要

患者，女性，43岁。主因"发现胸腹主动脉扩张3月余"入院。

现病史：患者3个多月前因发热及下腹部疼痛，行腹部及盆腔超声提示：盆腔巨大实性为主囊实性包块，腹主动脉中下段走行迂曲、扩张，腹主动脉瘤可能性大。行抗感染治疗，同时就诊于血管外科门诊，行主动脉CTA提示主动脉扩张、动脉瘤上端位置较高、平膈肌。为行进一步诊治，门诊以"胸腹主动脉瘤"收治入院。

既往史：否认高血压、冠心病、糖尿病等慢性病史，否认传染病史；6年前当地医院行"子宫节育器植入术"；否认重大手术、外伤及输血史，否认药物、食物过敏史。

查体：腹平，触软，腹部肚脐处可触及搏动性包块，直径约8cm，下腹部轻压痛，全腹部无反跳痛、肌紧张。肝、脾肋下未触及，墨菲征阴性，腹部叩诊鼓音，移动性浊音阴性，肠鸣音4次/分。双上肢肱动脉、桡动脉搏动好，双下肢股动脉、腘动脉、足背动脉、胫后动脉搏动均可触及。拇指征（-），腕征（+），腕关节活动度较常人较大；扁平足，无足后段外翻。

辅助检查：CTA示腹主动脉中上段明显增宽，形态迂曲，最宽处管腔直径约为5cm。瘤体上缘位于肠系膜上动脉起始部下方，下至肠系膜下动脉起始部下方。左肾双支肾动脉，均自瘤体中上部前缘发出，右侧肾动脉自瘤体中上部右缘发出，肠系膜下动脉自瘤体中下部前缘发出。余所及腹主动脉分支形态、走行可，管腔未见明显狭窄或增宽。输卵管积液扩张伴炎性改变不除外，伴盆腔包裹性积液，请结合临床；子宫节育器置入（图30-1～图30-3）。

入院诊断：胸腹主动脉瘤，马方综合征可能性大，输卵管积液，盆腔积液，子宫节育器植入术后。

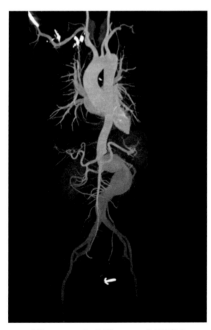

图30-1　主动脉CTA（重建）

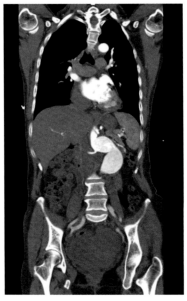 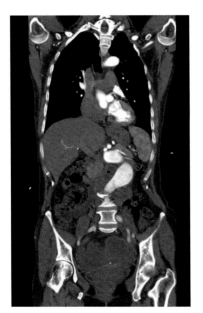

图30-2　右侧肾动脉与动脉瘤关系　　　图30-3　左侧肾动脉与动脉瘤关系

## 二、术前检查

1. 术前完善常规检查

（1）一般实验室检查

血型：ABO O型，RhD阳性。

全血细胞分析：WBC $5.08×10^9/L$，NEUT% 56.9%，HGB 126g/L，HCT 37.9%，PLT $242×10^9/L$。

红细胞沉降率：17mm/h。

肝肾功能＋血脂：$K^+$ 3.8mmol/L，$Na^+$ 139mmol/L，$Ca^{2+}$ 2.35mmol/L，Cr（E）57μmol/L，ALT 83U/L，Alb 43g/L，TC 3.83mmol/L，TG 0.80mmol/L，LDL-C 2.06mmol/L。

凝血：PT 10.6秒，APTT 24.4秒，D-dimer 0.67/L FEU。

输血八项：均为阴性。

便常规＋隐血：WBC阴性，OB阴性。

尿常规：RBC 80个/μl，WBC阴性。

（2）肺功能评估

动脉血气分析：pH 7.43，$PCO_2$ 34mmHg，$PO_2$ 75mmHg，$SO_2$ 95.3%。

胸部正侧位X线：脊柱侧弯；心肺膈未见明显异常。

（3）心脏情况评估

心肌酶谱：CK 98U/L，CK-MB-mass＜0.5μg/L，cTnI＜0.017μg/L，NT-proBNP 91pg/ml。

12导联心电图：窦性心律，正常心电图。

超声心动图：二尖瓣前叶轻度脱垂，轻度二尖瓣关闭不全，主动脉窦部增宽，轻度主动脉瓣关闭不全，左室顺应性减低。

2. 异常检查结果提示

（1）X线片提示脊柱侧弯。

（2）超声心动图提示主动脉窦部增宽（直径42mm），轻度主动脉瓣关闭不全，二尖瓣前叶轻度脱垂，轻度二尖瓣关闭不全，左室顺应性减低。

（3）眼科查体未见晶状体脱位。

## 三、术前准备

1. 术前基础治疗　避免咳嗽、便秘及剧烈活动，监测血压，预防动脉瘤破裂，积极完善术前准备。

2. 术前特殊准备　请多学科会诊指导病因诊断及围术期处理，会诊意见摘要如下。

（1）妇产科会诊：双侧输卵管积液暂无须特殊处理，留阴拭子（细菌培养+药敏）。手术入路首选腹膜后，但存在进入腹膜腔可能，建议请感染科会诊，指导围术期用药。术后复查盆腔超声，妇科门诊随诊。术后可于妇科门诊取环。

（2）普通外科会诊：向患者及其家属交代肠管坏死风险，术后可能发生肠缺血、坏死；术中如有需要，术中协助。

（3）输血科会诊：手术创伤大，考虑出血量大，术前将患者血液标本及输血申请单及早送至我科进行抗体筛查、交叉配血及充分备血。

（4）麻醉科会诊：完善术前检查，排除麻醉禁忌，优化心肺功能；手术难度大，风险高，充分与患者及其家属交代大出血、失血性休克、心脑血管意外、肝炎、反流误吸、拔管困难、气管切开风险；术后返ICU，充分备血，备动静脉血管活性药。

（5）泌尿外科会诊：完善肾血流图，术中必要时可协助。

（6）感染内科会诊：围术期可经验性使用抗生素，向患者及其家属交代围术期感染加重可能；术中可留取病原学标本；密切监测感染指标。

（7）眼科会诊：无明确晶状体脱位证据，暂无特殊处理。

（8）心外科会诊：患者超声心动图提示二尖瓣轻度脱垂，无绝对手术禁忌。

（9）重症医学科会诊：术前提前联系、ICU备床位。

3. 术前一般准备　入院后完善术前检查，严格监测、控制血压。术前2天少渣饮食，术前1天清洁灌肠，术前禁食、禁水12小时，腹部、双侧腹股沟区及会阴备皮，备异体红细胞8U、血浆1000ml，术前适当补液，术前0.5小时给予预防性抗生素。

## 四、术前科室查房讨论

1. 医疗方面

（1）手术指征及手术方式选择：本例患者主动脉瘤累及内脏动脉区，属于胸腹主动脉瘤（Crawford Ⅳ型），患者为年轻女性，瘤体最大径约5cm，已超过正常降主动脉直径2倍，目前虽无法确诊马方综合征，但临床高度怀疑，处理上可相对积极，因此手术指征明确。患者较年轻，预期生存期长，其动脉壁可能存在缺陷，同时瘤体形态扭曲，腔内重建内脏分支动脉较困难，综合考虑开放手术为首选。

（2）入路选择及手术方案设计：患者动脉瘤位于肠系膜上动脉下方，术中需在肾动脉上方阻断主动脉，腹膜后入路较经腹入路可更广泛地显露、控制此段主动脉。同时，患者入院前患急性盆腔炎，不除外目前盆腔感染可能，经腹入路增加移植物感染风险。因此，宜采用腹膜后入路。患者双侧肾动脉均由动脉瘤壁发出，管腔并无明确动脉硬化甚至狭窄性改变，左侧肾动脉可直接转位至腹主动脉人工血管上，但由于腹膜后入路对于右侧肾动脉的显露有限，重建较困难，可于左侧肾动脉开口处斜行离断主动脉（即保留右侧肾动脉开口附近动脉瘤壁）与人工血管进行吻合，这样既减少了解剖游离、重建右侧肾动脉的时间，又降低了右肾缺血的风险。

（3）围术期管理：手术创伤较大，出血风险高，术中阻断、开放主动脉时循环波动较大，手术医生需与麻醉医生密切配合。已组织多学科会诊，注意充分完善备血等术前准备，术后早期于ICU内过渡。

2. 护理方面　手术当天返ICU，病情稳定后转回普通病房，需注意以下几方面。

（1）术后持续心电监护、吸氧，密切监测生命体征变化。

（2）观察出入量、尿色变化，结合血肌酐水平，判断是否存在肾功能不全。

（3）注意腹部引流性质与量的变化，保持引流管通畅，适当固定，做好宣教，避免打折、脱落。

（4）腹带固定胸腹部，预防切口并发症的发生。

（5）注意腹部症状、体征以及排气、排便情况，逐步恢复饮食。

如有异常发现，及时通知手术医师或值班医师。

## 五、手术过程

1. 患者取右侧卧位，下肢略向外展，腰部支撑，常规消毒铺无菌单。

2. 取左侧第10肋间、经左侧腹直肌外侧缘直至脐与耻骨联合之间中点水平，逐层切开皮肤、皮下和肌层，去除部分第10肋；左侧腹直肌外侧切口到达腹膜后，将结肠、左肾、脾、胰腺均推向右侧，显露腹主动脉（图30-4）。

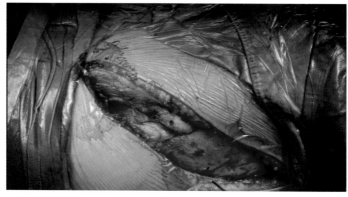

图30-4　经第10肋切口

3．于肠系膜上动脉开口处近心端游离腹主动脉，套阻断带备控，见腹主动脉自肾动脉水平即出现瘤样扩张，腹主动脉远端直径尚可，右侧肾动脉开口高于左侧肾动脉；游离双侧髂动脉开口上方腹主动脉，套阻断带备控；游离左侧肾动脉主干，触诊左侧肾动脉搏动可，套阻断带备控（图30-5）。

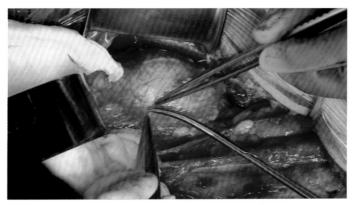

图30-5　经腹膜后入路显示腹主动脉瘤

4．全身肝素化后，分别阻断肠系膜上动脉近心端及远端腹主动脉，自左侧肾动脉开口近心端斜行离断腹主动脉，纵行剖开腹主动脉瘤前壁，迅速缝扎各返血腰动脉（图30-6）。

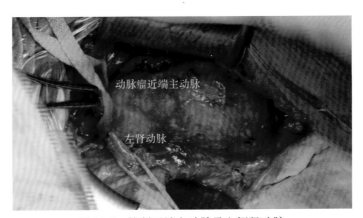

图30-6　控制近端主动脉及左侧肾动脉

5．将左侧肾动脉根部连同部分主动脉游离、修剪，备吻合用；管腔内插入Foley尿管，充盈球囊，临时控制阻断返血（图30-7）。

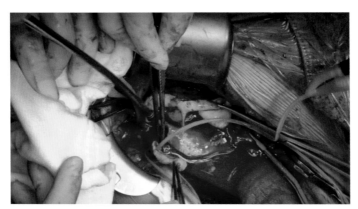

图 30-7　球囊尿管控制左侧肾动脉返血

6. 取直径 20mm 人工血管，修剪后与腹主动脉近心端行端－端吻合（图 30-8）。

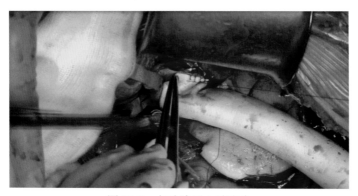

图 30-8　主动脉近心端吻合

7. 将左侧肾动脉与人工血管侧壁行端－侧吻合（图 30-9）。

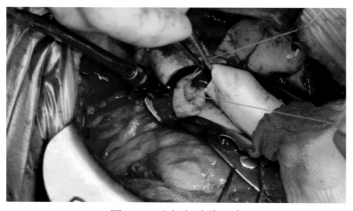

图 30-9　左侧肾动脉重建

8. 吻合完成后松开腹主动脉近心端阻断，恢复双侧肾及肠系膜上动脉血流灌注，查看左侧肾动脉搏动良好，肾实质色泽正常，吻合口无漏血（图 30-10）。

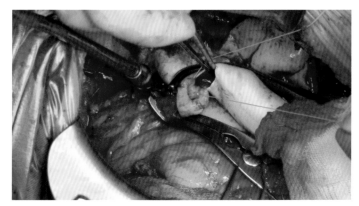

图30-10　主动脉远心端吻合

9．在腹主动脉瘤远心端正常管壁处斜行离断腹主动脉，修剪人工血管远心端至合适长度后与腹主动脉行端-端吻合，切除部分腹主动脉瘤瘤壁送检病理，缝合剩余瘤壁包裹人工血管（图30-11）。

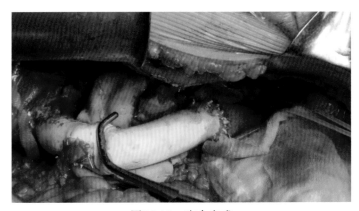

图30-11　吻合完成

10．创面彻底止血，留置腹膜后引流管1根，清点器械纱布无误后，逐层缝合关闭切口。间断缝合关闭后腹膜；清点器械纱布无误后逐层缝合关闭切口，无菌敷料覆盖。

11．术毕，手术难度较高，但术程顺利，术中出血量约1500ml，输入机洗红细胞641ml，异体红细胞400ml，血浆400ml，术后患者带气管插管安返ICU。

## 六、术后处理

患者术后带气管插管返ICU进一步治疗，密切监测生命体征、尿量、引流情况，动态观察血红蛋白、血小板、凝血功能及肌酐、尿素氮、心肌酶谱、血气等指标变化，因主动脉吻合口血流量大，左侧肾动脉仅行转位术，手术当天未予抗凝治疗；遵感染内科意见继续经验性应用抗生素。患者术后血红蛋白较术前明显下降，但较稳定，术后第1天拔除气管插管后转回普通病房，引流量不多，加用拜阿司匹林100mg每天1次，口服。动态监测尿量及肌酐、尿素氮均正常，术后第2天排气后饮水，术后第3天给予无渣饮食并下地活动；此后患者恢复良好，逐渐饮食过渡，于术后第9天切口拆线出院。

## 七、随访

术后定期随访动脉瘤情况，一般术后1个、3个、6个、12个月随访1次，之后1年随访1次，观察有无动脉复发，吻合口有无狭窄等情况，图30-12为术后半年随访结果。

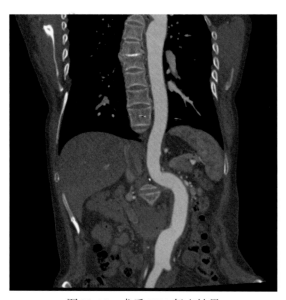

图30-12　术后CTA复查结果

## 八、病例术后点评及相关文献、指南解读

胸腹主动脉瘤（TAAA）是指累及腹腔干、肠系膜上动脉及双侧肾动脉的降主动脉瘤，其部位既包含胸段主动脉，又包含腹段主动脉。大多数TAAA为退行性病变，与动脉粥样硬化相关，部分继发于主动脉夹层，有少部分TAAA与炎性疾病如大动脉炎、巨细胞动脉炎或遗传性综合征如马方综合征、Ehlers-Danlos综合征等相关。目前胸腹主动脉瘤采用的是Crawford分型，根据累及部位不同，共分为5型。Ⅰ型累及全段胸降主动脉及上腹主动脉，Ⅱ型累及全段胸降主动脉至肾动脉下方腹主动脉，Ⅲ型累及部分胸降主动脉及腹主动脉，Ⅳ型仅累及内脏动脉及腹主动脉，Ⅴ型累及第6肋以远胸主动脉及肾动脉上方腹主动脉。TAAA大多没有症状，为无意中发现，与腹主动脉瘤类似，其破裂风险与瘤体直径及生长速度相关。由于以往单独纳入TAAA病例的研究较少，对于无症状性TAAA的手术指征，目前尚存在争议。由于不同节段主动脉的直径本就不同，因此有研究者认为若动脉瘤直径超过正常主动脉直径的2倍或大于6cm则需接受手术治疗。部分研究者认为直径大于5cm的TAAA都应处理；还有研究者提出应针对不同病因来进行手术指征的判定，若病因为炎性疾病或存在主动脉疾病家族史的患者应适当放宽手术指征；还有研究者提出由于Ⅰ～Ⅲ型TAAA累及

节段长，术后并发症发生率高，因此应严格把握手术指征，而Ⅳ型TAAA累及节段相对少，术后并发症发生率低，可积极进行手术干预。针对本例患者，临床高度疑诊马方综合征，Ⅳ型TAAA，动脉瘤最大径超过受累节段主动脉直径的2倍，手术处理的指征还是比较明确的。

　　胸腹主动脉瘤由于累及范围广，内脏动脉重建难度大，其治疗方式一直是血管外科医生的难题。Ⅳ型TAAA由于仅累及腹主动脉段，与其他几型相比，手术效果较好。治疗Ⅳ型TAAA的经典术式需行经第8～9肋间的胸腹联合切口，术中需切断膈肌，进入胸腔，术后发生呼吸系统并发症的风险较高。我院血管外科郑月宏教授首创的切除部分第10肋的单纯经腹膜后入路，既能充分显露上腹部主动脉及左侧肾动脉，又无需进入胸腔，极大地减少了创伤，缩短了术后恢复时间，适用于治疗Ⅳ型胸腹主动脉瘤。此入路的一个难点在于推移膈肌时不能进入胸腔，若发现胸膜损伤应及时缝合，并嘱麻醉师协助膨胀肺判定是否存在气胸。在推移腹膜时也应避免损伤腹膜，尤其是老年患者或腹膜薄弱的患者，可借助手指、湿纱布行钝性分离。腹膜后入路的缺点是对右侧肾动脉的显露有限，因此不适用于需重建右侧肾动脉的情况，这种情况需经腹入路方能满足手术需要。

## 参 考 文 献

［1］SANTILLI J D，SANTILLI S. Diagnosis and treatment of abdominal aortic aneurysms［J］. Am Fam Physician，1997，56：1081-1090.

［2］PANNETON J M，HOLLIER L H. Nondissecting thoracoabdominal aortic aneurysms：part I［J］. Ann Vasc Surg，1995，9：503-514.

［3］CRAWFORD E S，CRAWFORD J L，SAFI H J，et al. Thoracoabdominal aortic aneurysms：preoperative and intraoperative factors deter-mining immediate and long-term results of operations in 605 patients［J］. J Vasc Surg，1986，3：389-404.

［4］SAFI H J，MILLER C C III，HUYNH T T，et al. Distal aortic perfu-sion and cerebrospinal fluid drainage for thoracoabdominal and descending thoracic aortic repair：ten years of organ protection［J］. Ann Surg，2003，238：372-381.

［5］PARTICIPANTS T U S A T. Mortality results for randomised controlled trial of early elective surgery or ultrasonographic surveillance for small abdominal aortic aneurysms［J］. The Lancet，1998，352：1649-1655.

［6］LEDERLE F A，WILSON S E，JOHNSON G R，et al. Immediate repair compared with surveillance of small abdominal aortic aneurysms［J］. NEJM，2002，346：1437-1444.

［7］FANN J I. Descending thoracic and thoracoabdominal aortic aneurysms. Coron Artery Dis，2002，13：93-102.

［8］CONRAD M F，CRAWFORD R S，DAVISON J K，et al. Thoracoabdominal aneurysm repair：a 20-year perspective［J］. Ann Thorac Surg，2007，83：856-861.

［9］COSELLI J S，BOZINOVSKI J，LEMAIRE S A. Open surgical repair of 2286 thoracoabdominal aortic aneurysms［J］. Ann Thorac Surg，2007，83：862-864.